U0338434

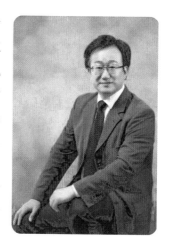

　　张国军　临床检验诊断学博士，教授，博士研究生及博士后导师。首都医科大学附属北京天坛医院实验诊断中心主任，国家药监局体外诊断试剂质量研究与评价重点实验室主任，北京市免疫试剂临床工程技术研究中心主任，首都医科大学临床检验诊断学系副主任，首都劳动奖章获得者，北京市抗击新冠肺炎疫情先进个人，北京市卫生系统高层次人才。兼任第二届北京市住院医师规范化培训专业委员会检验医学专业委员会主任委员，北京医学会检验医学分会副主任委员，中国生物医学工程学会医学检验工程分会副主任委员，中国医疗器械行业协会现场快速检测分会副会长，中国医学装备协会检验医学分会副会长。承担国家、省市级课题 17 项，发表文章 140 多篇，SCI 收录 40 多篇；主编或副主编专著 12 部，申请国家发明专利 5 项，获得国家专利 3 项，软件著作权 1 项。

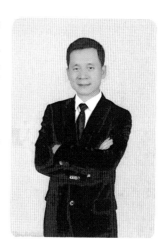

　　郑　磊　医学博士，教授，博士研究生导师。南方医科大学南方医院检验科主任，广东省重大疾病快速诊断生物传感技术工程研究中心主任。国家杰出青年科学基金获得者，广东省医学领军人才，珠江学者特聘教授。兼任国际细胞外囊泡学会（ISEV）教育委员会执行主席，世界华人检验与病理医师协会副会长，中华医学会检验医学分会常委，中国研究型医院学会细胞外囊泡分会（CSEV）副主任委员，广东省医师协会检验医师分会主任委员、广东省高等教育医学技术教指委副主任委员等。主要研究方向为肿瘤液体活检新技术、血栓与止血实验诊断、医学检验教育信息化等。承担国家自然科学基金项目、美国 AACC CPOCT 项目、省部级科研课题 10 余项。在 *Advanced Science*、*Journal of Extracellular Vesicles* 等知名期刊上发表 SCI 论文 60 余篇，主编、副主编教材及专著 8 部，申请国家发明专利 15 项，获得广东省教学成果奖一等奖 2 项。

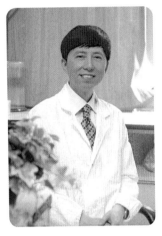

沈立松 医学博士，主任医师，博士研究生导师。上海交通大学医学院附属新华医院检验科主任。兼任上海市医师协会检验医师分会会长、中国医师协会检验医师分会常委、世界华人检验与病理医师协会副会长、上海市社会医疗机构协会检验医学分会会长、上海交通大学医学院检验系副主任、上海市检验医师规范化培训专家组组长、上海市生物医学工程学会智慧医学诊断分会主任委员、上海市医学会检验医学分会第九届主任委员、《中华检验医学杂志》副总编辑、《中华临床实验室管理电子杂志》副总编辑、《检验医学》副主编、中国免疫学会理事、上海市免疫学会常务理事。研究方向为恶性肿瘤发病机制的基础和临床研究。近年来发表论文 100 余篇，承担国家自然科学基金项目 3 项，上海市科委基金项目 3 项，培养多名研究生。

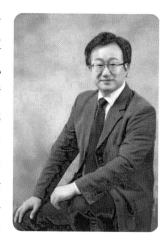

张国军　临床检验诊断学博士，教授，博士研究生及博士后导师。首都医科大学附属北京天坛医院实验诊断中心主任，国家药监局体外诊断试剂质量研究与评价重点实验室主任，北京市免疫试剂临床工程技术研究中心主任，首都医科大学临床检验诊断学系副主任，首都劳动奖章获得者，北京市抗击新冠肺炎疫情先进个人，北京市卫生系统高层次人才。兼任第二届北京市住院医师规范化培训专业委员会检验医学专业委员会主任委员，北京医学会检验医学分会副主任委员，中国生物医学工程学会医学检验工程分会副主任委员，中国医疗器械行业协会现场快速检测分会副会长，中国医学装备协会检验医学分会副会长。承担国家、省市级课题17项，发表文章140多篇，SCI收录40多篇；主编或副主编专著12部，申请国家发明专利5项，获得国家专利3项，软件著作权1项。

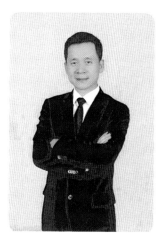

郑　磊　医学博士，教授，博士研究生导师。南方医科大学南方医院检验科主任，广东省重大疾病快速诊断生物传感技术工程研究中心主任。国家杰出青年科学基金获得者，广东省医学领军人才，珠江学者特聘教授。兼任国际细胞外囊泡学会（ISEV）教育委员会执行主席，世界华人检验与病理医师协会副会长，中华医学会检验医学分会常委，中国研究型医院学会细胞外囊泡分会（CSEV）副主任委员，广东省医师协会检验医师分会主任委员、广东省高等教育医学技术教指委副主任委员等。主要研究方向为肿瘤液体活检新技术、血栓与止血实验诊断、医学检验教育信息化等。承担国家自然科学基金项目、美国AACC CPOCT项目、省部级科研课题10余项。在 *Advanced Science*、*Journal of Extracellular Vesicles* 等知名期刊上发表SCI论文60余篇，主编、副主编教材及专著8部，申请国家发明专利15项，获得广东省教学成果奖一等奖2项。

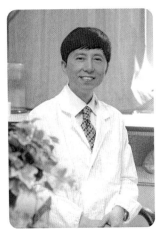

沈立松 医学博士，主任医师，博士研究生导师。上海交通大学医学院附属新华医院检验科主任。兼任上海市医师协会检验医师分会会长、中国医师协会检验医师分会常委、世界华人检验与病理医师协会副会长、上海市社会医疗机构协会检验医学分会会长、上海交通大学医学院检验系副主任、上海市检验医师规范化培训专家组组长、上海市生物医学工程学会智慧医学诊断分会主任委员、上海市医学会检验医学分会第九届主任委员、《中华检验医学杂志》副总编辑、《中华临床实验室管理电子杂志》副总编辑、《检验医学》副主编、中国免疫学会理事、上海市免疫学会常务理事。研究方向为恶性肿瘤发病机制的基础和临床研究。近年来发表论文 100 余篇，承担国家自然科学基金项目 3 项，上海市科委基金项目 3 项，培养多名研究生。

检验医学科住院医(技)师规范化培训用书

检验医学病例
与临床思维分析

主　编　张国军　郑　磊　沈立松

主　审　康熙雄　王成彬　张　曼　徐英春　赵　昕

副主编　崔　巍　王培昌　袁　慧　马秀敏

科学出版社

北京

内 容 简 介

本书为检验医学临床病例分析专集，收录了检验医学专业的 6 个三级专业的病例——临床检验基础、临床血液学检验、临床生物化学检验、临床免疫学检验、临床微生物检验、临床分子生物学检验。每个病例包含以下四部分内容：①本例要点；②病例概况，其中包括病史（主诉、现病史、相关检查等）、诊断、治疗；③临床思维分析；④相关检验基础知识。每一个病例都有相对独立的内容，是各种实验室检查在临床诊疗中的实际应用。通过这些病例的学习，能够深入了解各种检验指标在临床中的意义，明确各种检验指标在日常工作中容易出现的问题及解决办法。本书可供检验医学科的工作人员学习，亦适用于检验医学科住院医（技）师规范化培训，培养和拓展住院医（技）师的临床思维，理解各项检验指标的临床实际应用价值。

图书在版编目（CIP）数据

检验医学病例与临床思维分析/张国军，郑磊，沈立松主编. —北京：科学出版社，2021.9
 ISBN 978-7-03-069680-9

Ⅰ.①检… Ⅱ.①张… ②郑… ③沈… Ⅲ.①临床医学–医学检验–病案
Ⅳ.①R446.1

中国版本图书馆 CIP 数据核字（2021）第 178111 号

责任编辑：王灵芳 / 责任校对：张 娟
责任印制：李 彤 / 封面设计：蓝正广告

科 学 出 版 社 出版
北京东黄城根北街 16 号
邮政编码：100717
http://www.sciencep.com

涿州市般润文化传播有限公司 印刷
科学出版社发行 各地新华书店经销
*

2021 年 9 月第 一 版 开本：787×1092 1/16
2024 年 1 月第四次印刷 印张：17 插页：1
字数：443 000
定价：98.00 元
（如有印装质量问题，我社负责调换）

编著者名单

主　编　张国军　郑　磊　沈立松

主　审　康熙雄　王成彬　张　曼　徐英春　赵　昕

副主编　崔　巍　王培昌　袁　慧　马秀敏

编著者（按姓氏汉语拼音排序）

曹敬荣	首都医科大学宣武医院	李　莹	中国人民解放军空军特色医学中心
曹永彤	中日友好医院	李海霞	北京大学第三医院
陈昌国	中国人民解放军总医院第六医学中心	李新月	中国人民解放军空军特色医学中心
陈天宝	中国人民解放军总医院第七医学中心	李艳君	中国人民解放军总医院第六医学中心
陈延演	北京积水潭医院	李永祥	首都医科大学宣武医院
程歆琦	北京协和医院	李兆伦	中国人民解放军总医院第一医学中心
程羿博	首都医科大学宣武医院	梁国威	航天中心医院
崔　巍	中国医学科学院肿瘤医院	梁健伟	北京华信医院
崔丽艳	北京大学第三医院	梁玉芳	首都医科大学附属北京朝阳医院
董　磊	中国人民解放军空军特色医学中心	凌云映	北京华信医院
樊卫红	中国人民解放军总医院第七医学中心	刘　杰	中国人民解放军总医院第七医学中心
冯　杰	中国人民解放军总医院第一医学中心	刘　扬	首都医科大学附属北京天坛医院
冯景泓	北京大学人民医院	刘培培	中国人民解放军总医院第一医学中心
高　佳	中国医学科学院肿瘤医院	刘向祎	北京同仁医院
顾海彤	北京同仁医院	刘雪凯	航天中心医院
何美琳	航天中心医院	刘中娟	北京协和医院
贾　玫	北京大学人民医院	鲁炳怀	中日友好医院
贾珂珂	北京大学第三医院	陆旻雅	北京协和医院
景晨迪	北京大学人民医院	吕　虹	首都医科大学附属北京天坛医院
孔　卓	北京积水潭医院	马　亮	中日友好医院
李　健	北京华信医院	马立艳	首都医科大学附属北京友谊医院
李　蕾	首都医科大学宣武医院	马瑞敏	首都医科大学附属北京天坛医院
李　萌	首都医科大学附属北京安贞医院	马秀敏	新疆医科大学附属肿瘤医院

苗林子	北京大学第一医院	徐小用	首都医科大学附属北京友谊医院
潘玉玲	中国人民解放军总医院第一医学中心	杨 卓	北京协和医院
齐永志	中国人民解放军总医院第六医学中心	杨靖娴	航天中心医院
秦 宇	北京华信医院	袁 慧	首都医科大学附属北京安贞医院
屈晨雪	北京大学第一医院	岳 燕	北京同仁医院
闪全忠	北京华信医院	曾小莉	首都医科大学附属北京安贞医院
邵春青	首都医科大学附属北京天坛医院	张 茜	北京医院
沈 迪	中国医学科学院肿瘤医院	张 维	北京大学人民医院
沈 军	中日友好医院	张国军	首都医科大学附属北京天坛医院
沈立松	上海交通大学医学院附属新华医院	张明新	北京同仁医院
苏建荣	首都医科大学附属北京友谊医院	张文静	北京大学第三医院
孙 伟	首都医科大学附属北京友谊医院	张晓红	北京同仁医院
孙宏莉	北京协和医院	张玉娟	中国医学科学院肿瘤医院
王 兵	航天中心医院	赵 晖	首都医科大学附属北京天坛医院
王 凡	北京同仁医院	赵 磊	北京大学人民医院
王 辉	北京大学人民医院	赵 伟	中日友好医院
王 力	中国医学科学院肿瘤医院	赵慧茹	北京积水潭医院
王 炜	首都医科大学附属北京友谊医院	赵强元	中国人民解放军总医院第六医学中心
王 艳	北京积水潭医院	赵晓涛	北京大学人民医院
王 梓	首都医科大学附属北京安贞医院	赵燕田	首都医科大学附属北京朝阳医院
王建成	首都医科大学附属北京友谊医院	赵宜廉	首都医科大学宣武医院
王金玲	首都医科大学宣武医院	郑 磊	南方医科大学南方医院
王君茹	首都医科大学宣武医院	郑翠玲	中国医学科学院肿瘤医院
王立伟	中日友好医院	郑佳佳	北京大学第三医院
王培昌	首都医科大学宣武医院	周 宇	北京同仁医院
吴 俊	北京积水潭医院	周 允	中日友好医院
谢志贤	北京医院	周剑锁	北京大学第三医院
邢 莹	北京大学第一医院	朱 宇	中国医学科学院肿瘤医院
徐东江	北京积水潭医院	朱美财	中国人民解放军空军特色医学中心
徐健霞	中国人民解放军总医院第七医学中心		

　　检验医学科是一门重要的医学学科,主要检验人体体液、血液、排泄物等标本,通过客观准确的化验指标,为临床医师提供治疗依据。检验医学科是实验和临床之间的桥梁,是临床工作不可缺少的部分,作为检验医学科医务工作者,不能将自己的工作只局限在检验技术方面,还必须有意识地提高自己在疾病诊疗等方面的能力,这样不仅能为临床医师提供更完善的参考资料,更重要的是增强了自身综合技能。本书通过检验医学科真实的临床病例了解检验项目的临床应用,建立临床思维,使检验专业在临床诊疗中发挥出更加高效的作用。

　　本书适用于检验医学科住院医(技)师及检验医学从业者。检验医学科住院医师规范化培训本身就是校园与工作岗位的衔接,本书可为其提供辅助作用。另外检验医学科住院医师一阶段及二阶段考核均有病例分析相关考核,而本书的病例较详细地阐述了病例的分析思路,因此本书也可作为检验医学科住院医师规范化培训的重要复习资料。作为检验医学科的工作人员,在工作过程中会遇到一些常见问题,本书中部分病例提供了临床中的常见问题及其处理方法,因此本书又可为一线工作人员解决临床问题提供参考。

　　本书由来自北京市多家检验专业基地的检验一线工作者及广东、上海的住院医师规范化培训的知名专家共同编写而成,每份病例都是精挑细选而成,具有非常高的实用价值。在此非常感谢各位编者的辛苦付出。本书若存在不足之处,希望各位读者能提出宝贵意见,以便再版时加以改正,谢谢!

　　说明:书中病例来自于不同医院。由于各医院建立或验证医学参考范围时纳入的健康人群不同,因此部分检验指标的参考范围会略有差异。

张国军　郑　磊　沈立松

2021 年 5 月

目 录

彩图

第一章

临床检验基础、临床血液学检验

病例 1 Evans 综合征一例

【本例要点】

对于少见病例，需多查找文献，分析原因，综合临床及实验室等相关检查，进行排除性诊断。

【病例概况】

一、病史

1. 主诉 间断四肢抽动 50 年，晕厥 1 次。

2. 现病史 50 年前患者开始间断出现四肢抽动，近 1 年来手抖症状加重，50 年前明确诊断为原发性甲状旁腺功能减退症，长期口服碳酸钙片，今晨 8：00 患者无明显诱因突然出现晕厥，呼之不应，休息 10 分钟后缓解，仍感头晕不适，四肢乏力，伴恶心，无呕吐，无头痛、发热，无心悸、胸闷、胸痛。现为进一步诊治收入笔者所在医院。

3. 既往史 2 年前，体检查出血小板（PLT）50×10⁹/L，某医院行相关检查初步诊断为"干燥综合征"，给予泼尼松等治疗。个人史、婚育史、月经史、家族史无特殊。

4. 查体 除精神差外，体温、脉搏、呼吸、血压均正常。淋巴结、皮肤黏膜、头、眼、耳、鼻、口腔、颈部均无异常。肺、心脏、腹部均无异常。神经系统无异常。

5. 相关实验室检查

（1）血常规：红细胞计数（RBC）$2.05×10^{12}$/L，血红蛋白（HBG）62g/L，血细胞比容（HCT）21%，平均红细胞体积（MCV）102fl，PLT $6×10^9$/L。

（2）网织红细胞百分比：20.27%。

（3）生化检查：钙（Ca）1.7mmol/L，磷（P）2.0mmol/L，总胆红素（TBIL）31.4μmol/L，间接胆红素（DBIL）13.9μmol/L，乳酸脱氢酶（LDH）821U/L，羟丁酸脱氢酶（HBDH）839U/L。

（4）免疫检查：直接抗球蛋白试验（Coombs 试验）阳性。

（5）尿常规：尿隐血阳性；尿含铁血黄素阳性。

（6）免疫六项：免疫球蛋白 IgG 33.0g/L，补体 C3 0.726g/L，补体 C4 0.15g/L。

二、诊断

1. 初步诊断 Evans 综合征可能性大；原发性甲状旁腺功能减退症；血小板减少原因待查；干燥综合征。

2. **诊断依据** 结合本例患者中度贫血，高胆红素血症，尿含铁血黄素阳性，尿隐血阳性，直接抗球蛋白试验阳性，免疫功能异常，IgG 增高，补体 C3、C4 下降，外周血网织红细胞明显增多，易见碎片红细胞，骨髓红系增生活跃，巨核系增生，而产板巨核细胞及血小板减少等，初步诊断为 Evans 综合征。

3. **鉴别诊断** 本病需与溶血性尿毒症综合征（HUS）、血栓性血小板减少性紫癜（TTP）、自身免疫性疾病引起的血小板减少、自身免疫性溶血性贫血、阵发性睡眠性血红蛋白尿症、Kasabach-Merritt 综合征、HELLP 综合征等疾病进行鉴别。Evans 综合征的诊断需综合临床及实验室等相关检查进行排除性诊断；在除外其他溶血性贫血及继发性血小板减少症的前提下，符合单纯自身免疫性溶血性贫血（AIHA）及原发性免疫性血小板减少（ITP）两种疾病的诊断标准，即可诊断 Evans 综合征。具体鉴别见下面相关检验基础知识。

4. **进一步检查** 溶血相关检查（酸溶血试验阴性、蔗糖溶血试验阴性）。

5. **最终诊断** Evans 综合征。

三、治疗

Evans 综合征的治疗首选应用肾上腺皮质激素或免疫球蛋白等一线治疗方案；无效则应用二线药物（包括利妥昔单抗、环孢素和霉酚酸酯等）治疗；激素和免疫抑制剂治疗效果差可行脾切除术。对于一线、二线药物治疗均无效者，则应用环磷酰胺、罗米司亭等三线药物治疗。

【临床思维分析】

Evans 综合征的诊断需综合临床及实验室等相关检查进行排除性诊断；在除外其他溶血性贫血及继发性血小板减少症的前提下，符合 AIHA 及 ITP 两种疾病的诊断标准，即可诊断 Evans 综合征。

遇到异常的血常规结果样本时，我们要结合临床，包括体格检查、现病史、既往史分析，再结合所有的实验室检查结果，将可能疾病诊断考虑全面，再进行鉴别诊断，要深入分析检验结果背后的原因。

【相关检验基础知识】

Evans 综合征又称特发性血小板减少性紫癜伴自身免疫性溶血性贫血，主要是由于自身免疫机制同时破坏血小板和红细胞，引起血小板减少和溶血性贫血的一种病症，1949 年由 Evans 和 Duans 两位国外学者率先报道。本病病因不明，多由病毒感染或药物而诱发，也可继发于系统性红斑狼疮、甲状腺功能亢进症（简称甲亢）、类风湿关节炎等自身免疫性疾病。临床表现：黄疸、肝脾大、紫癜、血尿等，疾病进展可累及关节、血管、肾脏等。文献报道：成人 Evans 综合征，多以 AIHA 或 ITP 起病，其中以血小板减少起病后继发 AIHA 者居多，约 58.8% 的患者以 ITP 起病，后伴发 AIHA，而 29.4% 的患者表现为 AIHA 起病，后合并发生 ITP。而 Evans 综合征同时发生 AIHA 和 ITP 者较少。

此病例要与溶血性贫血及 ITP 相鉴别，溶血性贫血红细胞计数、血红蛋白减少，两者呈平行性下降。红细胞大小不均，易见大红细胞、嗜多色红细胞及幼红细胞。红细胞膜缺陷者可见小球形红细胞、椭圆形红细胞、口形红细胞等。网织红细胞明显增多，常大于 10%。白细胞计数常增多，并可见核左移现象。血小板计数可呈反应性增多。

ITP：临床按照血小板生成减少、血小板破坏过多和血小板分布异常将血小板减少症分成多种类型。ITP 是一种免疫性血小板破坏过多造成的疾病。儿童（急性型）多是由于病毒抗原激发体内合成抗体，抗体附于血小板表面并致敏血小板，后者再被单核吞噬细胞系统破坏。成人（慢性型）多是由于体内产生原因不明的血小板抗体（PAIgG、PAIgA、PAIgM 和 PA-C3、PA-C4），该抗体与血小板膜糖蛋白Ⅱb/Ⅲa（GPⅡb/Ⅲa）、Ⅰb（GPⅠb）等结合，致使血小板在单核-吞噬细胞（如脾）中过多、过快地被破坏，引起血小板减少。

（李 莹 董 磊）

病例 2 多毛细胞白血病病例分析

【本例要点】

1. 遇到血常规结果异常触发复检规则时，需重视推片复检。
2. 加强形态学学习，掌握各种细胞的形态特征，遇到异常形态细胞，能及时辨别。
3. 结合形态学及其他检验结果（流式细胞学、基因等检测）对疾病作出判断。

【病例概况】

一、病史

1. 主诉 患者，男，85 岁，全身多处皮肤发黑、破溃 2 天。
2. 现病史 皮肤发黑范围逐渐扩大，波及前胸、后背及四肢，伴少许皮肤破溃，无畏寒、发热。
3. 查体 体温 36.7℃，肛周、前胸、后背、四肢皮肤斑块状发黑、红肿，伴皮肤破溃出血，脾肋下平脐，淋巴结未触及明显肿大。
4. 相关实验室、影像学或其他检查
（1）血常规：见表 1-2-1。

表 1-2-1 血常规

项目名称	英文缩写	检验结果	高低	单位	参考区间
白细胞	WBC	20.22	↑（高）	10^9/L	3.5～9.5
中性粒细胞百分比	NE%	24.8	↓（低）	%	50～75
淋巴细胞百分比	LY%	64.4	↑（高）	%	20～40
单核细胞百分比	MO%	1.0	↓（低）	%	3～8
嗜碱性粒细胞百分比	BA%	6.0	↑（高）	%	0～1
嗜酸性粒细胞百分比	EO%	3.8		%	0.5～5
血红蛋白含量	HGB	114	↓（低）	g/L	130～175
平均红细胞体积	MCV	83.2		fl	82～100
平均红细胞血红蛋白含量	MCH	27.3		pg	27～34
血小板计数	PLT	218		10^9/L	125～350

血常规仪器报警：原始细胞？未成熟粒细胞？异型淋巴细胞？白细胞增多，单核细胞增多。

（2）外周血白细胞分类：见图1-2-1、表1-2-2。

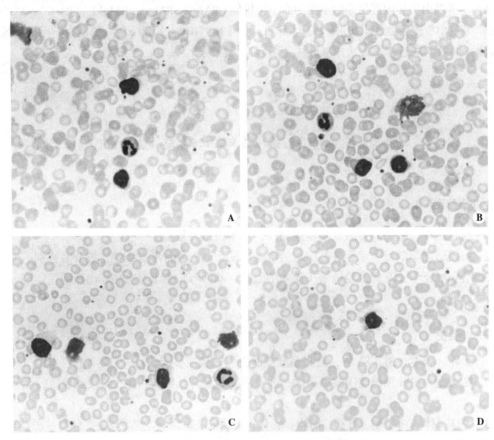

图 1-2-1 外周血白细胞分类（彩图见文后插页）

表 1-2-2 外周血白细胞分类

项目名称	检验结果	高低	单位	参考区间
杆状核粒细胞	1		%	5~6
分叶核粒细胞	39	↓（低）	%	50~70
淋巴细胞	29		%	20~40
单核细胞	12	↑（高）	%	3~8
嗜酸性粒细胞	7	↑（高）	%	0.5~5
异常淋巴细胞	12	↑（高）	%	0

外周血细胞分类见异常淋巴细胞12%，此类细胞胞体稍大，核染色质较细致，可见明显核仁，胞质丰富，边缘不整，可见不规则云雾状突起，涂抹细胞易见。

（3）骨髓细胞形态学检查（图1-2-2）：骨髓增生活跃，阅片见异常淋巴细胞占25.5%，此类细胞胞体稍大，核大且部分细胞染色质细致，核仁大且明显，胞质丰富呈灰蓝色，可见颗粒，部分细胞胞质边缘不整，可见长短不等的毛刺状突起，涂抹细胞易见。过碘酸希夫（PAS）染色

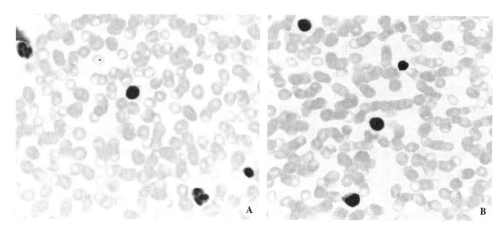

图 1-2-2 骨髓细胞形态学检查（彩图见文后插页）

呈细颗粒状阳性。意见：毛细胞白血病？请结合流式细胞学及基因染色体等检查。

（4）影像学检查结果：腹部 CT 显示脾 5 个肋单元，长 14cm，脐上 5cm，厚 7cm。

二、诊断

1. 初步诊断 多毛细胞白血病。

2. 诊断依据 脾大，外周血、骨髓涂片可见胞质丰富、边缘不整，且有毛刺状突起的异常淋巴细胞。

3. 鉴别诊断 脾淋巴瘤伴循环绒毛状淋巴细胞，原发于脾的成熟 B 细胞淋巴瘤，多见于高龄患者，脾明显增大，外周及骨髓中出现数量不等的绒毛状淋巴细胞，免疫分型与多毛细胞白血病不同，无 CD11c、CD25、CD103 共表达及 CD22 高表达。

4. 进一步检查

（1）流式细胞学检测：CD19$^+$细胞占 26.26%，表达 CD45、CD19、κ、CD22st、CD79b、FMC7、HLA-DR、CD305st、CD11c，部分表达 CD103、CD5、CD27，不表达 CD10、CD34、CD38、CD7、CD56、CD117、CD33、λ、CD23、CD123、CD81、CD200、CXCR4、CD95、CD43、CD25，为异常单克隆 B 细胞。不除外毛细胞白血病，请结合临床。

（2）基因检测：IgH 基因重排结果为可疑弱阳性。

5. 最终诊断 多毛细胞白血病。

【临床思维分析】

根据血常规中白细胞增高、淋巴细胞百分比增高和报警信息提示，对该患者外周血进行进一步推片染色镜检，发现外周血中可见一类异常淋巴细胞占 12%，临床对患者进行骨髓细胞学检测，这类异常淋巴细胞占 25.5%，通过丰富的胞质、边缘不整、毛刺状突起的特点及 PAS 染色呈细颗粒状阳性，初步判断该患者为毛细胞白血病，进一步对患者进行流式细胞学及基因检测，检验结果与形态学结果相互印证。

【相关检验基础知识】

多毛细胞白血病（hairy cell leukemia，HCL）简称毛白，是来源于 B 淋巴细胞系的一种慢性淋巴组织增殖性疾病，是一种少见类型白血病。发病以中老年居多。HCL 起病隐匿，慢性病程，约 3/4 的患者出现乏力、皮肤黏膜出血、腹胀、食欲缺乏或发热等症状。患者易反复感染，脾大，小部分患者可有肝大和淋巴结肿大。外周血、骨髓、肝、脾中有特征性的细胞膜外缘呈毛发状或伪足样淋巴细胞出现。

绝大多数患者全血细胞减少，25%的患者初诊时仅有一系或两系减少。贫血一般为轻到中度，网织红细胞可略增高。血小板多数减少，尤以巨脾者更加明显。白细胞多减少，以中性粒细胞和单核细胞为突出，淋巴细胞相对增高。90%的病例有特征性多毛细胞出现。一类毛细胞具有以下特点：胞体大小约为成熟细胞的 2 倍，胞核大，呈圆形、卵圆形，或有凹陷和轻度折叠；核染色质较淋巴细胞细致，核膜清楚，核仁 1～3 个或不明显；胞质丰富，胞质呈蓝色或淡蓝色云雾状，无天青颗粒，常有空泡。毛细胞突出的特点是边缘不整，呈锯齿状或伪足状，有许多不规则纤绒毛突起，也称"毛发"状突起，但有时不显著，在活体染色时明显。另一类毛细胞形态不典型，胞质丰富，呈淡蓝色，胞质边缘突起较宽，似异型淋巴细胞。

骨髓增生活跃、增生减低或增生明显活跃。红系、粒系及巨核系均受抑制，但以粒系受抑制更显著，淋巴细胞相对增多，浆细胞增多，可见较多典型多毛细胞，特征同外周血。48%～60%的患者骨髓穿刺呈干抽。一些患者骨髓造血成分缺乏，特别是粒系，易误诊为再生障碍性贫血。

组化染色可见 PAS 染色呈阳性。酸性磷酸酶（ACP）染色阳性且不被左旋（L）酒石酸抑制。

免疫表型分析可见 HCL 细胞特异性表达 CD19、CD20、CD22、CD79b、FMC7、CD11c、CD25、CD123，但不表达 CD5、CD10（5%～14%病例阳性）和 CD23（17%～21%病例阳性）。虽然大多数 B 淋巴细胞增殖性疾病均表达 CD20、CD22 和 CD11c，但 HCL 细胞同时强表达 CD20、CD22 和 CD11c，结合 CD25、CD103 和 CD123 表达可诊断 HCL。

细胞遗传学和分子生物学检验常见 14q+、6q-、del（14）（q22；q23）、IgH 基因重排等异常。

（赵　晖　张国军）

病例 3　弥漫大 B 细胞淋巴瘤病例分析

【本例要点】

1. 遇到血常规结果异常触发复检规则时，需重视推片复检。
2. 加强形态学的学习，掌握各种细胞的形态特征，遇到异常形态细胞能及时辨别。
3. 结合形态学及其他检验结果（流式细胞学、基因等检测）对疾病作出判断。

【病例概况】

一、病史

1. 主诉　患者，女，65 岁，2 个月来四肢无力，活动时心悸、气短、食欲缺乏、盗汗。
2. 现病史　发热（体温 38.5℃）。
3. 查体　贫血貌，脾肋下约 10cm。

4. 相关实验室、影像学或其他检查

（1）血常规结果：见表1-3-1。

表 1-3-1　血常规结果

项目名称	英文缩写	检验结果	高低	单位	参考区间
白细胞	WBC	10.23	↑（高）	10^9/L	3.5～9.5
中性粒细胞百分比	GR%	71.2		%	50～75
淋巴细胞百分比	LY%	12.3	↓（低）	%	20～40
单核细胞百分比	MO%	15.7	↑（高）	%	3～8
血红蛋白含量	HGB	66	↓（低）	g/L	130～175
平均红细胞体积	MCV	89.5		fl	82～100
平均红细胞血红蛋白含量	MCH	30.4		pg	27～34
血小板计数	PLT	140		10^9/L	125～350

血常规仪器报警：异常淋巴细胞/原始细胞？未成熟粒细胞？单核细胞增多，贫血。

（2）外周血白细胞分类结果：见图1-3-1、表1-3-2。

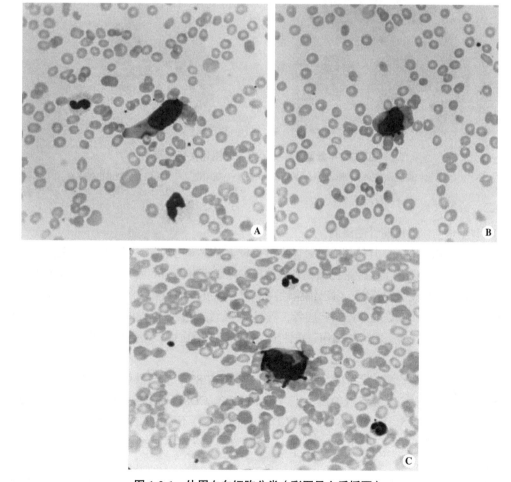

图 1-3-1　外周血白细胞分类（彩图见文后插页）

表 1-3-2　外周血白细胞分类

项目名称	检验结果	高低	单位	参考区间
杆状核粒细胞	30	↑（高）	%	5～6
分叶核粒细胞	38	↓（低）	%	50～70
淋巴细胞	18	↓（低）	%	20～40
单核细胞	7		%	3～8
嗜碱性粒细胞	2		%	0.5～5
异常淋巴细胞	4	↑（高）	%	0

外周血细胞分类见异常淋巴细胞 4%，此类细胞胞体大，核型不规则，染色质粗糙，可见核仁，胞质丰富，嗜碱性强。

（3）骨髓形态学检查：见图 1-3-2。

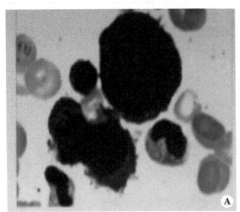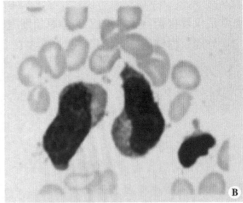

图 1-3-2　骨髓形态学检查（彩图见文后插页）

异常淋巴细胞占 15.0%，胞体偏大，核型不规则，染色质粗糙，可见核仁，疑似淋巴瘤细胞

二、诊断

1. *初步诊断*　淋巴瘤骨髓浸润。

2. *诊断依据*　脾大，且外周血及骨髓中可见较大异常淋巴细胞，形态学恶性程度较高。

3. *鉴别诊断*　临床上恶性淋巴瘤易被误诊。①以浅表淋巴结肿大为表现者，需要和慢性淋巴结炎、淋巴结结核、转移瘤、淋巴细胞性白血病、免疫母细胞淋巴结病、嗜酸性淋巴细胞肉芽肿等鉴别；②以深部纵隔淋巴结起病者，需与肺癌、结节病、巨大淋巴结增生等病相鉴别；③以发热为主要表现者，需与结核病、恶性组织细胞病、败血症、风湿热、结缔组织病等鉴别。

4. *进一步检查*

（1）流式细胞学检测：异常淋系表型。CD19$^+$细胞占 8%，前向散射光（FSCX）、侧向散射光（SSC）均较大，表达 CD45、CD19、κ、CD20、CD22、CD81、CD23、CD200、CD95、CD79b、CD49d、Ki-67、CD25，部分表达 CD10、CD11c、CD123，不表达 CD5、CD7、CD56、CD38、CD34、CD33、CD117、λ、FMC7、CD43、CD27、TdT，为异常表型 B 淋巴细胞。不除外大 B 细胞淋巴瘤。

（2）骨髓病理（髂后上棘穿刺标本）：长 0.4cm。各系均可见，部分区域细胞聚集，聚集细胞以 CD20 阳性 B 淋巴细胞为主，结合流式细胞学检测结果支持大 B 细胞淋巴瘤骨髓累及。免疫组化结果：网状纤维（1+）、CD10（±）、CD3（+）、CD20（+）、CD34（+）、CD235a（+）、CD61（+）、CD5（+）、CD71（+）、PAS（-）、CD117（-）、CD23（-）、CD138（-）、CD42b（+）、铁（-）、EBER（-）。

（3）影像学检查：正电子发射计算机体层显像（PET/CT）显示骨髓代谢活性弥漫性增高，肝、脾增大并代谢活性弥漫性增高，左下腹腔及右侧盆腔数个高代谢淋巴结，以上考虑淋巴瘤多发累及。

5. 最终诊断　弥漫大 B 细胞淋巴瘤。

三、治疗

CHOP（环磷酰胺＋多柔比星＋长春新碱＋泼尼松）方案化疗。

【临床思维分析】

根据血常规中白细胞分类结果异常和报警信息提示，对该患者外周血进行进一步推片染色镜检，发现外周血中可见一类异常淋巴细胞占 4%，临床对该患者进行骨髓细胞学检测，这类异常淋巴细胞占 15.0%，胞体偏大，核型不规则，染色质粗糙，可见核仁，疑似淋巴瘤细胞。进一步对患者进行流式细胞学及骨髓病理检测，诊断该患者为弥漫大 B 细胞淋巴瘤。

【相关检验基础知识】

弥漫大 B 细胞淋巴瘤（diffuse large B cell lymphoma，DLBCL）是一类由中等大至大 B 淋巴样细胞构成的肿瘤，肿瘤细胞的核相当于或超过正常巨噬细胞的核，或大于正常淋巴细胞胞核的 2 倍，形态变异较大，呈弥漫性生长模式。DLBCL 是非霍奇金淋巴瘤（non-Hodgkin lymphoma，NHL）中最常见的类型，在细胞起源、形态学、免疫组织化学表型、分子遗传学、累及部位、化疗反应及生存率等方面都表现出明显的异质性。

DLBCL 免疫表型表达 SmIg（+）、CD19（+）、CD20（+）、CD22（+）和 CD79a（+）、CD5（+/-）、CD3（-）、Ki-67（+）、bcl-2（+/-）、cyclinDl（-）。分子遗传学 20%～30% 有 t（14；18）。

（赵　晖　刘　扬）

病例 4　泌尿系感染病例分析

【本例要点】

尿频、尿急、尿痛的尿路刺激征是泌尿系感染的典型症状。通过尿液细菌培养可以确定细菌感染，以便使用敏感的抗生素。通过影像学及实验室检查判断感染部位及肾功能。

【病例概况】

一、病史

1. 主诉　患者，男，61 岁，间断尿频、尿急、尿痛、腰痛和发热 20 余年，再发加重 1 周入院就诊。

2. **现病史** 20 年前间断发作尿频、尿急、尿痛,并伴腰痛、发热,诊断为"下尿路狭窄",经抗炎和对症治疗后好转,但每年仍发作 1～2 次。本次入院前 1 周无明显诱因发热达 38～39℃,无寒战,伴腰痛、尿频、尿急、尿痛,无肉眼血尿,无水肿,自服阿莫西林、氧氟沙星等无效。本次发病以来饮食可,大便正常,睡眠好,体重无明显变化。既往无药物过敏史。

3. **查体** 体温(T)39℃,脉搏(P)121 次/分,呼吸(R)21 次/分,血压(BP)123/81mmHg。急性病容,无皮疹,浅表淋巴结未触及,巩膜不黄,眼睑不肿,心肺无异常,腹平软,下腹部轻压痛,无肌紧张和反跳痛,肝脾未触及,双肾区叩痛(+),双下肢不肿。

4. **相关实验室检查** 见表 1-4-1。

表 1-4-1 实验室检查

项目名称	英文缩写	检验结果	高低	单位	参考区间
白细胞	WBC	19.4	↑(高)	10^9/L	3.5～9.5
血红蛋白	HGB	135		g/L	男:130～175
中性粒细胞百分比	NE%	85	↑(高)	%	40～75
淋巴细胞百分比	LY%	10	↓(低)	%	20～50
单核细胞百分比	MO%	5		%	3～10
尿蛋白		+	↑(高)		阴性
尿红细胞		2～5	↑(高)	HPF	0～3
尿白细胞		满视野	↑(高)	HPF	0～5
白细胞管型		5～15	↑(高)	LPF	0

二、诊断

1. **初步诊断** 慢性肾盂肾炎急性发作。

2. **诊断依据** ①反复发作的尿路刺激征,伴腰痛、发热,病程迁延。本次发病急剧。②下腹部轻压痛,双肾区叩痛(+)。③血白细胞总数和中性粒细胞百分比均增高,尿蛋白(+),尿红细胞 2～5/HPF,尿白细胞高倍镜下满视野,白细胞管型 5～15/LPF。

3. **鉴别诊断** 慢性肾小球肾炎、肾结核。

4. **进一步检查** 肾功能检查:尿素氮(BUN)17.14mmol/L,血肌酐(Cr)320μmol/L。尿液细菌培养:大肠埃希菌阳性,计数≥10^5cfu/ml。B 超:可见肾萎缩,肾盂轻度变形。肾盂造影:局灶粗糙的肾皮质瘢痕,伴肾乳头收缩和肾盏扩张变钝。

5. **最终诊断** 慢性肾盂肾炎急性发作。

三、治疗

本病例以抗生素治疗为主,可以进一步查找病因进行针对性治疗。

【临床思维分析】

泌尿系感染的典型症状是尿路刺激征,也就是尿频、尿急、尿痛。微生物学检测可以进行病原体分离并进行药敏试验,根据结果可以明确细菌感染并使用敏感的抗菌药物治疗。可以结合 B 超等影像学检查判断感染部位。通过实验室相关检查(如肌酐、尿素、尿酸、微量白蛋白、微球蛋白等）评估肾功能状况。

【相关检验基础知识】

管型是在远端肾小管和集合管中形成的，它的形成需要 3 个条件：①尿中有 T-H 蛋白；②肾小管有浓缩和酸化尿液的能力；③肾脏有可供交替使用的肾单位。健康人尿液中可见极少量的透明管型。由于管型的种类较多，且形态特点各不相同，仪器并不能很好地区分出透明管型和病理管型。因此，当仪器提示出现管型时，需进一步采用显微镜检查以进行准确分类。

（陈延演）

病例5　胸水"追凶"

【本例要点】

患者因发热、干咳、消瘦、胸痛就诊。口服常规抗炎药物，效果不佳。胸水常规、生化检查和胸部 X 线片提示结核性，但胸水抗酸染色阴性。根据结核感染 T 细胞（T-SPOT）检测和胸水结核分枝杆菌聚合酶链反应（PCR）检测结果，诊断该患者为结核性胸膜炎。

【病例概况】

一、病史

1. 主诉　患者，男，56 岁，因发热、干咳 2 个月，消瘦、胸痛 1 个月就诊。

2. 现病史　患者自 2 个月前开始出现发热，体温最高达 39℃，偶有干咳，余无不适。患者自服感冒药 3 天后，自觉有好转未到医院就诊。随后发热症状迁延反复，多次口服抗炎药物，效果不佳。1 个月前患者出现胸痛，咳嗽和深呼吸时明显。1 个月内体重减轻 4kg，故来医院就诊。既往有糖尿病病史，未能规律治疗，空腹血糖波动于 6.5～8.6mmol/L。

3. 查体　胸部体格检查：左侧第 10 肋间叩诊音稍浊，肺泡呼吸音减弱。

4. 相关实验室、影像学检查

（1）实验室检查：见表 1-5-1。

表 1-5-1　实验室检查

项目名称		英文缩写	检验结果	高低	单位	参考区间
血常规（主要参数）	白细胞	WBC	7.36		10^9/L	3.5～9.5
	红细胞	RBC	4.96		10^{12}/L	女：3.8～5.1
	血红蛋白	HGB	128		g/L	女：115～150
	血细胞比容	HCT	45.2	↑（高）	%	女：35～45
	平均红细胞体积	MCV	82.5		fl	82～100
	平均红细胞血红蛋白含量	MCH	30.0		pg	27～34

续表

项目名称		英文缩写	检验结果	高低	单位	参考区间
血常规（主要参数）	平均红细胞血红蛋白浓度	MCHC	345		g/L	316～354
	红细胞体积分布宽度	RDW-CV	12.2		%	0～15.0
	血小板	PLT	139		10^9/L	125～350
胸水生化（主要参数）	总蛋白	TP	36	↑（高）	g/L	<25
	乳酸脱氢酶	LDH	251	↑（高）	U/L	<200
	腺苷脱羧酶	ADA	62	↑（高）	U/L	<50
胸水常规（主要参数）	外观		淡黄色			无色
	比重	SG	1.020	↑（高）		<1.018
	李凡他试验	Rivalta	阳性			阴性
	有核细胞计数和分类		计数：580×10^6/L， 分类：单个核细胞 占80%	↑（高）	10^6/L	<500

（2）胸部X线片：双侧肺纹理稍增粗，左上肺可见3个结节状致密影，直径3～5mm，左侧肋膈角消失。

（3）B超：左侧胸腔肩胛线第10肋间见前后径56mm的液性暗区。

二、诊断

1. 初步诊断

（1）胸水。

（2）结核性胸膜炎？

2. 诊断依据

（1）发热，消瘦、胸痛症状，一般抗炎治疗效果不佳。

（2）胸水渗出性质，乳酸脱氢酶和腺苷脱羧酶增高，细胞计数轻度增高，单个核细胞为主。

3. 鉴别诊断

（1）化脓性胸水：症状更加明显，常规抗炎治疗有效，胸水多为脓性，乳酸脱氢酶显著增高，腺苷脱羧酶一般正常，细胞计数显著增高，一般以多个核细胞为主。

（2）肿瘤性胸水：胸水细胞数轻度增多，以单个核细胞为主，但多有原发灶和症状体征，胸水肿瘤标志物增高，一般能找到肿瘤细胞。

4. 进一步检查

（1）胸水细菌学检查：包括革兰氏染色、抗酸染色和细菌培养。

（2）胸水分子生物学检查：结核分枝杆菌PCR检测，胸水属于无菌部位样本，PCR具有高敏感性优点。

（3）肿瘤标志物和胸水脱落细胞检查：排除肿瘤性积液。

（4）免疫学检查：T-SPOT、自身抗体等检测，有助于查找病因。

5. 最终诊断

（1）结核性胸膜炎。

（2）胸水。

三、治疗

一般采用链霉素（SM）、异烟肼（INH）和利福平（RFP）或链霉素（SM）、异烟肼（INH）、乙胺丁醇（EMB）联合治疗，疗程9～12个月。治疗过程必须注意抗结核药物的副作用，如听力、视觉和肝功能变化等，抗结核药物引起副作用时应根据情况减量或停用。

【临床思维分析】

遇到胸腔积液（又称胸水）患者，一般先做诊断性穿刺，区分积液性质。漏出液多见于心功能不全、肝硬化、肾病综合征等。渗出液性质者，需要进一步完善脱落细胞、细菌培养、抗酸染色和结核分枝杆菌培养，腺苷脱氨酶（ADA）、癌胚抗原（CEA）检查。如果不能明确诊断，可进一步进行胸腔镜、胸膜活检及常见病因相关检查，如 T-SPOT、自身抗体和胸部 CT 等。

【相关检验基础知识】

渗出液和漏出液鉴别要点见表1-5-2。

表1-5-2　渗出液和漏出液鉴别要点

类型	漏出液	渗出液
原因	非炎性	局部炎症
外观	淡黄，透明或微浊	脓性、血色、多混浊
比重	<1.018	>1.018
凝固性	不易凝固	凝固
蛋白定量	<25g/L	>40g/L
糖定量	接近血糖	多低于血糖
李凡他试验	阴性	阳性
积液/血清蛋白比值	<0.5	≥0.5
LDH 活性	<200U/L	>200U/L
积液/血清 LDH 比值	<0.6	≥0.6
有核细胞计数和分类	<100×10⁹/L；淋巴和间皮细胞	>500×10⁹/L；中性粒细胞为主，风湿、结核以淋巴细胞为主
细菌检查	无细菌	可见到病原菌

（王建成）

病例 6　慢性粒细胞白血病病例分析

【本例要点】

根据患者的临床表现、典型的血象与骨髓象变化、中性粒细胞碱性磷酸酶积分降低或呈阴性、费城染色体（Ph 染色体）或 BCR-ABL 阳性，诊断即可确定。Ph 染色体或 *BCR-ABL* 阳性已经成为慢性粒细胞白血病（CML）的主要诊断依据。97.5%的 Ph 染色体阳性 CML 具有典型的 t（9；22）易位，变异型 Ph 染色体通过显带技术难以鉴定，但通过分子荧光原位杂交技术和分子生物学手段能检测到 *BCR-ABL* 融合基因。Ph 染色体或 *BCR-ABL* 融合基因监测微小残留灶，评估细胞遗传学和分子生物学疗效，是目前指导治疗的重要手段。

诊断确立者，应如实告知患者或其亲属有关 CML 的性质、特点、常见诱因、治疗现状、疗程、疗效及利弊。治疗中，涉及本病病情变化，尤其出现加速期、急慢期等，往往预后差。医护人员要竭尽全力，缓解症状，提高患者生活质量。

【病例概况】

一、病史

1. **主诉**　腹部胀痛 3 天。

2. **现病史**　患者无明显诱因出现腹部发胀不适，左侧季肋部及腹部两侧胀痛明显，1 天前就诊于当地医院，超声检查显示腹水，脾大。2019 年 4 月 8 日患者至笔者所在医院门诊就诊。

3. **相关实验室、影像学或其他检查**

（1）相关实验室检查：见表 1-6-1。

表 1-6-1　相关实验室检查

项目名称	英文缩写	检验结果	高低	单位	参考区间
白细胞	WBC	331.25	↑（高）	10^9/L	3.5～10
红细胞	RBC	2.72	↓（低）	10^{12}/L	4.3～5.9（男），3.9～5.2（女）
血红蛋白	HGB	82	↓（低）	g/L	137～179（男），116～155（女）
血细胞比容	HCT	24.6	↓（低）	%	40～50（男），女 35～45（女）
平均红细胞体积	MCV	90.4		fl	80～100
平均红细胞血红蛋白含量	MCH	30.1		pg	27～34
平均红细胞血红蛋白浓度	MCHC	333		g/L	320～360
红细胞体积分布宽度（CV）	RDW-CV	19.8	↑（高）	%	<14.5
红细胞体积分布宽度（SD）	RDW-SD	63.1	↑（高）	fl	39.0～46.0
血小板	PLT	498	↑（高）	10^9/L	100～300
外周血白细胞人工分类					
中性分叶核粒细胞		43		%	50～70
淋巴细胞		1		%	20～40
单核细胞		1		%	3～8
嗜酸性粒细胞		2		%	0～8
嗜碱性粒细胞		8		%	0～1
原幼细胞		3		%	0
中幼粒细胞		28		%	0
晚幼粒细胞		14		%	0

（2）腹部 B 超：发现肝脾大，肝左叶 8.6cm×8.6cm，肝右叶最大斜径 15.1cm，脾 21.2cm× 6.2cm。少量腹水。

二、诊断

1. **初步诊断**　慢性粒细胞白血病可能性大。

2. **诊断依据**

（1）血常规：白细胞计数显著增高，达 $331.25×10^9/L$，血涂片中以中幼粒细胞及以下阶段细胞和成熟粒细胞增多为主，原粒细胞＋早幼粒细胞不超过 5%，嗜碱性粒细胞绝对计数增多，红细胞计数和血红蛋白浓度下降，血小板计数增加。

（2）骨髓象：骨髓增生极度活跃。粒系各阶段均增加，中幼粒细胞及以下阶段粒细胞比例明显增多。嗜碱性粒细胞增多显著。巨核细胞增多。

（3）组织化学与生物化学：中性粒细胞碱性磷酸酶（NAP）活性明显降低。尿酸、乳酸脱氢酶增高。

（4）染色体检查：Ph 染色体阳性。

（5）分子生物检查：*BCR-ABL* 融合基因阳性。

3. **鉴别诊断**

（1）类白血病反应：常并发于严重感染、恶性肿瘤等基础疾病。类白血病反应一般白细胞超过 $50×10^9/L$，但很少＞$200×10^9/L$。嗜碱性粒细胞不增多，中性粒细胞有中毒颗粒，NAP 积分明显增高，Ph 染色体阴性。

（2）原发性骨髓纤维化：患者外周血白细胞计数一般比慢性粒细胞白血病低，多不超过 $30×10^9/L$。NAP 阳性。外周血有核红细胞、泪滴红细胞明显增多。Ph 染色体阴性。骨髓常干抽。骨髓活检证实有骨髓纤维化。

（3）其他原因引起的脾大：血吸虫病、慢性疟疾、黑热病、肝硬化、脾功能亢进等均有脾大，但各病均有各自原发病的临床特点，并且血常规及骨髓象无慢性粒细胞白血病的改变，Ph 染色体阴性。

三、治疗

羟基脲：3g/d，分 3 次口服，待白细胞减至 $20×10^9/L$ 时，剂量减半，降至 $10×10^9/L$ 时，改为维持量 0.5～1g/d。

【临床思维分析】

1. 通过对患者进行血象、骨髓象、Ph 染色体、*BCR-ABL* 融合基因等检查判断，本病例符合慢性粒细胞白血病的实验室诊断。

2. 诊断不明确者，应根据患者的症状、体征行血常规、骨髓、细胞遗传学及分子遗传学检查，以尽快明确诊断。无论患者症状是否完全缓解，均需长期随访。

3. 诊断慢性粒细胞白血病时，应注意与类白血病反应相鉴别。

【相关检验基础知识】

慢性粒细胞白血病（CML）是一种发生于骨髓多能造血干细胞的恶性骨髓增殖性疾病，其临床特征是外周血白细胞持续进行性增多，骨髓和外周血各期粒细胞显著增多，以中幼粒细胞、晚幼粒细胞增多为主，脾大。按自然病程其可分为三期。早期为慢性期（chronic phase，CP），晚期可急性变，转化为急性白血病，称为原始细胞期（blast phase，BP）或急变期，从 CP 向 BP 转化的过程称为加速期（accelerated phase，AP）。如及时治疗，大部分患者可取得缓解，但部分患者可转为急性白血病。95%的患者有特征性细胞遗传学异常（Ph 染色体阳性），以及 *BCR-ABL* 融合基因阳性。但应注意 5%～10%的 CML 病例，由于变异易位，无 Ph 染色体，而 *BCR-ABL* 融合基因阳性。因此，怀疑 CML 的患者，均应检查 Ph 染色体和 *BCR-ABL* 融合基因，这对于诊断和选择治疗方案极其重要。另外，临床表现为 CML，但 Ph 染色体和 *BCR-ABL* 融合基因均阴性时应考虑是否为不典型 CML（atypical CML，aCML）。

（刘培培）

病例 7　非霍奇金淋巴瘤骨髓受侵病例分析

【本例要点】

1. 熟悉非霍奇金淋巴瘤骨髓侵犯的形态学特点及诊断标准。诊断时应结合骨髓细胞化学染色、免疫化学染色、细胞遗传学及分子生物学检查综合分析。

2. 骨髓检查阅片注意事项

（1）应观察骨髓小粒多及制片、染色良好的骨髓涂片。

（2）用低倍镜通览全片，观察判断骨髓增生程度、巨核细胞计数及观察有无异常细胞。

（3）选择细胞分布均匀、延展开的地方观察细胞形态。

（4）在观察时不仅要看有核细胞的形态特点，还要特别注意成熟红细胞和血小板的形态，既要注意细胞质的变化，也要注意细胞核的形态。观察细胞大小时可以用成熟红细胞作为参照比较，加以判断。

（5）对于细胞分布不均的涂片，应扩大计数范围。

（6）在显微镜下应注意留心观察边缘区域。

（7）制片时取材量少，一张涂片不足以得到结论时，应该观察多张涂片。

【病例概况】

一、病史

1. 主诉　患者，男，36 岁，颈部淋巴结肿大 10 个月，进行性增大伴腋窝、腹股沟淋巴结肿大 1 个月。

2. 相关实验室检查

（1）血常规：见表 1-7-1。

表 1-7-1　血常规

项目名称	英文缩写	检验结果	高低	单位	参考区间
白细胞	WBC	76.9	↑（高）	10⁹/L	3.5～9.5
中性粒细胞百分比	NE%	9.4	↓（低）	%	40.0～75.0

续表

项目名称	英文缩写	检验结果	高低	单位	参考区间
淋巴细胞百分比	LY%	86.3	↑（高）	%	20.0～50.0
单核细胞百分比	MO%	2.2	↓（低）	%	3.0～10.0
红细胞	RBC	4.84		10^{12}/L	男：4.3～5.8
血红蛋白	HGB	141		g/L	男：130～175
血小板	PLT	68	↓（低）	10^9/L	100～350

（2）患者外周血涂片镜检：血涂片分类显示淋巴细胞明显增多，部分淋巴细胞形态异常，细胞核可见不规则折叠和切迹，可见篮状细胞。血小板减少（图1-7-1）。

（3）骨髓涂片形态学检查：骨髓增生明显活跃。涂片中见大量淋巴瘤细胞，较正常淋巴细胞大，细胞核呈圆形或椭圆形，伴不规则凹陷和切迹改变，细胞核染色质较细，核仁未见，胞质量较少，呈灰蓝色，无颗粒（图1-7-2）。淋巴瘤细胞比例达56%，篮状细胞易见。粒系和红系增生相对受抑，幼稚粒细胞、幼红细胞和巨核细胞数量呈不同程度降低，血小板少见。诊断：非霍奇金淋巴瘤-淋巴瘤细胞白血病。

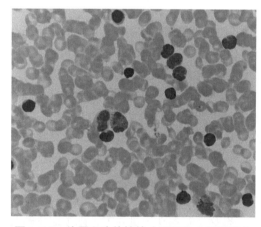

图1-7-1　外周血涂片镜检（彩图见文后插图）

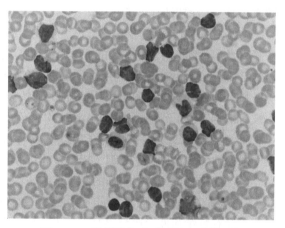

图1-7-2　骨髓涂片（彩图见文后插图）

3. 病理活检及免疫组化

（1）淋巴结结构被肿瘤性滤泡所替代，淋巴结边缘窦消失；肿瘤性滤泡数量多，排列紧密，滤泡极性和吞噬现象消失，部分滤泡形态不规则，可相互融合。

（2）免疫组化：CD3（－），CD5（－），C19（3+），CD20（3+），CD10（3+），BCL2（3+），BCL6（2+），Ki-67（20%+）。

（3）结论：滤泡性淋巴瘤。

4. 遗传学及分子生物学检查　患者骨髓荧光原位杂交结果：t（14；18）（q23；q21）染色体易位。PCR检测结果：B细胞受体克隆性重排。

二、诊断

1. 初步诊断　临床考虑淋巴瘤。完善相关检查后诊断为非霍奇金淋巴瘤（滤泡性）。

2. 诊断依据　骨髓涂片形态学检查支持非霍奇金淋巴瘤骨髓受侵。病理活检及免疫组化支持滤泡性非霍奇金淋巴瘤诊断。细胞遗传学及分子生物学检查在病理形态和免疫表型诊断有困难时具有重要的辅助诊断意义。

3. 鉴别诊断

（1）急性淋巴细胞白血病（ALL）：简称急淋，是一种起源于淋巴细胞的 B 系或 T 系细胞在骨髓内异常增生的恶性肿瘤性疾病。急淋可发生于任何年龄，多见于儿童及青少年期，成年人发病率相对低。肝、脾、淋巴结肿大易见，多有骨关节疼痛及胸骨压痛，易并发中枢神经系统白血病。

血常规：红细胞及血红蛋白中度降低，多呈正细胞正色素性贫血，有核红细胞少见。白细胞计数多在 100×10^9/L 以上，也可正常或减少。外周血中以原始淋巴细胞和幼稚淋巴细胞为主，可占 20%～90%。淋巴白血病细胞脆性较高，易于推破而成破碎细胞，或称"篮状细胞"。血小板计数多减少，晚期可明显减少。

骨髓象：骨髓增生极度或明显活跃，少数病例增生活跃，以原始淋巴细胞和幼稚淋巴细胞为主，≥20%，常超过 90%呈清一色改变，并伴有形态异常，如胞体比较大，胞核可凹陷、折叠或切迹明显，核染色质可呈粗糙饼干渣样、疏松网状或颗粒状，核仁可较大，胞质出现空泡等。粒、红两系细胞增生受抑制，巨核细胞显著减少或不见，血小板减少。退化细胞明显增多，即篮状细胞（涂抹细胞）多见。

过氧化物酶（POX）染色与苏丹黑（SB）染色，各阶段淋巴细胞均阴性，阳性的原始细胞<3%，此阳性细胞可能是残余的正常原粒细胞。糖原（PAS）染色，20%～80%淋巴母细胞（原幼淋巴细胞）呈阳性。阳性物质呈颗粒状、块状甚至呈环状排列。酸性磷酸酶（ACP）染色，T 淋巴细胞阳性，B 淋巴细胞阴性。其他，非特异性酯酶多呈阴性反应，少量非特异性酯酶阳性不被 NaF 抑制。丁酸萘酚酯酶（A-NBE）染色阴性。NAP 积分多升高。

（2）慢性淋巴细胞白血病（CLL）：简称慢淋，是一种原发于淋巴造血组织、克隆性增殖的恶性肿瘤。世界卫生组织（WHO）将其归为成熟 B 淋巴细胞肿瘤，以形态类似正常成熟小淋巴细胞，免疫功能缺陷的淋巴细胞恶性增生为主。WHO 认为 CLL、小淋巴细胞淋巴瘤（SLL）是同一种疾病的不同阶段表现，起自循环中 CD5⁺、CD23⁺ B 淋巴细胞。只有组织证据而没有骨髓和外周血受累时，作出 SLL 诊断，累及骨髓和外周血为主，则考虑诊断为 CLL。CLL 在欧美国家发病率高于亚洲国家，多见于老年人，起病慢，早期症状常不明显，中晚期可有乏力消瘦、食欲缺乏等。突出的体征是全身淋巴结无痛性、进行性肿大。晚期还可有贫血、出血，因免疫功能低下易合并各种感染等，其是此类患者死亡常见的原因。少数患者可并发自身免疫性溶血性贫血。

血常规：白细胞总数持续>10×10⁹/L，少数可>100×10⁹/L，单克隆 B 淋巴细胞绝对值≥5×10⁹/L 或淋巴细胞比例≥50%，晚期可达 90%～98%。分类以小的成熟淋巴细胞增多为主，其胞体小、核染色质致密，部分聚集、胞质少，可见少量原幼淋巴细胞。篮状细胞明显增多是 CLL 的特征之一。红细胞和血红蛋白晚期减少。

骨髓象：骨髓增生明显活跃或极度活跃。淋巴细胞系显著增多，≥40%以上，细胞大小和形态基本与外周血一致。早期骨髓中各类造血细胞都可见到。后期几乎全为淋巴细胞。原始淋巴细胞和幼稚淋巴细胞较少见（5%～10%）。合并溶血性贫血时，可有红系增生。晚期巨核细胞也减少。

细胞化学染色：PAS 染色淋巴细胞呈阳性反应或粗颗粒状阳性反应。

免疫学检查：主要表达 B 淋巴细胞特异性抗原，主要是 CD19、CD23、CD5 阳性。CD20、SmIg 弱阳性。

染色体与分子生物学检验：约 50% 的 CLL 有克隆性核异常，以 12 号染色体三体（+12）检出率最高，20% 的 CLL 可见 13q14 异常。

（3）病毒感染引起的淋巴细胞增多是多克隆性和暂时性的，淋巴细胞数随感染控制恢复正常。

4. 最终诊断 非霍奇金淋巴瘤（滤泡性）骨髓受侵。

【临床思维分析】

滤泡性淋巴瘤（FL），主要是淋巴结生发中心细胞发生的肿瘤，临床上多表现惰性倾向。

免疫表型为 CD5（-）、CD23（-）、CD10（+）、BCL2（+）、BCL6（+）等。结合临床和病理学表现，可以提示滤泡性淋巴瘤细胞血液和骨髓侵犯。

对于无病理诊断信息，检出这些异常细胞的病例，需结合血常规和临床，考虑疑似 FL 或其他小 B 细胞淋巴瘤侵犯，并建议做流式细胞免疫表型分析等进一步检查。

【相关检验基础知识】

1. 非霍奇金淋巴瘤骨髓受侵的判断

（1）淋巴瘤骨髓浸润（lymphoma bone marrow infiltration）：骨髓淋巴瘤细胞占有核细胞比例≥5% 且 <20%。

（2）淋巴瘤细胞白血病（lymphoma cell leukemia）：骨髓淋巴瘤细胞占有核细胞比例≥20%。

同时结合临床可诊断骨髓受侵：骨髓中见典型的异型性或母细胞样细胞（<5%）；淋巴瘤患者骨髓中淋巴细胞比例明显升高，超过有核细胞的 30% 时，需结合患者病理诊断考虑淋巴瘤骨髓受侵。

2. 滤泡性淋巴瘤细胞形态学特点 见图 1-7-3。

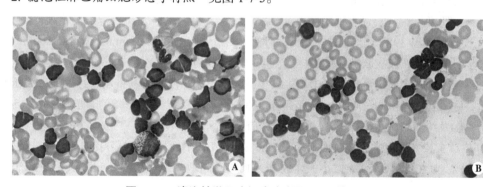

图 1-7-3 滤泡性淋巴瘤细胞（彩图见文后插页）

有滤泡、外套区消失、细胞形态包括小至中等大小的生发中心细胞和大的无核裂中心母细胞

（沈 迪 崔 巍）

病例 8　一例儿童急性淋巴细胞白血病病例分析

【本例要点】

急性淋巴细胞白血病（acute lymphoblastic leukemia，ALL）是一种起源于淋巴细胞的 B 系或 T 系淋巴细胞在骨髓内异常增生的恶性肿瘤性疾病。ALL 可占儿童白血病的 70%以上，占成年人白血病的 20%左右，儿童期（0～9 岁）为发病高峰。ALL 是最常见的儿童恶性肿瘤。ALL 易发生睾丸白血病和中枢神经系统白血病，儿童多于成年人。约 5%的患儿出现中枢神经系统受累（中枢神经系统白血病，CNSL）。约 10%的患儿有纵隔浸润，常为 T-ALL。T-ALL 对髓系造血影响小，贫血、中性粒细胞和血小板减少者不多见。B-ALL 患者有贫血、中性粒细胞和血小板减少。儿童 B-ALL 的完全缓解率＞95%，治愈率约为 80%。依据 ALL 不同的生物学特性制订相应的治疗方案已取得较好疗效，约 80%的儿童和 30%的成年人能够获得长期无病生存，并且有治愈的可能。

【病例概况】

一、病史

1. **主诉**　患者，女，2 岁，发现皮肤出血点 5 天，高热 2 天。

2. **现病史**　约 5 天前发现患儿左腿皮肤出血点，逐渐蔓延至大腿、臀部、足背，无痒感，无服用特殊食物，出血性皮疹进行性加重，于当地中心医院查血常规，白细胞计数 13.47×10⁹/L，中性粒细胞百分比 2.7%，淋巴细胞百分比 96.8%，血红蛋白 92g/L，血小板计数 11×10⁹/L，超敏 C 反应蛋白（CRP）3.09mg/L，尿常规未见异常，考虑过敏性紫癜，收住院治疗，住院期间体温正常，给予头孢多酯钠、立可君片、丙种球蛋白静脉滴注支持治疗，未见明显好转。患儿于当地中心医院自动出院后就诊于笔者所在医院门诊。患儿自发病以来，精神可，睡眠可，食欲欠佳，二便可。

3. **查体**　体温 39℃，脉搏 130 次/分，呼吸 26 次/分，血压 98/52mmHg，身高 86cm，体重 13kg。全身躯干及四肢皮肤散在针尖样出血点，左足背为著，无疼痛及痒感，边界清，压之不褪色。双侧颈部、腹股沟可触及多个花生大小肿大淋巴结，质软，易推动，边界清，无压痛。双肺听诊呼吸音清，未闻及啰音。心音有力，律齐，未闻及杂音。腹软，肝肋下可触及 5cm，脾肋下可触及约 4cm。肠鸣音正常。神经系统查体未见阳性体征。

4. **实验室检查**　血常规：白细胞计数 12.08×10⁹/L，中性粒细胞百分比 2.1%，淋巴细胞百分比 96.6%，血红蛋白 96g/L，血小板计数 11×10⁹/L，超敏 C 反应蛋白＜5mg/L，LDH 350U/L。

二、诊断

（一）初步诊断

1. 紫癜原因待查。

2. 不排除急性白血病。

（二）诊断依据

患儿临床以高热和皮肤出血点起病，完善血常规提示白细胞计数升高，血红蛋白及血小板计数下降，伴全身散在出血点，肝脾大伴体温升高，对于紫癜原因需进一步进行骨髓穿刺和血小板抗体等检查，不能除外急性白血病或血小板减少性紫癜，需完善相关检查以明确。

（三）鉴别诊断

1. 急性白血病　临床以发热、骨痛、出血起病，血常规提示白细胞计数增高或降低，血红蛋白及血小板计数降低，伴肝脾大，可行骨髓穿刺术进一步明确诊断。

2. 血小板减少性紫癜　临床表现为血小板计数降低，伴皮肤出血点，骨髓形态提示未见恶性细胞，巨核细胞成熟障碍，给予免疫治疗好转，可行骨髓穿刺术进一步鉴别。

3. 过敏性紫癜　因过敏引起一过性皮肤出血点，无血小板计数下降，本病不符，可排除。

（四）进一步检查

1. 血象　白细胞计数增高，分类 100 个白细胞均为淋巴细胞，其中原幼淋巴细胞约占57.0%，成熟红细胞大小较均一，血小板少见（图 1-8-1）。

2. 骨髓象（图 1-8-2）

（1）骨髓增生极度活跃，退化细胞多见。

（2）淋巴细胞恶性增生，占 99.8%，其中原幼淋巴细胞约占 94.2%。细胞特征：胞体大小不等，较规则，呈圆形或椭圆形；细胞核圆形或椭圆形，部分细胞核染色质较粗密，部分细胞染色质不均匀，核仁 1～2 个；胞质量少，染蓝色。

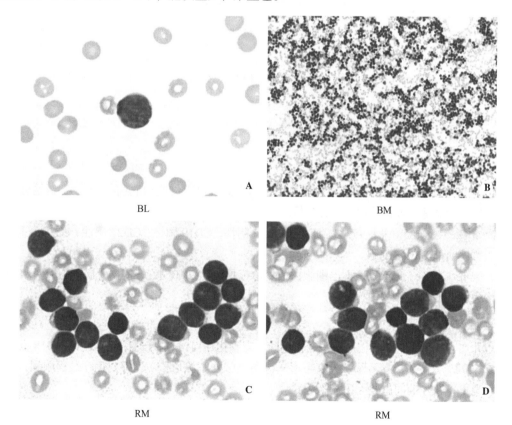

BL　　　　　　　　　　　　BM

RM　　　　　　　　　　　　RM

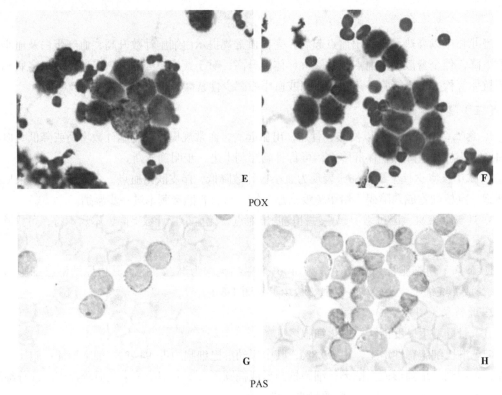

POX

PAS

图 1-8-1 血象检查（彩图见文后插页）

（3）粒系缺如。

（4）红系罕见。成熟红细胞大小较均一。

（5）全片（2.0cm×1.5cm）未见巨核细胞，血小板未见。

（6）原始细胞化学染色

POX 染色：阳性率 0%。

PAS 染色：阳性率 35.0%（颗粒状）。

（五）最终诊断

1. **检验诊断** 根据细胞形态及化学染色，考虑急性淋巴细胞白血病（ALL），请结合细胞免疫分型、融合基因等相关检查综合分析。

2. **骨髓免疫分型结果** 95.41%细胞群 CD45 阴性，CD19 阳性、CD22 阳性、cCD79a 阳性，考虑为恶性幼稚 B 淋巴细胞。

3. **结论** 按照《儿童急性淋巴细胞白血病诊疗规范》（2018 版），依据骨髓形态及免疫分型可确诊为急性 B 淋巴细胞白血病。

三、治疗

患儿血小板低下，给予输血小板支持治疗。完善化疗前检查，按照 CCLG-ALL2018 方案开始给予 VDLP 方案（长春新碱＋柔红霉素＋天冬酰胺酶＋泼尼松）化疗，化疗过程顺利，患儿一般情况可，化疗期间患儿无明显不适。

检验科

骨髓细胞形态检查图文报告

姓名　王某　性别　女　年龄:　2岁　病案号　科别　检验号

临床诊断　血象异常待查　骨髓来源　髂骨　采取日期　送检医生

系	细胞名称	血片 %	骨髓片 参考值% 儿童	骨髓片 参考值% 成人	骨髓片 %
粒系	原始粒细胞		0.3～5	0～1	
	早幼粒细胞		0.5～8	0.1～2.5	
	嗜中性 中幼		5～19	3.2～13	
	嗜中性 晚幼		5.6～34	5.2～20	
	嗜中性 杆状核		6.1～36	8.5～24	
	嗜中性 分叶核		5～32	6.1～25	
	嗜酸性 中幼		0.5～2	0～1.1	
	嗜酸性 晚幼		0.5～1	0～2.1	
	嗜酸性 杆状核		0.5～1	0～1.1	
	嗜酸性 分叶核		4～6	0～3.4	
	嗜碱性 中幼			0～0.1	
	嗜碱性 晚幼			0～0.1	
	嗜碱性 杆状核			0～0.1	
	嗜碱性 分叶核		0～6.6	0～0.3	
红系	原始红细胞		0～2.8	0～0.5	
	早幼红细胞		0～5.8	0～2.0	
	中幼红细胞		6～34	3.8～13	
	晚幼红细胞		1.6～21	3.5～10	0.2
	巨早幼红细胞				
	巨中幼红细胞				
	巨晚幼红细胞				
	分裂细胞				
粒系：红系			2～4:1	(1～5):1	
淋巴系	原始淋巴细胞	57.0			94.2
	幼稚淋巴细胞				
	成熟淋巴细胞	43.0	20～40	8～32	5.6
	异型淋巴细胞				
单核系	原始单核细胞				
	幼稚单核细胞				
	成熟单核细胞		0.3～2	0～3.0	
浆系	原始浆细胞				
	幼稚浆细胞				
	成熟浆细胞		0～2	0～1.2	
巨核系	巨核细胞				
	原始巨核细胞				
	幼稚巨核细胞				
	颗粒型巨核细胞				
	产板型巨核细胞				
	裸核型巨核细胞				
	小巨核细胞				
其他细胞	组织嗜酸细胞				
	组织嗜碱细胞				
	网状细胞			0～0.9	
	脂肪细胞			0～0.1	
	内皮细胞			0～0.2	
	吞噬细胞			0	
血片共数白细胞					100 个
骨髓共数有核细胞					500 个

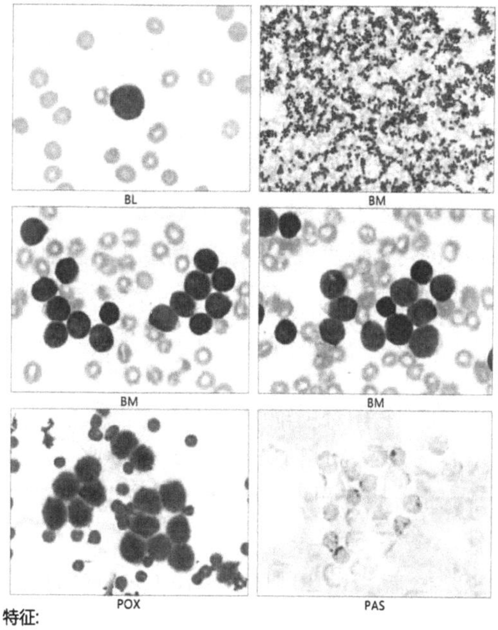
BL
BM
BM
BM
POX
PAS

特征:

1. 取材、涂片、染色良好。
2. 骨髓增生极度活跃，退化细胞多见。
3. 淋巴细胞恶性增生，占99.8%，其中原幼淋巴细胞约占94.2%。细胞特征：胞体大小不等，较规则，呈圆形或椭圆形，细胞核圆形或椭圆形，部分细胞核染色质较粗密，部分细胞染色质不均匀，核仁1～2个，胞质量少，染蓝色。
4. 粒系缺如。
5. 红系罕见。成熟红细胞大小较均一。
6. 全片（2.0cm×1.5cm）未见巨核细胞，血小板未见。
7. 原始细胞化学染色：
   POX染色：阳性率 0%
   PAS染色：阳性率35.0%（颗粒状）
8. 血片：白细胞数增高，分类100个白细胞均为淋巴细胞，其中原幼淋巴细胞约占57.0%，成熟红细胞大小较均一，血小板少见。

检验诊断：根据细胞形态及化学染色，考虑：急性淋巴细胞白血病(ALL)，请结合细胞免疫分型、融合基因等相关检查综合分析

检验医生　审核医生　回报日期

该结果仅对本标本负责

图 1-8-2　骨髓细胞形态检查

【临床思维分析】

儿童 ALL 发病可急可缓。血常规正常也有可能为 ALL。临床表现有发热（热型不定）、贫

血、出血（皮肤黏膜、牙龈和鼻出血等）。约 25% 的患儿以骨或关节疼痛起病，甚至出现跛行步态。30%～50% 的患儿查体发现明显肝大或脾大，淋巴结可有轻度肿大。典型临床表现，儿童 ALL 常以骨关节疼痛为首发症状，因此，如果患儿以此表现就诊，即使血象正常，也需要警惕 ALL 可能。外周血常规检查异常，骨髓中原始淋巴细胞＋幼稚淋巴细胞≥20% 时，POX 染色阴性或＜3%，PAS 染色阳性或阴性，可诊断 ALL。本例患儿以高热和皮肤出血点起病，发病急，病程短，完善血常规提示白细胞计数升高，血红蛋白及血小板下降，伴全身散在出血点，肝脾大伴体温升高，LDH 明显增高。细胞形态阅片，血片及骨髓片中可见大量原幼细胞，胞体大小不等，较规则，呈圆形或椭圆形；细胞核呈圆形或椭圆形，部分细胞核染色质较粗密，部分细胞染色质不均匀，核仁 1～2 个；细胞质量少，染蓝色。退化细胞多见，蓝细胞（涂抹细胞）多见，这是 ALL 的特征性表现之一。本例患儿骨髓中原始淋巴细胞＋幼稚淋巴细胞比例高达 94.2%，POX 染色阴性，PAS 染色阳性。完善免疫分型、染色体检查及分子生物学检查，可诊断 ALL。

【相关检验学基础知识】

ALL 是前体 B 淋巴细胞、前体 T 淋巴细胞或成熟 B 淋巴细胞发生克隆性异常增殖的恶性疾病。ALL 占儿童急性白血病的 75%～80%，是最常见的儿童恶性肿瘤。儿童 ALL 发病可急可缓。血常规正常也有可能是 ALL。婴幼儿或年龄＞10 岁、高白细胞计数、诱导治疗反应缓慢者预后不佳。

免疫学标志：B-ALL 除 CD10（＋）、CD19（＋）、CD20（＋）、CD22（＋）外，表达 CD34 和 TdT。

细胞遗传学：B-ALL 常见的染色体异常包括 t（12；21）和 t（1；9），成年人多见 t（9；22），儿童较少。

分子生物学：成人 ALL 约 30% 有 *BCR-ABL190* 阳性，儿童约 5%，其是判断预后的重要指标。部分 B-ALL 染色体易位涉及 14q32，导致 IgH 重排。

（徐健霞　刘　杰）

病例 9　多发性骨髓瘤病例分析

【本例要点】

本病例中患者尿蛋白电泳显示小分子蛋白明显增加，为多发性骨髓瘤典型的表现，约 50% 多发性骨髓瘤患者尿中出现本周蛋白，本周蛋白由轻链 κ 或 λ 构成，分子量小，可在尿中大量排出，因此患者尿中以小分子蛋白为主。本周蛋白被近曲小管吸收后沉积在上皮细胞胞质内，使肾小管细胞变性，功能受损。另外，由于本周蛋白排出及肾小管功能受损白蛋白排出，24 小时尿蛋白含量增加。患者骨髓异常浆细胞比例超过 10%，且血清和尿中检出单克隆 M 蛋白伴有靶器官损害，因此诊断多发性骨髓瘤，但外周血浆细胞占有核细胞的 10%，未达到浆细胞白血病的标准，可予以鉴别。

一、病史

1. **主诉**　患者，女，45 岁，活动后胸闷、心悸 3 个月。

2. **现病史**　患者 3 个月前开始出现活动后心悸、胸闷，伴乏力、耳鸣，休息后可缓解，2 周前出现食欲缺乏，伴恶心、干呕，就诊于笔者所在医院。

3. **相关实验室检查**

（1）血常规＋白细胞人工分类：见表 1-9-1。

表 1-9-1　血常规＋白细胞人工分类

项目	结果		生物参考区间	单位
白细胞计数（WBC）	3.65		3.5～9.5	10^9/L
红细胞计数（RBC）	1.31	↓	3.90～5.20	10^{12}/L
血红蛋白（HGB）	40	↓	116～155	g/L
红细胞比容（HCT）	12.3	↓	37.0～47.0	%
平均红细胞体积（MCV）	94.1		80～98	fl
平均红细胞血红蛋白含量（MCH）	30.4		27.2～34.3	pg
平均红细胞血红蛋白浓度（MCHC）	323	↓	329～360	g/L
红细胞体积分布宽度（RDW）	25	↑	<14.9	%
血小板计数（PLT）	158		100～300	10^9/L
平均血小板体积（MPV）	8.3		7.7～13.0	fl
中性粒细胞百分比（NE%）	62.6		50.0～70.0	%
淋巴细胞百分比（LY%）	19.2	↓	20.0～40.0	%
单核细胞百分比（MO%）	7		3.0～8.0	%
嗜酸性粒细胞百分比（EO%）	5.3	↑	0.5～5.0	%
嗜碱性粒细胞百分比（BA%）	1		0～1.0	%
未染色大细胞百分比（LUC%）	5	↑	0～3	%
中性粒细胞计数（NE#）	2.29		2.0～7.0	10^9/L
淋巴细胞计数（LY#）	0.7	↓	0.8～4.0	10^9/L
单核细胞计数（MO#）	0.25		0.12～0.8	10^9/L
嗜酸性粒细胞计数（EO#）	0.19		0.05～0.5	10^9/L
嗜碱性粒细胞计数（BA#）	0.04		0～0.1	10^9/L
未染色大细胞计数（LUC#）	0.18			10^9/L
网织红细胞百分比（RET%）	2.27		1～2.5	%
网织红细胞计数（RET#）	29.74		24～84	10^9/L
网织红细胞血红蛋白含量（CHr）	30.7		27～34	pg
显微镜白细胞分类计数				
中性杆状核粒细胞（ENU-b）	14	↑	1～5	%
中性分叶核粒细胞（ENU-S）	41	↓	50～70	%
淋巴细胞（LYM）	28		20～40	%
单核细胞（MON）	8		3～8	%
嗜酸性粒细胞（EOS）	5		0.5～5	%
异型淋巴细胞（ATY）	1			%
中性中幼粒细胞（MET）	1			%
中性晚幼粒细胞（MET）	2			%

（2）生化检查：见表1-9-2。

表1-9-2　生化检查

项目	结果		生物参考区间	单位
丙氨酸转氨酶（ALT）	10		0～40	U/L
天冬氨酸转氨酶（AST）	15		0～45	U/L
总蛋白（TP）	92	↑	60～82	g/L
白蛋白（ALB）	29	↓	35～50	g/L
碱性磷酸酶（ALP）	62		40～160	U/L
谷氨酰转肽酶（GGT）	19		0～50	U/L
总胆红素（TBIL）	5.7		1.7～20	μmol/L
直接胆红素（DBIL）	0.62	↑	0～6	μmol/L
胆碱酯酶（PCHE）	4765		4300～13 200	U/L
前白蛋白（PA）	165	↓	170～420	mg/L
血肌酐（CREA）	160	↑	44～133	μmol/L
尿酸（UA）	425	↑	90～360	μmol/L
尿素（UREA）	9.32	↑	1.8～7.1	mmol/L
钙（Ca）	2.15		2.12～2.75	mmol/L
磷（P）	1.58		0.96～1.62	mmol/L
镁（Mg）	0.9		0.8～1.2	mmol/L
钾（K）	4.14		3.5～5.5	mmol/L
钠（Na）	139		135～145	mmol/L
氯（Cl）	103.9		96～110	mmol/L
碳酸氢根（HCO_3^-）	20.7	↓	22～30	U/L
乳酸脱氢酶（LDH）	239		100～240	mmol/L
阴离子间隙（AG）	18.54	↑	8～16	mmol/L
总胆汁酸（TBA）	2.1		0～10	μmol/L
白球比值（A/G）	0.46	↓	1.0～2.0	

（3）血清蛋白电泳：见表1-9-3。

表1-9-3　血清蛋白电泳

项目	结果		生物参考区间	单位
白蛋白（ALBUMIN）	41.6	↓	60.3～71.4	%
α_1球蛋白（ALPHA 1）	1.6		1.4～2.9	%
α_2球蛋白（ALPHA 2）	4	↓	7.2～11.3	%
β球蛋白（BETA）	6.7	↓	8.1～12.7	%
M蛋白（MM）	43.2			%
γ球蛋白（GAMMA）	2.3	↓	8.7～16	%

（4）尿蛋白电泳：见表 1-9-4。血清 β_2 微球蛋白 4.6mg/L。血、尿免疫固定电泳：可见单克隆免疫球蛋白区带 IgAκ。

表 1-9-4　尿蛋白电泳

项目	结果	单位
小分子蛋白	63.2	%
白蛋白（ALBUMIN）	23	%
大分子蛋白	13.8	%

（5）外周血形态学检查：红细胞呈缗钱状排列，外周血浆细胞占有核细胞的 10%。

（6）骨髓涂片报告：骨髓增生极度活跃，骨髓粒细胞与有核红细胞比值（M/E）为 1.72/1；粒系占 21.5%，各阶段粒细胞形态大致正常，有成熟障碍；红系占 12.5%，有核红细胞形态大致正常，成熟红细胞呈缗钱状排列；淋巴细胞占 4%，单核细胞占 4.5%；浆细胞占 55.5%，均为原幼浆细胞，易见双核、畸形核浆细胞。

（7）骨髓穿刺病理检查：骨髓结构破坏，正常造血成分削减，内见幼稚浆样细胞呈弥漫一致性增生、浸润。IHC：CD138（+++），VS38c（+++），κ（+++），λ（-），CD20（-），Ki-67 35%。浆细胞骨髓瘤，弥漫浸润型。

（8）染色体核型分析：检出 Del（13q）。

二、诊断

1. 初步诊断　多发性骨髓瘤 IgAκ 型Ⅲ期 A 组（D-S 分期），Ⅱ期（ISS 分期）。

2. 诊断依据　血常规显示患者重度贫血，球蛋白增高，尿蛋白电泳显示小分子蛋白明显增加，血、尿免疫固定电泳可见单克隆免疫球蛋白区带，为多发性骨髓瘤典型的表现。患者重度贫血且血清肌酐水平 <177μmol/L，分期符合 D-S 分期Ⅲ期 A 组，患者血清 β_2 微球蛋白 4.6mg/L，且染色体核型分析 Del（13q）不属于高危，符合 ISS 分期Ⅱ期。

3. 鉴别诊断　浆细胞白血病。

三、治疗

给予患者 PAD（硼替佐米 + 多柔比星 + 地塞米松）方案化疗。

【临床思维分析】

多发性骨髓瘤（multiple myeloma，MM）是一种克隆性浆细胞异常增殖的恶性疾病，是血液系统第 2 位常见恶性肿瘤，MM 常见症状包括骨髓瘤相关器官功能损害的表现，即"CRAB"症状（血钙增高，肾功能损害，贫血，骨病，以及淀粉样变性等靶器官损害相关表现）。贫血可为首见征象，多属正常细胞性贫血，早期血红蛋白一般在 100~110g/L，晚期常 <80g/L；白细胞计数可正常。血小板计数常减少。本例中患者起病时重度贫血，且血片中红细胞可形成缗钱状，可伴有少量幼粒细胞、幼红细胞，红细胞沉降率显著增快。晚期骨髓瘤细胞在外周血中大量出现，形成浆细胞白血病。

多发性骨髓瘤球蛋白升高，大多在 30~80g/L 或更高，正常球蛋白减少；血清钙正常或增高，血磷正常，有骨质破坏时血钙升高明显，因本病的溶骨不伴成骨过程，因此血清碱性磷酸酶正常；肾衰竭时，血尿素氮及肌酐增高。本例中患者球蛋白明显升高，伴血肌酐升高，符合多发性骨髓瘤的表现。

多发性骨髓瘤浆细胞异常增生，分泌大量本周蛋白，被肾近曲小管吸收后沉积在上皮细胞胞质内，使肾小管细胞变性，功能受损，90%的患者尿蛋白阳性，约 50%多发性骨髓瘤患者尿中出现本周蛋白，本周蛋白由轻链κ或λ构成，分子量小，可在尿中大量排出。本例患者尿蛋白电泳以小分子蛋白为主，24 小时尿蛋白含量增加，符合多发性骨髓瘤的表现。

免疫固定电泳可确定 M 蛋白的种类并对骨髓瘤进行分型。IgG 型骨髓瘤约占 52%，IgA 型骨髓瘤约占 21%，轻链型骨髓瘤约占 15%，IgD 型少见，IgE 及 IgM 型极罕见。伴随单株免疫球蛋白的轻链不是κ链即为λ链。约 1%的患者血清或尿中无 M 蛋白，称为不分泌型骨髓瘤。该患者为多发性骨髓瘤 IgAκ 型。

多发性骨髓瘤骨髓病理检查异常浆细胞大于 10%，并伴有质的改变。细胞大小形态不一，细胞质呈灰蓝色，有时可见多核，核内有核仁 1～4 个，核旁淡染区消失，细胞质内可有少数嗜苯胺蓝颗粒，偶见 Russel 小体或大小不等的空泡。核染色质疏松，有时凝集成大块，但不呈车轮状排列。本例患者骨髓涂片异常浆细胞比例为 35%，符合多发性骨髓瘤的诊断标准。

【相关检验基础知识】

多发性骨髓瘤是浆细胞的恶性肿瘤，多伴有贫血，多为正常细胞性贫血，早期血红蛋白一般在 100～110g/L，晚期常＜80g/L；白细胞计数可正常。血小板计数常减少。血涂片中红细胞可呈缗钱状排列。因血浆球蛋白增高，红细胞膜表面负电荷减少，静电斥力减小而易形成缗钱状，红细胞沉降率增快。

多发性骨髓瘤浆细胞异常增生，分泌大量本周蛋白，被肾近曲小管吸收后沉积在上皮细胞胞质内，使肾小管细胞变性，功能受损，90%的患者尿蛋白阳性；但尿常规中的蛋白质试验为定性试验，且仅对尿液中白蛋白敏感，因此要全面了解尿蛋白，需要进一步进行 24 小时尿蛋白定量、尿蛋白电泳等试验。

多发性骨髓瘤血生化表现为球蛋白升高，大多在 30～80g/L 或更高，正常球蛋白减少；血清钙正常或增高，有骨质破坏时血钙升高明显，因本病的溶骨不伴成骨过程，因此血清碱性磷酸酶正常；肾功能损害为多发性骨髓瘤较为常见的致死原因之一，临床上可引起急性和慢性肾衰竭，慢性肾衰竭发病机制为游离轻链沉积、尿酸沉积及高血钙引起多尿以至少尿。肾衰竭时，血尿素氮及肌酐升高。

（苗林子　李海霞）

病例 10　一例多发性骨髓瘤的发现

【本例要点】

随着检验仪器自动化、智能化发展，传统的显微镜检验被越来越多的检验人员忽略，显微镜检验作为形态学检验金标准的地位仍不能轻视。在血涂片显微镜检验中，注重白细胞分类和形态的同时，红细胞的形态也不能忽视。另外，在实际工作中，要全面考虑问题，要学会相关知识的融会贯通，切不可将问题片面化。多发性骨髓瘤发病缓慢，临床特征不明显，早期诊断较为困难。本病例以红细胞形态异常为线索，最终确诊为多发性骨髓瘤，对实验室检查是巨大的考验。检验是一项细致的工作，在检验过程中要关注每一个细节，不放过任何可疑之处，保证每一项检验结果的准确无误。

【病例概况】

一、病史

1. 主诉　突发尿急、尿频、尿痛1天。

2. 现病史　老年女性患者，1天前无明显诱因出现尿频、尿急、尿痛，无腰痛，无鼻塞、咽痛，无发热、寒战，无肉眼血尿。泌尿系超声提示双肾皮质回声增强。自发病以来，患者食欲、睡眠、精神一般，大便正常。近期体重无明显下降。

3. 查体　体温36.9℃，重度贫血貌，发育正常，营养不良。神志清楚，自主体位，贫血面容，表情自如，检查合作。皮肤和黏膜色泽正常，无水肿，无皮下结节及肿块，无出血点及瘀斑。全身浅表淋巴结未触及肿大。胸骨无压痛，双肺呼吸音粗，未及干湿啰音。心音可，律齐，腹软，肝脾肋下未触及。腹部无明显压痛、反跳痛。

4. 相关实验室、影像学检查

（1）实验室检查：见表1-10-1。

表1-10-1　实验室检查

项目名称	英文缩写	检验结果	高低	单位	参考区间
白细胞	WBC	4.27		10^9/L	3.5～9.5
红细胞	RBC	2.22	↓（低）	10^{12}/L	女：3.8～5.1
血红蛋白	HGB	68	↓（低）	g/L	女：115～150
血细胞比容	HCT	21.2	↓（低）	%	女：35～45
平均红细胞体积	MCV	95.5		fl	82～100
平均红细胞血红蛋白含量	MCH	30.6		pg	27～34
平均红细胞血红蛋白浓度	MCHC	321		g/L	316～354
红细胞体积分布宽度（CV）	RDW-CV	17.5	↑（高）	%	10.5～15.0
红细胞体积分布宽度（SD）	RDE-SD	60.7	↑（高）	fl	17.0～54.0
血小板	PLT	155		10^9/L	125～350
血清铁	Fe	6.9	↓（低）	μmol/L	女：7.8～32.2
尿素	Urea	9.70	↑（高）	mmol/L	女：3.1～9.8
肌酐	Crea	191.0	↑（高）	μmol/L	女：41～81
尿酸	Uric	381.8	↑（高）	μmol/L	女：143～339
总蛋白	TP	106.2	↑（高）	g/L	65～85
清蛋白	Alb	31.4	↓（低）	g/L	40～55
球蛋白	Glo	74.8	↑（高）	g/L	20～40
清蛋白/球蛋白比例	A/G	0.42	↓（低）		1.2～2.4
免疫球蛋白G	IgG	<3.0	↓（低）	g/L	8.6～17.4
免疫球蛋白A	IgA	62.49	↑（高）	g/L	1.0～4.2

项目名称	英文缩写	检验结果	高低	单位	参考区间
免疫球蛋白 M	IgM	0.31	↓（低）	g/L	女：0.5～2.8
免疫球蛋白轻链 κ	Ig-κ	16.69	↑（高）	g/L	1.38～3.75
免疫球蛋白轻链 λ	Ig-λ	<0.5	↓（低）	g/L	0.93～2.42
尿红细胞	URBC	1278	↑（高）	10^9/L	女：0～25
尿白细胞	UWBC	27	↑（高）	10^9/L	女：0～25

（2）影像学检查：颅骨 X 线检查显示侧位顶骨、颞骨区见散在类圆形低密度区；头颅 CT 显示颅骨多发性膨胀性溶骨性骨破坏。

二、诊断

1. 初步诊断

（1）泌尿系感染。

（2）贫血。

（3）肾功能不全。

2. 诊断依据

（1）尿频、尿急、尿痛，尿常规显示 WBC $27×10^9$/L、RBC $1278×10^9$/L。

（2）血常规：RBC $2.22×10^{12}$/L，HGB 68g/L。

（3）尿素 9.70mmol/L，肌酐 191.0μmol/L。

3. 鉴别诊断

（1）再生障碍性贫血。

（2）肾功能不全性贫血。

（3）反应性浆细胞增多症。

（4）重链病。

（5）B 细胞淋巴瘤。

4. 进一步检查

（1）血清球蛋白 74.8g/L，免疫球蛋白（IgA）62.49g/L。

（2）外周血涂片显微镜检可见缗钱状红细胞和骨髓瘤细胞。

（3）骨髓活检流式细胞术：95%的浆细胞（占全部有核细胞比例为 0.24%）表达 CD38、CD27、CD138、CD56bri、κ、CD229bri、CD81、CD269dim，不表达 CD20、CD117、λ、CD34、CD13、HLA-DR、CD11b、CD33、Ki-67、CD28、CD9，为恶性单克隆浆细胞；突变基因筛查（−）。

5. 最终诊断　多发性骨髓瘤；重度贫血；肾功能不全。

三、治疗

1. 输注红细胞纠正贫血。

2. 增强抗肿瘤免疫力。

3. 改善微循环。

4. 保护肾功能。

【临床思维分析】

患者因泌尿系感染入院，常规检查发现贫血严重，行血涂片镜检发现红细胞形态异常，大量缗钱状红细胞存在，怀疑多发性骨髓瘤。综合患者生化检验球蛋白和 IgA 异常增高，免疫球蛋白轻链 κ 明显增高，血清蛋白电泳在 γ 区带可见异常单克隆蛋白区带；肾功能受损（尿素、肌酐升高）；贫血（HGB 68g/L）；影像学检查可见多发膨胀性溶骨性骨破坏，符合多发性骨髓瘤的典型临床表型（CRAB）。随后在血涂片发现骨髓瘤细胞，诊断明确；根据患者 IgA 异常增高，可确定临床分型为 IgA 型。

患者为老年女性，贫血为常见病症，不可轻易忽略显微镜检。在行血涂片镜检过程中，往往更注重白细胞形态和分类，红细胞形态经常被忽略。此病例正是因红细胞形态异常引起重视，从而在早期得到明确诊断。

【相关检验基础知识】

多发性骨髓瘤（MM）是以单克隆性浆细胞恶性增殖并分泌过量的单克隆免疫球蛋白（M 蛋白）为特征的恶性肿瘤。骨髓瘤细胞浸润可引起溶骨性病变和肾损害，溶骨性病变会导致血清钙和磷升高；破坏骨髓造血组织和肾损害可引起贫血；免疫球蛋白增高导致血涂片中红细胞呈缗钱状排列。

（李　健）

病例 11　急性白血病血常规结果分析

【本例要点】

急性白血病的实验室诊断依据（即 WHO　MICM 分型）：临床特点与形态学（M）（及时准确的血常规结果）；细胞化学免疫学（I）；细胞遗传学（C）；分子生物学（M）。

【病例概况】

一、病史

1. 主诉　患者，女，37 岁，牙龈出血、皮肤黏膜瘀斑 1 周，血小板减少。

2. 现病史　1 周前患者无明显诱因出现牙龈出血，口腔可及血疱，皮肤黏膜瘀斑，以四肢多见，无呕血，可疑黑便，无血尿，无头晕、头痛，无发热、盗汗，无咳嗽、咳痰，无反酸、胃灼热，无恶心、呕吐，食欲缺乏，无乏力。

3. 既往史　体健。

4. 相关实验室检查

（1）血常规：见表 1-11-1。

（2）骨髓形态学：增生明显活跃，粒细胞（G）比例为 93.5%，有核红细胞（E）比例为 1.5%，粒系以异常颗粒增多的早幼粒细胞为主，约占 73.5%，该细胞大小不等，核型不规则可见扭曲折叠，染色质疏松，胞质量多，胞质内充满紫红色颗粒，可见内外浆及伪足现象。

表 1-11-1　血常规

项目名称	英文缩写	检验结果	高低	单位	参考区间
白细胞	WBC	32.16	↑（高）	$10^9/L$	3.5～9.5
红细胞	RBC	2.79	↓（低）	$10^{12}/L$	4.5～5.8
血红蛋白	HGB	90.0	↓（低）	g/L	130～175
血细胞比容	HCT	28.1	↓（低）	%	40～50
平均红细胞体积	MCV	100.7	↑（高）	fl	82～100
平均红细胞血红蛋白含量	MCH	32.3		pg	27～34
平均红细胞血红蛋白浓度	MCHC	320		g/L	316～354
红细胞体积分布宽度	RDW	13.3		%	11.5～15.4
中性粒细胞百分比	NE%	8.8	↓（低）	%	40～75
单核细胞百分比	MO%	81.4	↑（高）	%	3～10
淋巴细胞百分比	LY%	9.3	↓（低）	%	20～50
血小板	PLT	8.0	↓（低）	$10^9/L$	125～350

（3）骨髓活检（图 1-11-1）：可见造血细胞弥漫性增生，形态较一致，免疫组化 MPO（+++），符合髓系白血病。

（4）骨髓免疫分型：异常髓系表型占 84.42%。表达 CD117、CD33、CD38、CD13、CD123、CD64、CXCR4；部分细胞表达 CD34、CD2；不表达 CD7、CD10、CD19、CD56、CD11b、HLA-DR、CD15、CD14、CD11c、CD5、CD36。

（5）染色体分析结果：46，XX，t（15；17）（q22；q21）。

（6）融合基因：检测到 S 型 *PML-RARA* 融合基因；WT1 异常高表达，PRAME 异常高表达。

（7）实时定量 PCR 检测：NPM1-A、NPM1-B、NPM1-D 突变结果为阴性。

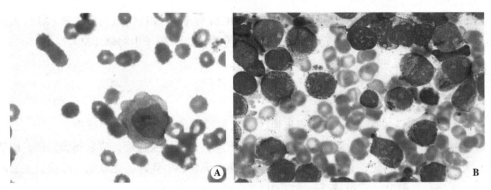

图 1-11-1　骨髓活检（彩图见文后插页）

二、诊断

1. 初步诊断　急性髓系白血病（AML）-M3。

2. 诊断依据　根据 MICM 诊断原则，形态学、免疫学分析、染色体结果及融合基因都支持此诊断。

三、治疗

维甲酸、亚砷酸及蒽环类化疗药物诱导缓解治疗。

【临床思维分析】

　　血常规检查作为最基础的检查项目是所有疾病的筛检窗口。对异常结果必须及时准确地作出分析及必要时及时与临床医师沟通。对异常结果，发放报告前应做外周血涂片染色，镜检来检验结果的准确性。此病例为典型的急性白血病外周血结果，应镜检判断是否有原幼细胞出现、出现的原幼细胞有何形态学特征、贫血性质、血小板减少是否是假性减低、血小板形态有无异常等。在血常规结果判定无误后及时与临床医师沟通，建议后续进行血液病的相关检查。

　　根据 MICM 诊断原则，分析结果作出正确诊断。

【相关检验基础知识】

　　急性白血病外周血血常规主要特点：白细胞明显增高，原始幼稚细胞易见；少数患者白细胞可不增高甚至降低，血涂片中可不见或少见白血病细胞，通常为正细胞正色素性贫血，血小板减少。

（周　宇　刘向祎）

病例 12　结合病例谈仪器检测原理对血常规白细胞计数及分类的影响

【本例要点】

　　对于血常规报告的审核，首先，要清楚哪些项目异常需要复检；其次，要正确分析引起检测结果异常的可能原因；再次，需了解所用仪器的检测原理及性能；最后，综合考虑选择正确的复检措施以得到准确可靠的检测结果。

【病例概况】

一、基本情况介绍

1. 患者信息　患者，男，61 岁，胃癌；治疗过程中复查血常规。

2. 血常规首次检测结果（A仪器）　见表 1-12-1。

表 1-12-1　血常规首次检测结果（A仪器）

项目名称	英文缩写	检验结果	高低	单位	参考区间
白细胞	WBC	43.21	↑（高）	10^9/L	3.5～9.5
中性粒细胞百分比	NE%	79.8	↑（高）	%	40.0～75.0
淋巴细胞百分比	LY%	15.4	↓（低）	%	20.0～50.0
单核细胞百分比	MO%	4.6		%	3.0～10.0
嗜酸性粒细胞百分比	EO%	0.1	↓（低）	%	0.4～8.0

项目名称	英文缩写	检验结果	高低	单位	参考区间
嗜碱性粒细胞百分比	BO%	0.1		%	0~1.0
红细胞	RBC	3.36	↓（低）	10^{12}/L	4.3~5.8
血红蛋白	HGB	88	↓（低）	g/L	130~175
血细胞比容	HCT	28.0	↓（低）	%	40~50
平均红细胞体积	MCV	83.3		fl	82~100
平均红细胞血红蛋白含量	MCH	26.2	↓（低）	pg	27~34
平均红细胞血红蛋白浓度	MCHC	314	↓（低）	g/L	316~354
红细胞体积分布宽度（CV）	RDW-CV	22.3	↑（高）	%	0~15.0
红细胞体积分布宽度（SD）	RDW-SD	64.8	↑（高）	fl	39.0~46.0
血小板	PLT	476	↑（高）	10^9/L	125~350

3. 仪器异常报警提示　幼稚粒细胞？/有核红细胞？/白细胞异常散点图/白细胞增多。

二、结果分析判断

1. 触发复检规则　因首次检测结果白细胞显著增高，且有"幼稚粒细胞？/有核红细胞？/白细胞异常散点图"等异常报警提示，触发复检规则需要复检。

2. 二次检测结果（B仪器）　见表1-12-2。

表1-12-2　血常规二次检测结果（B仪器）

项目名称	英文缩写	检验结果	高低	单位	参考区间
白细胞	WBC	38.73	↑（高）	10^9/L	3.5~9.5
中性粒细胞百分比	NE%	90.6	↑（高）	%	40.0~75.0
淋巴细胞百分比	LY%	4.2	↓（低）	%	20.0~50.0
单核细胞百分比	MO%	4.8		%	3.0~10.0
嗜酸性粒细胞百分比	EO%	0	↓（低）	%	0.4~8.0
嗜碱性粒细胞百分比	BO%	0.4		%	0.0~1.0
红细胞	RBC	3.35	↓（低）	10^{12}/L	4.3~5.8
血红蛋白	HGB	86	↓（低）	g/L	130~175
血细胞比容	HCT	26.6	↓（低）	%	40~50
平均红细胞体积	MCV	79.4	↓（低）	fl	82~100
平均红细胞血红蛋白量	MCH	25.7	↓（低）	pg	27~34
平均红细胞血红蛋白浓度	MCHC	323		g/L	316~354
红细胞体积分布宽度（CV）	RDW-CV	62.1	↑（高）	%	0~15.0
红细胞体积分布宽度（SD）	RDW-SD	21.8	↑（高）	fl	39.0~46.0
血小板	PLT	462	↑（高）	10^9/L	125~350

3. 发现问题　白细胞首次检测结果为 43.21×10^9/L，二次检测结果为 38.73×10^9/L，差异较大。

4. 查找原因

（1）分析前：复查标本是否拿取错误？——经核查并无标本拿取错误，且红细胞、血小板等前后两次检测结果一致。

（2）分析中

1）检测系统是否正常？质控是否在控？——当日两台仪器质控数据均在控，当日仪器间新鲜血比对数据一致良好，且仪器无故障提示。

2）操作是否规范？是否标本混匀不均？——两次检测均标准操作，混匀标本后上机检测。

3）标本是否存在干扰因素？仪器提示"有核红细胞？"，所以不能排除。

（3）分析后：结果是否录入错误？——结果从仪器自动传输到 LIS 系统，且经仔细核对 LIS 结果与仪器原始结果一致。

经过上述查找分析，造成白细胞两次检测结果（不同仪器）差异较大的原因可能是标本存在干扰因素。

三、干扰因素分析

1. 查看仪器白细胞分类散点图　分别见图 1-12-1 及图 1-12-2。发现 B 仪器检测出有核红细胞 4.35×10^9/L。

2. 制备血涂片，染色后镜检，确认存在有核红细胞（图 1-12-3）。

图 1-12-1　首次检测白细胞分类散点图（A 仪器，彩图见文后插页）

四、处理措施

1. A 仪器　无有核红细胞（NRBC）专用检测通道及试剂，不能排除有核红细胞对白细胞计数及分类的影响，导致白细胞计数及淋巴细胞百分比假性增高。

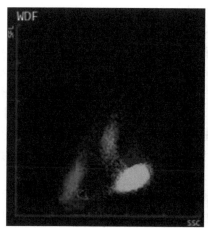
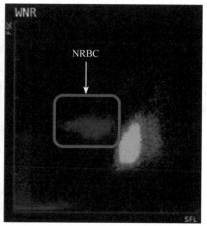

图 1-12-2　二次检测白细胞分类散点图（B 仪器，彩图见文后插页）

NRBC. 有核红细胞

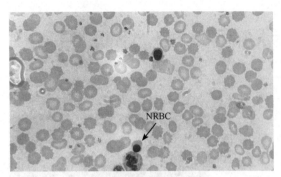

图 1-12-3 血涂片镜检见有核红细胞（NRBC）

（1）白细胞计数：需要按照《全国临床检验操作规程》推荐的白细胞计数校正公式进行校正。校正后的白细胞计数结果=$X \times$ [100/（100+Y）]，其中 X 为未校正的白细胞数，Y 为分类计数时计数 100 个白细胞的同时计数到的有核红细胞数。此标本白细胞校正后的结果为 $39.28 \times 10^9/L$。

（2）白细胞分类：显微镜下分类计数 100 个细胞，得到各类白细胞的百分比，百分比乘以校正后的白细胞总数等于各类细胞的绝对值。

2. B 仪器 有有核红细胞专用检测通道及试剂，可分别计数白细胞与有核红细胞。

（1）该仪器白细胞计数及分类结果与显微镜复核结果相一致，不需要重复纠正。

（2）对于此类仪器，出现有核红细胞时，是不是完全可以采信仪器计数及分类结果呢？不尽然，超过仪器检测线性范围或有其他干扰因素时也需进行相应的确认、纠正处理才能得到准确的结果。

（3）如需对白细胞计数及分类进行纠正，此类仪器与 A 仪器不同的是，上述公式中的 X 需代入仪器检测的"有核细胞总数"进行计算而非未校正前的白细胞数（图 1-12-4）。

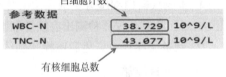

白细胞计数

参考数据		
WBC-N	38.729	10^9/L
TNC-N	43.077	10^9/L

有核细胞总数

图 1-12-4 有核细胞总数示例

WBC. 白细胞；WBC-N. 白细胞计数；TNC-N. 有核细胞计数

【临床思维分析】

目前，如标本中存在一些干扰因素或病理条件下患者血液中存在一些异常细胞成分，血液分析仪的检测结果并不可靠，需要人工进行复检以确保得到准确的检测结果。这就要求我们在进行血常规报告审核时需依据自身实验室的复检规则对异常检测结果进行复检，以确保得到准确的检测结果。

不同情况的异常结果的复检措施也不尽相同，就本病例而言，需要再次复测以对异常检测数值进行复核，还需要针对"幼稚粒细胞？/有核红细胞？/白细胞异常散点图"等异常报警提示进行血涂片显微镜复检，以确认患者血液标本中是否存在异常细胞或细胞的异常形态。在数值复核时发现两台仪器白细胞的检测结果差异较大，这时需要我们对这一差异进行原因分析，可从分析前、分析中、分析后 3 个主要分析阶段进行逐一排查，具体可参见上文"4. 查找原因"。得出造成白细胞两次检测结果差异较大的原因可能是标本存在干扰因素后，就需要我们进一步对干扰因素进行分析。

分析干扰因素时，就要求我们要明晰不同型号的血液分析仪的检测原理不同，检测性能也不尽相同，干扰因素及抗干扰能力也就会有所不同。这时就需要我们根据仪器异常报警提示，仔细查看仪器相关图形信息，结合血涂片显微镜复检结果确认干扰因素。

该病例因标本中存在有核红细胞而出现不同仪器白细胞计数检测结果有差异。因其检测原理不同，针对不同的仪器需采用个性化的处理措施，以排除干扰从而得到准确可靠的检测结果，具体参见上述"四、处理措施"。

【相关检验基础知识】

1. 仪器的检测原理、性能评估与干扰因素。
2. 血常规的报告审核与复检。

（王　力）

病例 13　巨幼细胞贫血实验室诊断一例

【本例要点】

根据红细胞形态学特点或仪器细胞计数获得的红细胞平均常数，即平均红细胞体积（MCV）、平均红细胞血红蛋白含量（MCH）和平均红细胞血红蛋白浓度（MCHC），将贫血分为大细胞性贫血、正细胞性贫血及小细胞性贫血。其中大细胞性贫血包括巨幼细胞贫血和非巨幼细胞贫血。巨幼细胞贫血多可涉及胃肠道疾病、营养不良、偏食、接受干扰 DNA 合成药物治疗史，临床以叶酸和维生素 B_{12} 缺乏性贫血最常见。外周血涂片中可见大椭圆红细胞和分叶过多（≥5 叶）中性粒细胞；骨髓细胞形态学检查可见典型的巨幼样变的形态学特点；血清叶酸及维生素 B_{12} 测定多能明确诊断。确定巨幼细胞贫血后还需要进一步明确叶酸和（或）维生素 B_{12} 缺乏病因，再给予相关治疗。

【病例概况】

一、病史

1. **主诉**　患者，男，57 岁，间断上腹痛 1 年，消瘦 3 个月。
2. **现病史**　间断上腹痛 1 年，食欲缺乏，体重下降，消瘦 3 个月。
3. **查体**　T 36.3℃，P 63 次/分，R 20 次/分，BP 103/63mmHg。贫血貌，牛肉舌，皮肤、巩膜无黄染，心肺查体无异常。腹软，腹部无压痛，无反跳痛，Murphy 征（－），肝区叩痛（－），肝脾肋下未及，下肢无力。
4. **既往病史**　8 年前因"胃穿孔"行胃全切、食管-空肠吻合。
5. **相关实验室、影像学或其他检查**
（1）血常规：见表 1-13-1。

表 1-13-1　血常规

项目名称	英文缩写	检验结果	高低	单位	参考区间
白细胞	WBC	2.49	↓（低）	10^9/L	3.5～9.5
中性粒细胞总数	Neut	0.55	↓（低）	10^9/L	1.8～6.3
淋巴细胞总数	Lymph	1.78		10^9/L	1.1～3.2
血红蛋白	HGB	65	↓（低）	g/L	男：130～175
网织红细胞计数	RET	0.76		%	0.5～1.5
平均红细胞体积	MCV	132.3	↑（高）	fl	82～100

项目名称	英文缩写	检验结果	高低	单位	参考区间
平均红细胞血红蛋白含量	MCH	46.6	↑（高）	pg	27~34
平均红细胞血红蛋白浓度	MCHC	350		g/L	316~354
红细胞体积分布宽度（CV）	RDW-CV	27.5	↑（高）	%	0~15.0
红细胞体积分布宽度（SD）	RDW-SD	145	↑（高）	fl	37.0~51.0
血小板	PLT	109	↓（低）	10^9/L	125~350

（2）外周血涂片：见图 1-13-1。白细胞减少，偶见中幼粒细胞、晚幼粒细胞，中性粒细胞可见多分叶；红细胞大小不等，大部分胞体大，可见异形红细胞及晚幼红细胞；血小板明显减少，偶见大血小板。

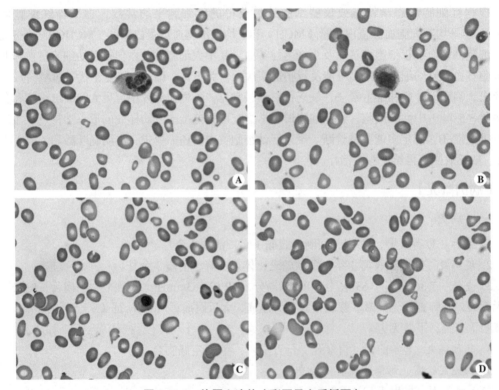

图 1-13-1 外周血涂片（彩图见文后插页）

（3）骨髓涂片（图 1-13-2）：①增生明显活跃；②粒系增生，原粒细胞易见，可见明显巨变、类巨变、分裂象、双杆、多分叶、环形核，胖杆易见（病态造血约 20%）；③红系增生显著，分类以早幼红细胞、中幼红细胞为主，可见巨早红细胞、明显巨变、类巨变、分裂象、H-J 小体、2~4 核红细胞、花瓣样晚红细胞、点彩晚红细胞（病态造血约占 22%），成熟红细胞明显大小不等，部分胞体大，可见异形红细胞；④巨核细胞不少，偶见淋巴样小巨核细胞，血小板明显减少；⑤铁染色，外铁（++）；内铁阳性率约占 90%，未见环形铁粒幼细胞；⑥碱性磷酸酶染色，阳性率 52%，阳性积分 68 分。

（4）其他实验室检查

1）凝血功能检查：凝血酶原活动度（PTA）67%，活化部分凝血活酶时间（APTT）42.6秒，凝血酶时间（TT）15.5秒，纤维蛋白原（Fib）1.4g/L。

2）生化检查：总蛋白（TP）55.4g/L，白蛋白（ALB）36.6g/L，总胆红素（TBIL）26.43μmol/L，直接胆红素（DBIL）5.22μmol/L，乳酸脱氢酶（LDH）887U/L，羟丁酸脱氢酶（HBDH）675U/L，同型半胱氨酸（HCY）103.57U/L。

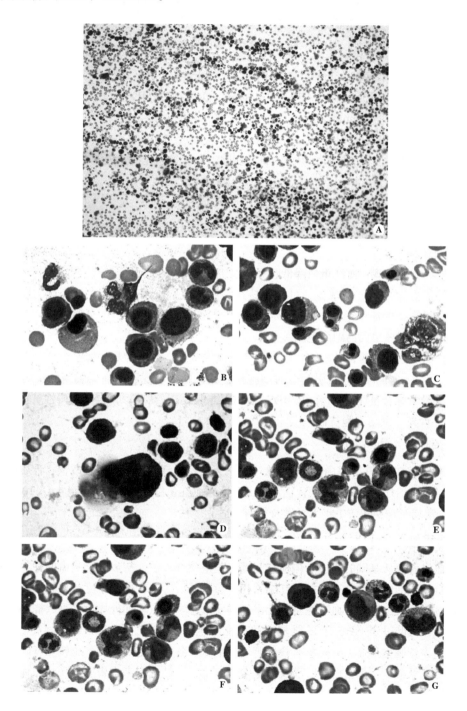

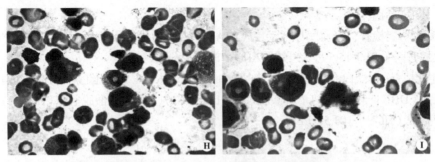

图 1-13-2　骨髓涂片（彩图见文后插页）

3）贫血三项：叶酸 25.15nmol/L，维生素 B_{12} 41pmol/L，铁（Fet）283.1ng/ml。

4）肿瘤标志物：甲胎蛋白（AFP）8.34ng/ml，CA153 33.74U/ml。

5）红细胞沉降率：5mm/h。

6）粪便分析、心肌梗死四项大致正常。

（5）影像学及其他辅助检查：胃镜，胃全切除，食管黏膜光滑，色泽正常，未见溃疡肿块，齿状线清晰，位置正常。

二、诊断

1. 初步诊断　巨幼细胞贫血。

2. 诊断依据

（1）外周血血常规：血红蛋白降低、平均红细胞体积升高。

（2）外周血涂片：三系减少，可见有核红细胞、成熟红细胞，以大红细胞为主。

（3）骨髓象：红细胞胞体大、色素高（长时间等待核发育造成的）、老浆幼核（在晚幼红阶段可以清晰地看到核里面的副染色质）。

（4）食欲缺乏，消瘦，贫血貌，牛肉舌，既往胃全切，维生素 B_{12} 缺乏。

3. 鉴别诊断　本病例应与引起全血细胞减少和骨髓中出现巨幼样变细胞的疾病相鉴别。①骨髓增生异常综合征（MDS）；②MDS 伴叶酸/维生素 B_{12} 缺乏；③再生障碍性贫血。

4. 最终诊断　巨幼细胞贫血。

三、治疗

给予维生素 B_{12} 250μg 肌内注射，1 次/天，1 天后精神症状消失，食欲改善，舌质淡红，可见舌乳头；继续治疗，2 周后，饮食正常，无不适，血红蛋白 98g/L，白细胞 4.4×10^9/L。治疗 1 个月后血常规正常；随访 1 年无复发及任何不适。

【临床思维分析】

对贫血患者应从基础的问诊、体检和基本实验室检查入手，初步判断贫血的种类和病因，然后再进行相应的诊断性检查。根据红细胞相关参数分析，患者处于中度贫血状态，可归类至大细胞性贫血。大细胞性贫血应注意有无巨幼样变形态学特点。如外周血多见大椭圆红细胞和中性粒细胞核分叶过多（≥5 叶），强烈提示叶酸/维生素 B_{12} 缺乏所致的巨幼细胞贫血。巨幼细胞贫血属于大细胞性贫血，骨髓象有核细胞增生活跃，各系细胞巨幼变，胞核发育晚于胞质，严重者可有三系减少。测定血清叶酸及维生素 B_{12} 含量，缺乏者考虑胃肠道疾病、偏食及消化系统术后所致；不缺乏者考虑 DNA 合成异常或药物干扰所致。根据病因进行相应治疗。非巨幼细胞性大细胞贫血应根据网织红细胞变化分别考虑。网织红细胞明显升高者以溶血性贫血多见；骨髓增生异常综合征（MDS）、获得性铁粒幼细胞性贫血及先天性红细胞生成异常性贫血患者，网织红细胞可正常，也可升高，但很少达到溶血性贫血的高水平；降低者应考虑慢性酒精中毒、肝病、甲状腺功能减退症（简称甲减）和慢性阻塞性肺疾病的可能，流程图见图 1-13-3。结合患者既往胃全切，无论是全胃切除术后还是大部切除术后，甚至是胃黏膜本身的破坏，均可造成内源因子缺乏，导致维生素 B_{12} 释放及结合降低，继而发生巨幼细胞贫血。

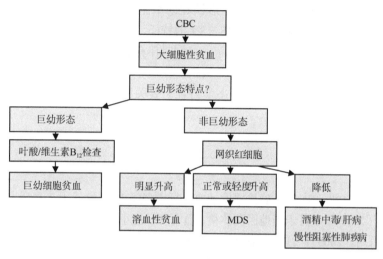

图 1-13-3　流程图

CBC. 全血细胞计数；MDS. 骨髓增生异常综合征

【相关检验基础知识】

1. **常见的贫血**　缺铁性贫血（IDA）、巨幼细胞贫血、溶血性贫血、再生障碍性贫血（AA），前 3 种都属于增生性贫血（骨髓增生明显活跃），AA 属于增生减少的贫血。

2. **巨幼细胞贫血**　外周血象最突出的表现为"红细胞容积增大，平均容积超过 110fl，大卵圆形红细胞和中性粒细胞核分叶过多，血涂片中红细胞大小不匀很明显，以椭圆形的大红细胞较多"，骨髓呈增生象，骨髓细胞特别是红系增生显著，粒红比例降低，红系细胞呈明显的巨幼细胞特点——细胞体积增大，核染色质呈细颗粒状，疏松分散，形成一种特殊的间隙，胞质的发育比胞核成熟，形成"核幼浆老"的现象。

3. **三系减少**　常见于 AA、阵发性睡眠性血红蛋白尿（PNH）、MDS、巨幼细胞贫血、恶性组织细胞病、急性造血功能停滞、急性白血病；外周血可见有核红细胞：溶血性贫血、PNH、MDS、巨幼细胞贫血；成熟红细胞以大红细胞为主：巨幼细胞贫血、溶血性贫血、MDS、肝病（肝功能）、甲状腺功能减退症（甲状腺功能）、肿瘤化疗后（临床病史）。

（沈　军）

病例 14　骨髓增生异常-骨髓增殖性肿瘤伴环形铁粒幼细胞和血小板增多

【本例要点】

骨髓增生异常-骨髓增殖性肿瘤伴环形铁粒幼细胞和血小板增多（MDS-MPN-RS-T）既有骨髓增生异常-环形铁粒幼细胞（MDS-RS）的特征，如贫血、骨髓幼红细胞增多伴病态、环形铁粒幼红细胞≥15%、原始细胞<5%等，又同时伴有血小板升高（血小板≥450×10⁹/L）。另外，在骨髓活检中巨核细胞可以出现类似原发性血小板增多症（ET）及原发性骨髓纤维化（PMF）中可见的异型巨核细胞等形态学特征。要关注此类患者的细胞遗传学和分子生物学检查。

【病例概况】

一、病史

1. 主诉　患者，男，81岁，确诊原发性血小板增多症13年，乏力1月余。

2. 现病史　2003年3月于当地医院体检，血常规示血小板410×10⁹/L，多次复查血常规示血小板进行性升高。2003年11月查血小板1000×10⁹/L，于某医院行骨髓穿刺检查，考虑增殖性病变，细胞学特点符合血小板增高症。2003年12月开始接受羟基脲及干扰素治疗，血小板波动在（400～500）×10⁹/L。

3. 查体　生命体征平稳，贫血貌，皮肤黏膜稍苍白，无皮疹、发绀，浅表淋巴结未触及肿大。

4. 相关实验室检查

（1）血常规：见表1-14-1。

表1-14-1　血常规

项目名称	英文缩写	检验结果	高低	单位	参考区间
白细胞	WBC	27.87	↑（高）	10⁹/L	3.5～9.5
红细胞	RBC	3.26	↓（低）	10¹²/L	女：3.8～5.1
血红蛋白	HGB	80	↓（低）	g/L	女：115～150
血细胞比容	HCT	25.9	↓（低）	%	女：35～45
平均红细胞体积	MCV	79.4	↓（低）	fl	82～100
平均红细胞血红蛋白量	MCH	24.5	↓（低）	pg	27～34
平均红细胞血红蛋白浓度	MCHC	309	↓（低）	g/L	316～354
红细胞体积分布宽度（CV）	RDW-CV	25.4	↑（高）	%	0～15.0
红细胞体积分布宽度（SD）	RDW-SD	39.4		fl	39.0～46.0
血小板	PLT	499	↑（高）	10⁹/L	125～350

续表

项目名称	英文缩写	检验结果	高低	单位	参考区间
网织红细胞百分比	RET	0.69		%	0.5～1.5
总蛋白	TP	53.0	↓（低）	g/L	60.0～80.0
尿素	UR	17.79	↑（高）	mmol/L	1.8～7.5
肌酐	Cre	119.7	↑（高）	μmol/L	30～111
尿酸	UA	451.7	↑（高）	μmol/L	104～444
血清铁蛋白	Ferritin	744.10	↑（高）	μg/dl	女：4.63～204

（2）MDN/MDS 相关分子生物学检测：*JAK2/V617F* 基因阳性，*SF3B1*、*BCR-ABL1*、*MPL*、*CALR* 基因阴性。

（3）骨髓象及细胞化学染色

1）骨髓象：骨髓增生极度活跃，G 69.20%、E 18.00%、G/E 3.8∶1。粒系占 69.2%，各阶段可见，原始细胞约占 2.8%，分叶核比例略偏高，余比例大致正常。部分细胞类巨变、核质发育失衡，胞质中颗粒减少。可见 P-H 畸形。嗜酸性粒细胞、嗜碱性粒细胞可见。红系占 18.0%，各阶段可见，比例大致正常。偶见核畸形。可见分裂象、嗜多染及嗜碱点彩红细胞。成熟红细胞体积大小不均。淋巴细胞占 8.8%。全片（2.0cm×1.5cm）见巨核细胞 160 个，各型可见，可见多分叶核巨核细胞。血小板成堆可见。

2）骨髓内铁染色：含铁粒幼红细胞阳性率为 95%（15%～46%）；含铁颗粒数为 1120 个（17～76 个）；环形铁粒幼红细胞阳性率为 41%。

二、诊断

1. 初步诊断　形态符合 MDS-MPN-RS-T。

2. 诊断依据

（1）既往有血小板升高病史，骨髓可见增殖表现，且 *JAK2/V617F* 突变阳性。

（2）可见病态造血，且环形铁粒幼红细胞比例明显增高。

3. 鉴别诊断

（1）与原发性血小板增多症鉴别：单纯的原发性血小板增多症已经不能解释病态造血及环形铁粒幼红细胞的出现，故要多方面考虑。

（2）与 MDS 的鉴别：患者既往有原发性血小板增多症病史，有 *JAK2/V617F* 突变，这些单纯靠 MDS 不能解释。

三、治疗

经风湿科会诊后考虑患者合并类风湿关节炎的可能，经服用泼尼松（20mg/d），同时应用双醋瑞因、青霉胺、甲氨蝶呤等药，关节肿痛明显缓解，血红蛋白有回升。之后患者间断应用羟基脲、红细胞生成素，维持血常规在相对稳定状态。后血红蛋白下降，给予红细胞生成素治疗，血红蛋白无明显改变，遂门诊间断输注红细胞，共 5U。

【临床思维分析】

患者原发性血小板增多症病史十分明确，无论是形态还是遗传学均支持该诊断，但单纯的原发性血小板增多症不能解释病态造血及环形铁粒幼红细胞的出现，故要综合考虑 MDS、MPN 同时存在的可能。WHO 有关于 MDS-MPN-RS-T 的诊断标准，可进行复习，注意 *SF3B1* 基因在该诊断中的意义。

【检验相关基础知识】

出现不明原因贫血同时伴血小板增多的患者，一定要重视细胞形态、化学染色及细胞遗传学检查。

1. 观察各系有无病态造血情况。

2. 观察有无增殖表现，注意巨核细胞的形态。

3. 铁染色，观察并计算环形铁粒幼红细胞比例。

4. 基因及染色体检查（*BCR-ABL1*、*JAK2V617F*、*SF3B1*、*MPL*、*CALR*、*PDGFRA*、*PDGFRB*、*FGFR1* 或 *PCM1-JAK2*）。

（潘玉玲）

病例 15 复合型地中海贫血非典型病例分析

【本例要点】

中间型 α-地中海贫血患者未检出血红蛋白 H（HbH）时，应考虑是否存在其他基因突变的影响，如 β-珠蛋白链是否存在异常，若常见 β-珠蛋白基因突变检测未能检出突变基因，应考虑少见突变类型的影响。在 α-地中海贫血复合 β-地中海贫血的特殊病例中，血红蛋白电泳的结果可失去典型特征，应仔细分析结果，避免漏诊或误诊。

【病例概况】

一、病史

1. **主诉** 患者，男，37 岁，自述贫血 10 余年，为明确病因来院就诊。

2. **现病史及家族史** 患者自述疲劳乏力，偶尔伴头晕多年，平素血红蛋白 80g/L 左右，血常规示血红蛋白 81g/L，MCV 74.6fl，MCH 19.6pg，MCHC 263g/L。患者祖籍广西，无兄弟姐妹，父母血常规及基因检测结果缺如。

3. **查体** 患者贫血貌，甲床、黏膜苍白。

4. **相关实验室检查** 血常规检查结果见表 1-15-1。入院后追加检验项目如下：血红蛋白电泳检测、外周血细胞形态学检测、铁蛋白检测、地中海贫血基因检测、肝肾功检测（表 1-15-1，表 1-15-2）。

表 1-15-1　血常规、铁蛋白和血红蛋白电泳检测结果

项目名称	英文缩写	检验结果	高低	单位	参考区间
白细胞	WBC	9.82		10^9/L	男：4.00～10.00
红细胞	RBC	4.11		10^{12}/L	4.0～5.50
血红蛋白	HGB	81	↓（低）	g/L	120～160
血细胞比容	HCT	30.6	↓（低）	%	男：35.0～50.0
平均红细胞体积	MCV	74.6	↓（低）	fl	82.0～97.0
平均红细胞血红蛋白量	MCH	19.6	↓（低）	pg	27.0～32.0
平均红细胞血红蛋白浓度	MCHC	263	↓（低）	g/L	320～360
红细胞体积分布宽度（CV）	RDW-CV	19.5	↑（高）	%	0～15.0
血小板	PLT	499	↑（高）	10^9/L	100～300
铁蛋白	Ferritin	1896	↑（高）	ng/ml	24～336
血红蛋白 A	HbA	91.8	↓（低）	%	94.3～98.5
血红蛋白 A_2	HbA_2	2.4		%	1.5～3.7
血红蛋白 CS	HbCS	2.9	↑（高）	%	0
血红蛋白 F	HbF	2.9	↑（高）	%	0～2.0

表 1-15-2　地中海贫血常见基因检测结果

项目名称	测定结果
$α3.7$ 基因缺失	未检出
$α4.2$ 基因缺失	未检出
SEA 基因缺失	检出
Hb WS：CD122（CAC→CAG）	未检出
Hb QS：CD125（CTG→CCG）	未检出
Hb CS：CD142（TAA→CAA）	检出
CD41-42（-TTCT）	未检出
IVS-Ⅱ-654（C→T）	杂合突变
CD17（A→T）	未检出
-28（A→G）	未检出
-29（A→G）	未检出
CD71-72（+A）	未检出
CD27/28（+C）	未检出
IVS-Ⅰ-1（G→T/G→A）	未检出
CD43（G→T）	未检出
CAP+1（A->C）β+	未检出
CD14-15（+G）	未检出

二、诊断

1. **初步诊断**　低色素小细胞性贫血。

2. **诊断依据**　血常规结果示血红蛋白 81g/L，血细胞比容 30.6%，MCV 74.6fl，MCH 19.6pg，

MCHC 263g/L，呈典型的低色素小细胞性中度贫血表现。外周血细胞形态学检测示红细胞中心区淡染，多数为靶形红细胞，铁蛋白检测结果为1896ng/ml，排除缺铁性贫血，疑似地中海贫血，且铁过载。血红蛋白电泳结果为HbA比例轻微降低，HbA$_2$正常，HbF轻度升高，出现异常血红蛋白HbCS，基因型检测结果示α^{CS}α/--^{SEA}合并β$^{IVS-II-654(C→T)}$/β^A，确诊为地中海贫血，患者父母籍贯均为广西，符合该病流行病学特征。

3. 鉴别诊断　本病需与其他常见小细胞低色素性贫血如缺铁性贫血相鉴别。两种疾病均存在血红蛋白和血细胞比容下降，出现不同程度的低色素性贫血，但地中海贫血患者血清铁通常正常或增高，可出现血清铁蛋白增高，地中海贫血基因突变检测阳性为确诊依据；而缺铁性贫血的特征为血清铁浓度降低、血清铁蛋白浓度降低、总铁结合力增高、转铁蛋白饱和度下降等。

4. 进一步检查　无。

5. 最终诊断　地中海贫血。

三、治疗

暂无特效治疗方法。

【临床思维分析】

1. 为什么α^{CS}α/--^{SEA}基因型患者血红蛋白电泳结果中无HbH出现？

α^{CS}α/--^{SEA}基因型代表4个α基因中有3个发生了缺陷，α-链的合成量严重降低，该类型患者体内多余的β-链聚合为β四聚体，即HbH，HbBart可出现轻度升高。但本病例中血红蛋白电泳结果并未出现HbH，怀疑β-链的表达也有所减少，存在合并β-地中海贫血的可能性。采用PCR-反向点杂交方法检测中国人常见的17种β-珠蛋白基因突变，结果显示该患者为HBB：c.316-197C＞T[常用命名IVS-II-654（C→T）]的杂合子，确诊该患者为α-地中海贫血复合β-地中海贫血。

2. 基因型显示为β-地中海贫血，血红蛋白电泳HbA$_2$值为何在正常范围呢？

并非所有的β-地中海贫血患者均可检出HbA$_2$升高，当同时存在α-链的合成量严重降低时，HbA$_2$可维持在正常水平。因此在α-链合成降低的情况下，有必要进行β-地中海贫血基因型的检测。

【相关检验基础知识】

1. 单纯的β-地中海贫血患者均表现为HbA$_2$水平升高，其中β-地中海贫血杂合子的血红蛋白表现通常为HbA占92%～95%，HbA$_2$＞3.5%，HbF 0.5%～4%，HbA$_2$＞3.5%是临床医师初步诊断β-地中海贫血的重要依据。

2. IVS-II-654（C→T）型突变属于RNA加工突变，碱基的置换导致剪切位点改变，产生异常剪切产物，β-链合成减少，属于β$^+$-地中海贫血。即使β$^+$-地中海贫血复合-α/αα（-α3.7/αα、-α4.2/αα、α^{WS}α/αα）和-SEA/αα时通常也会出现HbA$_2$水平升高，因此，本病例中HbA$_2$水平正常的情况非常少见，容易误导临床医师和实验室检测人员在最初即排除β-地中海贫血存在。

（杨　卓）

病例 16　血栓性血小板减少性紫癜的诊断和鉴别诊断

【本例要点】

1. 掌握血栓微血管病（TMA）概念。血栓微血管病是一组急性临床综合征，主要表现为微血管病性溶血性贫血、血小板减少及由微循环中血小板血栓造成的器官受累。

2. 外周血涂片裂片红细胞比例大于 1%是充分的形态学证据，有助于成年人血栓微血管病诊断。

3. 经典血栓微血管病包括溶血尿毒症综合征（hemolytic uremic syndrome，HUS）和血栓性血小板减少性紫癜（thrombotic thrombocytopenic purpura，TTP）。其区别在于 HUS 是以儿童为主的疾病，肾功能损害更明显；而 TTP 主要发生于成年人，神经系统症状更为突出。

4. 怀疑为 TTP 的患者应进一步检查 *ADAMTS13* 基因。

【病例概况】

一、病史

1. 主诉　患者，47 岁，因"皮肤紫癜 2 周，双上肢肢体麻木 1 周，3 天前出现头痛、意识淡漠 2 小时"入院。

2. 现病史　2 周前患者抓挠皮肤后出现散在紫癜，伴血尿，3 天前头痛、腹痛，发热，体温 38.5℃，1 周前患者出现双上肢麻木，从指尖逐渐发展至同侧头面部，双上肢交替出现，可持续数分钟。2 小时前出现意识淡漠。

3. 查体　体温 38.0℃，脉搏 80 次/分，呼吸 16 次/分，血压 141/87mmHg，眼睑结膜苍白，巩膜黄染，双侧瞳孔 5mm，对光反射灵敏，双上肢及前胸部散在少量紫癜，双肺呼吸音清，心律齐，各瓣膜区未闻及杂音，腹软，左下腹压痛，无反跳痛，双下肢无水肿，四肢肌力 4 级，肌张力降低，右下肢肌肉萎缩。

4. 相关实验室、影像学或其他检查

（1）血常规：见表 1-16-1。

表 1-16-1　血常规

项目名称	英文缩写	检验结果	高低	单位	参考区间
白细胞	WBC	7.44		10^9/L	3.5～9.5
红细胞	RBC	2.16	↓（低）	10^{12}/L	女：3.8～5.1
血红蛋白	HGB	71	↓（低）	g/L	女：115～150
血细胞比容	HCT	22.4	↓（低）	%	女：35～45
平均红细胞体积	MCV	103.5	↑（高）	fl	82～100
平均红细胞血红蛋白量	MCH	33.0		pg	27～34
平均红细胞血红蛋白浓度	MCHC	319.0		g/L	316～354
红细胞体积分布宽度（CV）	RDW-CV	26.3	↑（高）	%	0～15.0
红细胞体积分布宽度（SD）	RDW-SD	96.0	↑（高）	fl	39.0～46.0

项目名称	英文缩写	检验结果	高低	单位	参考区间
血小板	PLT	6	↓（低）	10^9/L	125～350
网织红细胞百分比	RET%	17.8	↑（高）	%	0.50～1.50
网织红细胞绝对值	RET#	0.385	↑（高）	10^{12}/L	0.020～0.070

（2）外周血涂片镜检：红细胞明显大小不均，红细胞碎片约占7%，靶形红细胞约占0.5%，棘形红细胞约占0.5%。可见有核红细胞和嗜多色红细胞（图1-16-1）。

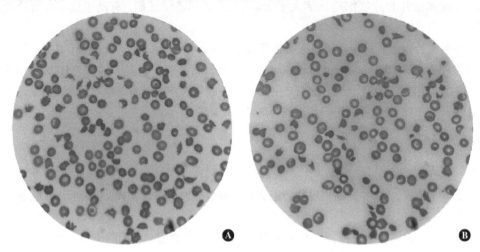

图1-16-1　外周血涂片镜检（彩图见文后插页）

（3）骨髓涂片：溶血性骨髓象，巨核细胞分化不良。

（4）尿常规：见表1-16-2。

（5）生化检查：见表1-16-3。

（6）凝血功能检测：见表1-16-4。

表1-16-2　尿常规

项目名称	英文缩写	检验结果	高低	单位	参考区间
尿蛋白	PRO	1+	↑（高）		阴性
尿胆原	URO	1+	↑（高）		阴性
尿隐血	OB	3+	↑（高）		阴性
红细胞	RBC	44	↑（高）	/μl	0～17
红细胞（高倍视野）	RBC	8	↑（高）	/HPF	0～3.1

表1-16-3　生化检查

项目名称	英文缩写	检验结果	高低	单位	参考区间
总胆红素	TBIL	42.6	↑（高）	μmol/L	5.0～19.0
间接胆红素	DBIL	36.8	↑（高）	μmol/L	0.0～15.0
羟丁酸脱氢酶	HBDH	1091.3	↑（高）	U/L	76.0～195.0
乳酸脱氢酶	LDH	1367.9	↑（高）	U/L	110.0～233.0

表 1-16-4　凝血功能检测

项目名称	英文缩写	检验结果	高低	单位	参考区间
纤维蛋白原	FIB	2.94		g/L	2.0～4.0
凝血酶原时间	PT	11.2		秒	9.9～12.8
活化部分凝血活酶时间	APTT	29.4		秒	25.1～36.5
D-二聚体	D-D	1562	↑（高）	μg/L	0.0～500.0
纤维蛋白原降解产物	FDP	12.6	↑（高）	mg/L	0.0～5.0

（7）肿瘤标志物、自身免疫抗体、补体 C3 及 C4 均正常。

（8）抗球蛋白试验：阴性。

（9）头颅 CT 未见异常。

二、诊断

1. 初步诊断　血栓性血小板减少性紫癜（TTP）。

2. 诊断依据　TTP 以微血管病性溶血性贫血、血小板减少及微血栓形成造成器官损害（如肾脏、中枢神经系统损害等）为特征。该病临床的五大特征为血栓性血小板减少性紫癜、微血管病性溶血、中枢神经系统症状、发热及肾脏损害。从患者的临床表现观察，患者有出血表现，发热，体温 38.0～39.0℃，神经系统改变突出（头痛、运动障碍、意识淡漠、反应迟钝），肾功能损害（蛋白尿、血尿），C3 水平正常，红细胞碎片＞1%，综合以上 TTP 可能性大。

3. 鉴别诊断

（1）与 HUS 鉴别：血栓微血管病是一组急性临床综合征，主要表现为微血管病性溶血性贫血、血小板减少及由微循环中血小板血栓造成的器官受累。经典血栓微血管病包括 HUS 和 TTP。病理学主要表现为内皮细胞肿胀、内皮下无定形绒毛物质沉积和管腔内血小板聚集形成微血栓，血管腔内栓塞及红细胞碎片等微血管系统异常。HUS 以肾功能损害为主，经典型 D 表型 HUS 多见于儿童，非典型 HUS 多表现为 C3 水平下降，该患者为成年人，神经系统症状严重，肾功能损害不明显，补体水平正常。更倾向支持 TTP。

（2）与 Evans 综合征相鉴别：Evans 综合征是一种自身免疫性疾病，血细胞特异性抗体引起红细胞和血小板破坏增加，而导致相继或同时发生自身免疫性溶血性贫血（AIHA）和免疫性血小板减少症（ITP）。主要临床表现有贫血、出血、黄疸和肝脾大，部分出现血红蛋白尿。该患者网织红细胞升高，骨髓象为溶血性骨髓象，无法鉴别 TTP 和 Evans 综合征。但由于患者抗球蛋白试验阴性，破碎红细胞比例升高，神经系统症状严重，更倾向支持 TTP。

（3）与弥散性血管内凝血（DIC）相鉴别：患者凝血功能 D-二聚体增高不明显，FIB、PT、APTT 正常，DIC 可除外。

（4）与 ITP 相鉴别：ITP 是一种获得性自身免疫性出血病，由于患者特异性自身抗体致敏的血小板被破坏，血小板减少。诊断标准：多次检查血小板减少，巨核细胞成熟障碍，血小板自身抗体可出现阳性，排除其他疾病引起的血小板减少，可进行 TPO 检测。该患者出现溶血性贫血，临床神经系统症状严重，红细胞碎片增多，与 ITP 不符。

4. 进一步检查　该患者应进一步检查 ADAMTS13 基因。血管性血友病因子裂解蛋白酶（ADAMTS13）裂解血管性血友病因子（vWF），阻止血小板过度黏附和聚集。ADAMTS13 缺乏的后果是血小板与 vWF 多聚体高黏附，小动脉中形成富血小板微血栓。导致 ADAMTS13 缺乏的最主要机制是 ADAMTS13 抗体 IgG 与 ADAMTS13 结合后抑制其活性。虽然 ADAMTS13 是 TTP 发生的必要因素，但获得性 TTP 仍存在一些危险因素，包括女性、黑种人、HLA-DRB1*11 和肥胖，导致 vWF 升高的病理生理学因素可能是 TTP 发作的诱发因素。

5. 最终诊断　血栓性血小板减少性紫癜（TTP）。

三、治疗

本病主要采取血浆置换治疗。

【临床思维分析】

患者血小板严重降低，外周血红细胞碎片＞1%，存在溶血性贫血，考虑血栓微血管病（TMA）。经典血栓微血管病包括溶血尿毒症综合征（hemolytic uremic syndrome，HUS）和血栓性血小板减少性紫癜（thrombotic thrombocytopenic purpura，TTP）。溶血尿毒症综合征与感染有关，志贺毒素进入血液，被白细胞运输到靶器官，志贺毒素主要与肾小球内皮细胞结合并发挥细胞毒及促凋亡的作用，损伤内皮细胞，激活血小板、白细胞及凝血反应，最终导致溶血性尿毒症综合征。非典型溶血性尿毒症综合征被证实是一种补体旁路途径调节异常的疾病，4 种旁路途径调节蛋白（因子 H、膜辅因子蛋白、因子 I 和血栓调节蛋白）及两种 C3 转化酶蛋白因子 B 和 C3，这些因子的缺乏或功能异常使补体系统异常激活，损伤内皮细胞，导致溶血性尿毒症综合征。溶血尿毒症综合征和 TTP 同属于血栓微血管病，其区别在于溶血尿毒症综合征是以儿童为主的疾病，肾功能损害更明显；而 TTP 主要发生于成年人，神经系统症状更为突出。所以，该患者更支持 TTP，应进一步检查 *ADAMTS13* 基因。

【相关检验基础知识】

1. 网织红细胞临床意义　网织红细胞明显增多表示骨髓红细胞系增生旺盛，如溶血性贫血、急性失血性贫血时网织红细胞明显增多。缺铁性贫血及巨幼红细胞贫血时网织红细胞仅轻度增多。

2. 外周血正常红细胞形态　正常红细胞为双凹圆盘状，外周血涂片碎片红细胞比例大于 1% 是充分的形态学证据，有助于成年人血栓微血管病诊断。

3. 溶血实验室检查诊断指标　尿胆原、尿胆红素、血总胆红素和间接胆红素。

4. DIC 实验室检查诊断标准　诊断必须结合临床。下列指标同时具备 3 项：①血小板＜100 ×10^9/L 或进行性下降；②血浆 FIB＜1.5g/L 或进行性降低，或＞4.0g/L；③FDP＞20mg/L 或 D-二聚体升高；④PT 缩短或延长 3 秒以上或 APTT 缩短或延长 10 秒以上。

（刘雪凯）

病例 17　溶血性贫血病例讨论

【本例要点】

本例要点见图 1-17-1。

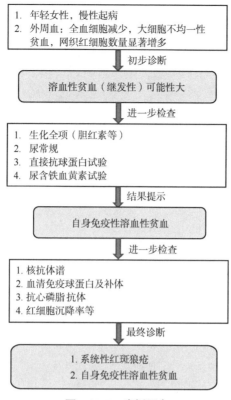

图 1-17-1　病例要点

【病例概况】

一、病史

1. **主诉**　疲乏、无力 3 个月，加重伴关节痛 1 个月。

2. **现病史**　患者 3 个月前无明显诱因出现疲乏、无力，活动耐力逐渐下降，未予以重视。1 个月前症状加重并出现双手指关节疼痛，呈对称性，关节无明显肿胀、变形。查血常规结果见表 1-17-1，为进一步诊治入院。患者生于北京，既往体健，否认家族遗传病史。

3. **查体**　贫血貌，巩膜轻度黄染，肝、脾、淋巴结未触及肿大。心、肺、腹未见异常。

4. **相关实验室检查**

（1）血常规：表 1-17-1。

表 1-17-1　血常规

项目	结果	高低	单位	参考区间
白细胞计数（WBC）	2.80	↓（低）	10^9/L	3.5～9.5
红细胞计数（RBC）	2.18	↓（低）	10^{12}/L	3.80～5.10
血红蛋白浓度（HGB）	85	↓（低）	g/L	115～150
红细胞比容（HCT）	23.0	↓（低）	%	35.0～45.0
平均红细胞体积（MCV）	105.7	↑（高）	fl	82～100
平均红细胞血红蛋白含量（MCH）	39.1	↑（高）	pg	27.0～34.0

续表

项目	结果	高低	单位	参考区间
平均红细胞血红蛋白浓度（MCHC）	370.0	↑（高）	g/L	316～354
红细胞体积分布宽度（RDW）	17.2	↑（高）	%	<14.9
血小板计数（PLT）	50	↓（低）	10^9/L	125～350
平均血小板体积（MPV）	9.10		fl	7.7～13.0
中性粒细胞百分比（NE%）	75.6	↑（高）	%	40.0～75.0
淋巴细胞百分比（LY%）	15.5	↓（低）	%	20.0～50.0
单核细胞百分比（MO%）	8.6		%	3.0～10.0
嗜酸性粒细胞百分比（EO%）	0.0	↓（低）	%	0.4～8.0
嗜碱性粒细胞百分比（BA%）	0.3		%	0.0～1.0
中性粒细胞计数（NE#）	2.10		10^9/L	1.8～6.3
淋巴细胞计数（LY#）	0.40	↓（低）	10^9/L	1.1～3.2
单核细胞计数（MO#）	0.20		10^9/L	0.1～0.6
嗜酸性粒细胞计数（EO#）	0.00	↓（低）	10^9/L	0.02～0.52
嗜碱性粒细胞计数（BA#）	0.00		10^9/L	0.0～0.06
网织红细胞百分比（RET%）	11.98	↑（高）	%	1.0～2.5
网织红细胞计数（RET#）	260.80	↑（高）	10^9/L	24～84
显微镜白细胞分类计数				
中性杆状核粒细胞（ENU-b）	2		%	1～5
中性分叶核粒细胞（ENU-S）	73	↑（高）	%	50～70
淋巴细胞（LYM）	17	↓（低）	%	20～40
单核细胞（MON）	8		%	3～8

（2）血涂片镜检：见图 1-17-2。

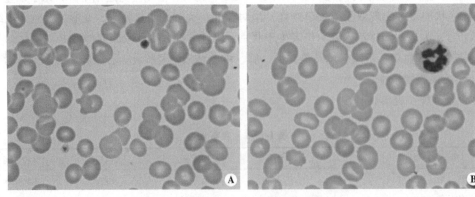

图 1-17-2　血涂片镜检（彩图见文后插页）

二、诊断

1. **初步诊断**　全血细胞减少，溶血性贫血可能性大。

2. **诊断依据**　红细胞、白细胞、血小板数量减少，贫血呈大细胞不均一性，网织红细胞显著增多。

3. 鉴别诊断

（1）再生障碍性贫血：多表现为全血细胞减少，正细胞性贫血，白细胞减少以中性粒细胞为主，淋巴细胞比例相对增高，网织红细胞绝对值多数降低，与该患者血常规特点不符。

（2）巨幼细胞贫血：外周血可出现全血细胞减少，为大细胞不均一性贫血，网织红细胞绝对值多正常或减少，与该患者血常规特点不符。

（3）骨髓增生异常综合征：外周血可出现全血细胞减少，多为大细胞不均一性贫血，网织红细胞计数可正常、减低或轻度增高，与该患者血常规特点不符。

4. 进一步检查

（1）生化检查：见表 1-17-2。

表 1-17-2　生化检查

项目	结果	高低	单位	参考区间
丙氨酸转氨酶（ALT）	35		U/L	0～40
天冬氨酸转氨酶（AST）	40		U/L	0～45
总蛋白（TP）	82		g/L	60～82
白蛋白（ALB）	37		g/L	35～50
碱性磷酸酶（ALP）	60		U/L	40～160
谷氨酰转肽酶（GGT）	22		U/L	0～50
总胆红素（TBIL）	46.2	↑（高）	μmol/L	1.7～20
直接胆红素（DBIL）	11.71	↑（高）	μmol/L	0～6
胆碱酯酶（PCHE）	4236		U/L	4300～13 200
前白蛋白（PA）	190		mg/L	170～420
血肌酐（CREA）	59.7		μmol/L	44～133
尿酸（UA）	268		μmol/L	90～360
尿素（UREA）	6.97		mmol/L	1.8～7.1
钙（CA）	2.34		mmol/L	2.12～2.75
磷（P）	1.19		mmol/L	0.96～1.62
镁（MG）	0.93		mmol/L	0.8～1.2
钾（K）	4.01		mmol/L	3.5～5.5
钠（NA）	138.9		mmol/L	135～145
氯（Cl）	103.8		mmol/L	96～110
碳酸氢根（HCO_3^-）	29.3		mmol/L	22～30
乳酸脱氢酶（LDH）	680	↑（高）	U/L	100～240
阴离子间隙（AG）	9.76		mmol/L	
总胆汁酸（TBA）	3.43		μmol/L	0～10
白球比值（A/G）	0.82	↓（低）		1.0～2.0

（2）尿常规：见表 1-17-3。

表 1-17-3　尿常规

项目	结果	高低	单位	参考区间
尿干化学分析（Dipstick）				
颜色（COLOR）	黄色			黄色
透明度（TUR）	微混			澄清
蛋白质（PRO）	阴性			阴性
隐血（BLD）	阴性			阴性
白细胞（LEU）	阴性			阴性
亚硝酸盐（NIT）	阴性			阴性
比重（SG）	1.031			1.003～1.035
酸碱度（pH）	6.0			4.5～8.0
尿糖（GLU）	阳性			阴性
酮体（KET）	阴性			阴性
胆红素（BIL）	阴性			阴性
尿胆原（URO）	阳性	↑		阴性或弱阳性
尿沉渣人工镜检				
红细胞（RBC）	0～1		/HPF	0～3
白细胞（WBC）	0～2		/HPF	0～5

（3）直接抗球蛋白试验：见表 1-17-4。

表 1-17-4　直接抗球蛋白试验

项目	结果	高低	参考区间
广谱抗球蛋白（Anti-Ig）	阳性	↑（高）	阴性
抗 IgG（Anti-IgG）	阳性	↑（高）	阴性
抗 C3d（Anti-C3d）	阳性	↑（高）	阴性

（4）尿含铁血黄素试验：见表 1-17-5。

表 1-17-5　尿含铁血黄素试验

项目	结果	高低	参考区间
含铁血黄素试验（Rous test）	阳性	↑（高）	阴性

（5）抗核抗体谱：见表 1-17-6。

表 1-17-6　抗核抗体谱

项目	结果	高低	参考区间
抗核抗体（ANA）	阳性	↑（高）	阴性
	颗粒型 1∶1000		

续表

项目	结果	高低	参考区间
抗 dsDNA 抗体（dsDNA）	阴性		阴性
抗 ENA 抗体			
抗 nRNP 抗体（nRNP）	阴性		阴性
抗 Sm 抗体（Sm）	阴性		阴性
抗 SS-A 抗体（SS-A）	阳性	↑（高）	阴性
抗 SS-B 抗体（SS-B）	阴性		阴性
抗 Scl-70 抗体（Scl-70）	阴性		阴性
抗 Jo-1 抗体（Jo-1）	阴性		阴性
抗 rRNP 抗体（rRNP）	阳性	↑（高）	阴性
抗线粒体抗体-M2（AMA-M2）	阴性		阴性
抗组蛋白抗体（anti-HIS）	阴性		阴性
抗着丝点抗体（CENP B）	阴性		阴性
抗增殖细胞核抗原抗体（PCNA）	阴性		阴性
抗核小体抗体（ANuA）	阴性		阴性

（6）抗心磷脂抗体：见表 1-17-7。

表 1-17-7　抗心磷脂抗体

项目	结果	高低	单位	参考区间
抗心磷脂抗体 IgM（ACL IgM）	25.17	↑（高）	PL-IgM-U/m	<12.0
抗心磷脂抗体 IgG（ACL IgG）	9.51		PL-IgG-U/m	<12.0
抗 β$_2$-糖蛋白 1 抗体 IgM（β$_2$-GP1 IgM）	170.37	↑（高）	RU/ml	<20.0
抗 β$_2$-糖蛋白 1 抗体 Ig G（β$_2$-GP1 IgG）	3.86		RU/ml	<20.0

（7）血清免疫球蛋白及补体：见表 1-17-8。

表 1-17-8　血清免疫球蛋白及补体

项目	结果	高低	单位	参考区间
免疫球蛋白 G（IgG）	22.10	↑（高）	U/L	7.23～16.85
免疫球蛋白 A（IgA）	4.35	↑（高）	U/L	0.69～3.82
免疫球蛋白 M（IgM）	4.17	↑（高）	g/L	0.63～2.77
补体 C3（C3）	0.421	↓（低）	g/L	0.6～1.5
补体 C4（C4）	0.055	↓（低）	U/L	0.12～0.36

（8）红细胞沉降率：见表 1-17-9。

表 1-17-9　红细胞沉降率

项目	结果	高低	单位	参考区间
红细胞沉降率（ESR）	83	↑（高）	mm/h	0～20

5. *最终诊断*　系统性红斑狼疮、自身免疫性溶血性贫血。

【临床思维分析】

患者血常规表现为全血细胞减少，大细胞不均一性贫血，网织红细胞数量显著增多，考虑溶血性贫血可能性大，进一步完善尿常规、生化全项等相关检查。生化结果显示胆红素水平升高，以间接胆红素升高为主，乳酸脱氢酶升高，尿常规显示尿蛋白（+）、胆红素（−），均支持溶血性贫血。溶血性贫血分为遗传性和获得性两大类，该患者祖籍北京，无贫血家族史，且成年发病，考虑获得性溶血性贫血可能性大，其中最常见的是自身免疫性溶血性贫血。直接抗球蛋白试验阳性支持自身免疫性溶血性贫血，尿含铁血黄素试验阳性提示存在慢性血管内溶血。自身免疫性溶血性贫血又分为原发性贫血（病因不明，约占45%）和继发性贫血两大类，该患者为年轻女性，除了贫血之外，还存在白细胞（淋巴细胞为主）数量减少、血小板数量减少，又伴有关节痛的症状，因此考虑继发性可能性大，以自身免疫性疾病（如系统性红斑狼疮）最为常见。通过完善自身抗体等相关检查，患者抗核抗体阳性（1∶1000）、抗 SS-A 抗体阳性、抗 rRNP 抗体阳性及抗心磷脂抗体和抗 $β_2$ 糖蛋白 1 抗体均阳性，血清免疫球蛋白 IgG、IgA 和 IgM 均增高，补体 C3 和 C4 均减低，红细胞沉降率增快，最终诊断为系统性红斑狼疮、自身免疫性溶血性贫血。

【相关检验基础知识】

1. 全血细胞减少的鉴别，不同疾病（如巨幼细胞贫血、再生障碍性贫血、骨髓增生异常综合征等）的血常规特点。

2. 溶血性贫血的实验室检查：血常规、尿常规、生化、直接抗球蛋白试验、尿含铁血黄素试验、血红蛋白电泳、红细胞渗透脆性试验等。

3. 自身免疫性疾病的相关实验室检查：抗核抗体谱、抗心磷脂抗体、血清免疫球蛋白、补体、红细胞沉降率、C 反应蛋白等。

（邢　莹　屈晨雪）

病例 18　一例乙二胺四乙酸依赖性血小板减少的病例分析

【本例要点】

1. 乙二胺四乙酸（EDTA）依赖性血小板减少处理方法

（1）采用预稀释模式检测。

（2）用枸橼酸钠抗凝剂，结果无明显变化时可采用肝素。

（3）加入氨基糖苷类抗生素，如阿米卡星。

（4）手工计数：手工法按《全国临床检验操作规程》，吸取末梢血 20μl 添加到 0.38ml 草酸铵稀释液中，混匀后充池、静置 15 分钟，显微镜下分别计数 3 次。

用末梢血草酸铵稀释法计数血小板时，使用的器材必须规范，混悬液滴入计数池后应静置 15 分钟后再计数，并在 1 小时内完成。时间过短，血小板未完全沉下；时间过长，血小板被破坏，会使结果偏低。

注意：更换抗凝剂检测的同时应配合涂片确认血小板是否存在聚集以避免对多抗凝剂聚集患者的误诊。

2. 本例的处理流程 从分析前、分析中和分析后三方面寻找原因，排除其他因素后确定标本无凝集，确认患者无临床症状，无明显诱因；依据血涂片镜检与临床沟通，更换抗凝剂重新采集标本；EDTA 依赖性血小板假性减少，采取恰当的方法纠正得到结果；更换抗凝剂检测的结果需结合血涂片确认；手工计数仍是日常检测的可靠依据。

【病例概况】

一、病史

1. 主诉 患者，男，77 岁，突发上腹痛 8 小时。

2. 现病史 患者 8 小时前无明显诱因出现上腹痛症状，呈持续性钝痛，阵发性加重，无明显放射痛，疼痛与体位无关，伴恶心、呕吐 4 次，呕吐物均为胃内容物，无胸闷、心悸、大汗，无寒战、高热，无晕厥及意识障碍，无全身皮肤、巩膜黄染，患者上述症状无明显缓解，为求诊治就诊于某医院，行腹部 X 线检查未见异常，行实验室检查显示白细胞 12.34×10⁹/L，中性粒细胞百分比 79.3%。血生化：ALT 156.1U/L，AST 259.3U/L，TBIL 32.1μmol/L，DBIL 15.1μmol/L，血淀粉酶 4449U/L。考虑患者为胰腺炎，给予抗炎、抑酸、抑酶等对症治疗，患者症状略有缓解，患者为求进一步治疗就诊于笔者所在医院。全腹平扫显示胰腺周围有渗出，胆囊结石、胆囊炎不除外。为进一步诊治急诊以"腹痛待查、急性胰腺炎"收住普外科病房。患者饮食、精神、睡眠可，大、小便如常，体重无明显变化。

3. 查体 体温 36.8℃，脉搏 88 次/分，血压 110/63mmHg。

4. 相关实验室检查、影像学或其他检查

（1）实验室检查：白细胞 12.34×10⁹/L，中性粒细胞百分比 79.3%，血生化检查显示 ALT 156.1U/L，AST 259.3U/L，TBIL 32.1μmol/L，DBIL 15.1μmol/L，血淀粉酶 4449U/L。

（2）全腹平扫：胰腺周围有渗出，胆囊结石、胆囊炎不除外。

（3）本院腹部 CT：急性胰腺炎伴周围渗出，胆囊结石、胆囊炎不除外，肝小囊肿。

本次相关血小板检测结果：17×10⁹/L ［参考范围（125～350）×10⁹/L］，触发实验室设定规则仪器复检结果 34×10⁹/L（PLT-F），同时仪器自动推染片，阅片复检，血涂片见图 1-18-1。

二、诊断

1. 初步诊断 急性胰腺炎合并 EDTA 依赖性血小板减少。

2. 诊断依据 患者血液无明显凝块，血涂片中可见成堆的血小板聚集。

3. 鉴别诊断 其他原因导致的血小板假性降低（如标本凝集，冷凝集素、肝素诱导血小板聚集等）。

4. 进一步检查 重新采血及更换抗凝剂采血检测，血涂片镜检。

5. 最终诊断 急性胰腺炎合并 EDTA 依赖性血小板减少。

三、治疗及处理

1. 更换枸橼酸钠抗凝剂进行检测，血小板检测结果升至 88×10⁹/L，血涂片仍可见血小板小堆聚集。

2. 更换肝素抗凝管血小板检测结果升至 183×10⁹/L。

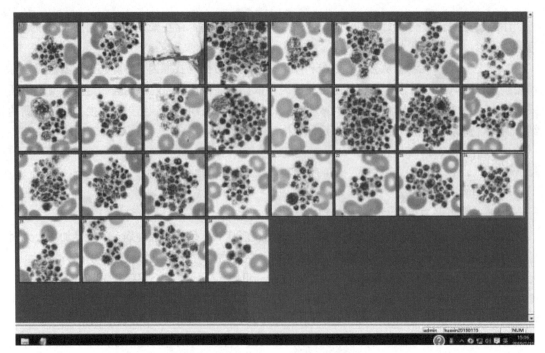

图 1-18-1　血涂片（彩图见文后插页）

3. EDTA 依赖性血小板减低是体外的假性降低，不会给患者带来任何不适，不需要任何治疗。

【临床思维分析】

1. 分析　对于异常检验结果，首先要复查排除偶然误差，然后从以下 3 个方面排查。

（1）分析前

1）医嘱信息：从医嘱信息中寻找原因。

2）患者因素：包括患者采样前的准备；是否存在可能影响实验结果的因素；患者既往的结果、病史及药物服用情况。

3）标本采集、保存、运送：标本是否正确采集；保存、运送是否符合实验要求。

（2）分析中

1）仪器、试剂：查看质控是否在控；检测前后是否更换试剂、消耗品。

2）环境：环境的温湿度；对比同批次检测标本有无异常可以排除。

3）干扰因素：重复检测或更换仪器检测以排除。

（3）分析后

1）结果传输：查看仪器检测结果与信息系统内的结果确定传输无误。

2）报告：核对仪器的散点图、直方图、反应曲线等信息确认实验有效；对于血常规检测结果的异常应根据结果触发的规则进行复检或涂片镜检，镜检后应结合形态学注释发放结果。

2. 解释　结合患者的临床表现及既往病史，本例患者血小板减少的原因分析如下。

（1）标本因素：采集不当造成的凝集，重新采集标本进行检测。

（2）仪器试剂因素

1）系统误差：质控，标本结果趋势性异常。

2）随机误差：重复检测以排除。

（3）患者自身因素

1）血小板减少相关的疾病。

2）药物因素（与临床沟通患者的原发病，是否伴出血点，是否应用了可能导致血小板减少的药物）。

3）抗凝剂引起的血小板假性减少。

3. 处理　排查后，我们确认本例患者为 EDTA 依赖性血小板减少症。临床常用的处理方法：更换抗凝剂，常用枸橼酸钠，注意液体抗凝剂造成的结果稀释作用；用预稀释模式检测；手工计数。上述方法均需患者配合重新采血，而加入阿米卡星能纠正多抗凝剂依赖性假性血小板减少症患者的血小板计数，起到抑制血小板聚集并解离聚集血小板的作用，其机制可能与抑制了血小板膜表面标志物 CD62p 的表达有关。

【检验基础知识】

1. EDTA 依赖性血小板减少　血小板减少症是指由多种原因导致血小板计数小于参考值下限。EDTA 依赖性血小板减少症是 EDTA 抗凝全血后血小板聚集和（或）产生血小板卫星现象导致血细胞分析仪检测的血小板数量减少的现象。EDTA 依赖性血小板减少的发生率为 0.09%～0.21%。血小板假性减少结果会给临床造成不必要的困扰，甚至导致误诊及错误治疗。

2. 如何识别　首次血小板计数小于参考值下限或 LIS 系统中与 3 天内的结果对比突然显著降低且患者无临床症状。

（1）仪器报警：血小板聚集，血小板异常分布，大血小板，电阻抗法与光学法或荧光法的结果有差异。

（2）检查标本无凝集。

（3）复检标本，结果无明显差异。

（4）血涂片镜检可见成堆血小板聚集。

（5）更换抗凝剂采血，血小板计数结果显著升高。

（6）EDTA 抗凝标本随放置时间延长血小板进行性下降。

3. 发生机制（图 1-18-2）

（1）EDTA 可使血液发生免疫介导，产生冷抗血小板自身抗体，使血小板发生相互聚集，这种抗体还可以直接作用于血小板膜糖蛋白 Ⅱ b/Ⅲ a，进而可与淋巴细胞或单核细胞膜上 Fc 段结合，出现卫星现象。

（2）钙离子可以维持 GPⅡb/Ⅲa 的异二聚体结构，其被 EDTA 螯合后，GPⅡb 分离出来，其抗原表位暴露，与血浆中的冷抗血小板自身抗体结合，激活细胞中的磷脂酶 A_2 和磷脂酶 C，水解血小板膜磷脂，释放花生四烯酸（AA）、二磷酸腺苷（ADP）、5-羟色胺（5-HT）、胶原、内源性钙离子等活性物质，进而活化血小板和纤维蛋白原受体，两者聚集成团。

上述原因导致血小板体积增大。采用血液分析仪的电阻抗法计数，血细胞为相对非导电性的，悬浮在电解质溶液中的颗粒通过计数小孔时产生电阻的变化，从而对血细胞进行计数和体积的测定。卫星现象和聚集成团的血小板无法被分析仪识别为血小板，导致血小板计数偏低；血小板聚集的大小与白细胞体积接近时，又将使白细胞计数假性增高。

EDTA 依赖性血小板减少症可见于正常人，但多数伴癌症、自身免疫病、肺源性心脏病、肝病及不明原因疾病。发病率不高，但应更换检测方法纠正以避免误诊。

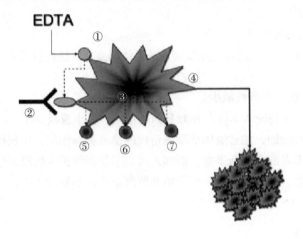

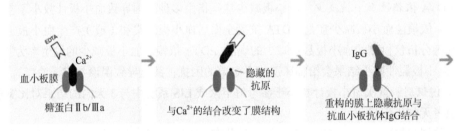

图1-18-2　EDTA依赖性血小板减少发生机制

①GpⅡbⅢa：血小板膜糖蛋白Ⅱb/Ⅲa；②Anti-GpⅡbⅢa：血小板膜糖蛋白Ⅱb/Ⅲa抗体；③Platelet activation：血小板活化；④Aggregation and clumping：聚集；⑤GMP140：血小板颗粒膜糖蛋白；⑥Gp56：血小板膜蛋白56；⑦Thrombospondin：血小板凝血酶敏感蛋白

本例患者以胰腺炎收治入院，同时有胆囊结石、胆囊炎；冠状动脉硬化性心脏病、不稳定型心绞痛、冠状动脉支架植入术后；心律失常、有心脏起搏器；脑梗死后遗症；反流性食管炎；肝功能异常；高血压；肾功能异常。EDTA依赖性血小板减少的发生可能与基础疾病多、患者的免疫状态及肝肾功能异常相关。

（秦　宇　闪全忠）

病例19　血常规三系减低一例浅析

【本例要点】

血常规三系减低患者，检验因素方面分析是否存在分析前、分析中、分析后等影响因素，临床疾病方面首先除外继发疾病，再考虑血液系统原发疾病。

【病例概况】

一、病史

1. 主诉　患者，女，57岁，乏力1月余。

2. **现病史**　患者因乏力 1 月余入院，患者于 1 月余前出现全身乏力，余未见明显异常。既往乙型肝炎病史 20 余年。

3. **查体**　神志清楚，全身皮肤黏膜无黄染及出血点，浅表淋巴结未扪及肿大。腹软，肝肋下未扪及，脾肋下约 10cm，质地较硬，边界清楚，无压痛。

4. **相关实验室、影像学或其他检查**

（1）肝肾功能：未见异常。

（2）血常规：见表 1-19-1。

表 1-19-1　血常规

项目	结果	高低	单位	参考区间
白细胞计数（WBC）	1.29	↓（低）	10^9/L	3.5～9.5
红细胞计数（RBC）	1.50	↓（低）	10^{12}/L	3.80～5.10
血红蛋白浓度（HGB）	46	↓（低）	g/L	115～150
红细胞比容（HCT）	13.7	↓（低）	%	35.0～45.0
平均红细胞体积（MCV）	91.3		fl	82～100
平均红细胞血红蛋白含量（MCH）	30.7		pg	27.0～34.0
平均红细胞血红蛋白浓度（MCHC）	336		g/L	316～354
红细胞体积分布宽度（RDW-CV）	20.3	↑（高）	%	<14.9
红细胞体积分布宽度（RDW-SD）	55.6	↑（高）	fl	39.0～46.0
血小板计数（PLT）	61	↓（低）	10^9/L	125～350

（3）腹部彩超：脾肋下 10.8cm。

二、诊断

1. **初步诊断**　三系减低待查。

2. **诊断依据**　患者血常规检查提示三系减低。

3. **鉴别诊断**

（1）患者血标本无凝集、联系临床抽血合格、当天室内质控在控、核对仪器数据传输无异常，不考虑检验相关因素导致三系减低。

（2）继发性三系减低：可查 C 反应蛋白、降钙素原（PCT）、自身抗体、肿瘤标志物等除外感染、自身免疫病及肿瘤等疾病。

（3）血液系统原发疾病：完善外周血及骨髓穿刺检查除外白血病及骨髓增生异常综合征、恶性组织细胞病、淋巴（肉）瘤细胞白血病、噬血细胞综合征、多发性骨髓瘤、再生障碍性贫血、巨幼细胞贫血、恶性贫血、急性造血功能停滞、阵发性睡眠性血红蛋白尿、骨髓纤维化等疾病。

4. **进一步检查**

（1）外周血细胞图像分析：红细胞大小、色素、形态及排列未见明显异常；白细胞少见，形态未见明显异常；血小板少见，形态未见明显异常。

（2）骨髓穿刺：增生Ⅱ级，粒红两系比例及形态大致正常，全片见巨核细胞 40 个，颗粒型多见，偶见幼稚巨核细胞，血小板少见。

（3）实验室检查：乙型肝炎 5 项呈大三阳；C 反应蛋白、降钙素原、自身抗体、肿瘤标志物在正常范围。

（4）腹部增强 CT：提示肝硬化，肝外门静脉增宽，脾大，胃底食管静脉曲张。

5. 最终诊断　肝炎后肝硬化、脾功能亢进。

三、治疗

针对该患者脾功能亢进的原因明确为肝炎后肝硬化，应积极治疗原发病。如果不能收效而原发病允许，可以考虑脾切除，但要严格掌握脾切除指征，切脾后可引起继发性血小板增多症，对于卧床或老年患者有引起血栓并发症的危险。切脾后，因去除了保护性血液过滤器，幼年患者易发生血源性感染。所以对于幼年、老年及长期卧床的患者要特别慎重。

【临床思维分析】

1. 检验环节

（1）检验前：观察标本，联系临床，了解有无凝块、采血量抗凝管是否合适、是否输液侧抽血等。

（2）检验中：判断室内质控、仪器状态、试剂情况和操作流程是否有问题。

（3）检验后：核对仪器数据是否正确传输，联系临床了解结果是否与患者症状相符。

2. 临床情况　三系减低临床诊断思路：首先除外继发，后考虑原发。

（1）继发因素分析

1）感染性疾病：伤寒、结核及病毒、严重细菌感染。

2）免疫因素：免疫相关性全血细胞减少症。

3）放射线损伤：急性放射病。

4）其他：多器官功能衰竭（感染、中毒、严重创伤）、骨髓转移癌。

可进一步完善感染指标如 C 反应蛋白、降钙素原、自身抗体、肿瘤标志物检查并结合影像学评估。

（2）原发因素分析：判断是否为血液系统疾病引起，如急性白血病、骨髓增生异常综合征、恶性组织细胞病、淋巴（肉）瘤细胞白血病、噬血细胞综合征、多发性骨髓瘤、再生障碍性贫血、巨幼细胞贫血、恶性贫血、急性造血功能停滞、阵发性睡眠性血红蛋白尿、骨髓纤维化、脾功能亢进。可完善外周血细胞图像、骨髓检查，必要时完善流式细胞学及分子生物学检查评估。

【相关检验基础知识】

1. 血常规检验的原理及各项目的临床意义。

2. 乙肝表面抗原检验的原理及临床意义。

3. 肝功能检查的相关项目及临床意义。

（赵慧茹　吴　俊）

病例 20　不可小觑的细胞形态

【本例要点】

血常规检查发现贫血和（或）血小板减低时，诊断有很多种可能，试列举部分如下。

1. **患者无症状而血小板低下** 临床较常见，理当进行血涂片镜检看是否有血小板聚集或大血小板以除外假性减少（各种抗凝剂或药物诱导聚集均可导致），这样可避免不必要的骨髓穿刺和恐慌甚至医患纠纷。

2. **无明显原因的贫血** 尤其年轻男性贫血，符合骨髓穿刺指征，要留意骨髓增生异常综合征甚至急性髓系白血病（AML）可能，需要关注是否为大细胞贫血、形态学上能否发现原幼细胞（哪怕只是偶见）及观察红细胞的形态[体积是否增大、有无碎片、是否出现有核红细胞、网织红细胞计数（Ret）结果如何等]。

3. **患者三系真性减少** 除了根据症状、体征、细胞形态、流式细胞学、遗传分子生物学等指标判断，也得关注 MCV，当然还要关注贫血系列叶酸、维生素 B_{12}、外周血形态是否病态造血及其程度等，综合判断，尤其需除外巨幼细胞贫血，防止过度诊治，毕竟典型的巨幼细胞贫血根本不用骨髓穿刺，早期叶酸、维生素 B_{12} 治疗即可。

总之，血液病尤其白血病的诊断需要综合细胞形态（M）、细胞免疫学（I）、细胞遗传学（C）及分子生物学（M）考虑。

【病例概况】

一、病史

1. **主诉** 患者，男，75 岁，活动后气促、乏力 20 天。

2. **现病史** 患者于 20 天前开始出现乏力，活动后气促，偶有干咳，余无不适，未予以重视，3 天前自感乏力加重，遂来就诊。

3. **查体** 贫血貌，体温 37.6℃，脉搏 86 次/分，呼吸 20 次/分，血压 130/80mmHg，浅表淋巴结不大，巩膜无黄染，扁桃体及甲状腺不大，胸骨压痛不明显，心界不大，心率 86 次/分，律齐，无杂音，双肺听诊无干湿啰音，腹平软，肝脾未触及，双下肢散在瘀斑。

4. **相关实验室、影像学或其他检查** 血常规提示白细胞 $25×10^9/L$，血红蛋白 84g/L，血小板 $37×10^9/L$，中性粒细胞百分比 65%，淋巴细胞百分比 35%，叶酸及维生素 B_{12} 均未减少，外周血涂片瑞氏染色镜检，部分细胞见图 1-20-1。胸部 X 线片未见异常。

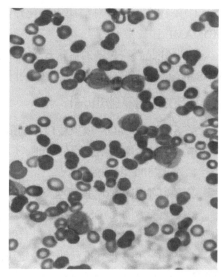

图 1-20-1 外周血涂片（彩图见文后插页）

二、诊断

1. 初步诊断

（1）中度贫血。

（2）两系减低原因待查。

（3）MDS、AML 可能。

2. 诊断依据

（1）活动后气促、乏力 20 天，查血红蛋白 84g/L。

（2）白细胞 $25×10^9/L$，血红蛋白 84g/L，血小板 $37×10^9/L$，双下肢散在瘀斑。

（3）涂片染色镜检可见原幼细胞及 Auer 小体。

3. 鉴别诊断

（1）类白血病：白细胞可以更高，但血红蛋白及血小板一般不会明显降低，且骨髓及外周血不会出现原始细胞的比例升高，治疗感染等原发疾病后血常规可以恢复。

（2）急性淋巴细胞白血病：通常骨髓和外周血中原幼淋巴细胞比例增高，当骨髓中原幼淋巴细胞比例超过 20% 时可诊断。POX 染色、PAS 染色等细胞化学染色或流式细胞学检测可鉴别。一般不会出现 Auer 小体。

（3）巨幼细胞贫血：通常会造成血细胞减少，为大细胞贫血，甚至骨髓中出现核质发育失衡细胞，但原始细胞比例不会明显增加，通过叶酸、维生素 B_{12} 试验性治疗，可治愈。

4. 进一步检查　骨髓细胞形态学：骨髓取材与涂片良好，骨髓小粒易见；骨髓增生明显活跃；粒系增生明显活跃，分类占 64%，其中原始粒细胞占 12%，该部分细胞胞体中等大小、圆形或近圆形，胞核细致、平坦，易见一个或多个核仁，胞质量中等、轻度嗜碱，可见 Auer 小体；中幼、晚幼阶段细胞易见巨幼变、胞质"黄沙土样"改变，成熟杆状阶段细胞可见核分叶不良等改变；红系占 30%，各阶段细胞比例不同程度增高，以晚幼阶段细胞增高为主，晚幼阶段细胞易见微小核、H-J 小体、嗜碱点彩、核出芽、花瓣核、巨幼变及类巨变等改变（此类细胞约占全部有核红细胞的 30% 以上）；淋巴细胞及单核细胞未见明显异常；浏览全片，共计数 23 个巨核细胞，分类以颗粒型为主，血小板呈小堆或零星散在；铁染色：外铁（+++），内铁阳性率为 74%，其中 I 型 18%，II 型 26%，III 型 14%，IV 型 16%（其中环形铁粒幼细胞占 5%）。结论：形态学考虑 MDS-EB-2。

5. 最终诊断　MDS-EB-2。

三、治疗

恶性血液系统疾病经过 MCIM 综合诊断后，依据分型进行个体化化疗、诱导缓解和（或）移植。

【临床思维分析】

该患者高度疑似为血液系统恶性肿瘤患者，询问病史时应着重留意以下几点。

1. 既往有无实体肿瘤病史、化疗药物累计量等，因为实体肿瘤药物治疗导致的治疗相关 MDS/AML 比较常见。

2. 既往是否有长期的血常规体检或检查，是否留意平均红细胞体积（MCV）的大小。老年 MDS 的诊断，呈现不断增大的动态过程。

【相关检验基础知识】

形态学诊断 MDS 或急性白血病依赖于外周血尤其骨髓的原始细胞数量。进行骨髓细胞形态学检验、计数原始细胞百分比时，应注意以下细节。

1. 分类 500 个有核细胞。

2. 原红细胞和原巨核细胞不能作为原始细胞计入。

3. 某些病例如 MDS 患者，其骨髓中 B 祖细胞可能增多，经验不足时可能将其误认为是原始细胞，流式细胞术免疫表型分析有助于鉴定。

4. WHO 2016 年标准已明确规定废除 NEC（除去红系有核细胞及淋巴细胞和浆细胞等非造血细胞），而采用原始细胞与所有有核细胞之比作出 MDS 与 AML 的诊断与分型。

（徐小用）

病例 21　贫血伴腹痛一例

【本例要点】

1. **血常规**　提示小细胞低色素性贫血,可见于缺铁性贫血、铁粒幼细胞性贫血、铅中毒、地中海贫血、异常血红蛋白病、慢性病贫血等。

2. **骨髓细胞形态学检查**　嗜碱性点彩红细胞多见,铁利用障碍。

嗜碱性点彩红细胞升高见于,①中毒患者:如铅、汞、银、铋、硝基苯、苯胺等中毒时,显著增高;②各类贫血:溶血性贫血、巨幼细胞贫血、恶性贫血等。

3. **检验与临床沟通的重要性**　小小的嗜碱性点彩红细胞为临床提供了方向,帮助我们找到了困扰患者近 1 年腹痛的原因——铅中毒。

【病例概况】

一、病史

1. **主诉**　间断腹痛、腹胀、反酸、胃灼热,进食后恶心、呕吐。

2. **现病史**　患者 9 个月前无明显诱因出现腹痛,为脐周持续性绞痛,程度尚可,可忍受,为空腹痛,进餐后疼痛可缓解,可向背部放射,无夜间痛,偶有黑粪〔患者偶有足跟痛,间断服用洛索洛芬钠(乐松)〕,发作频率不清,无呕血、便血等情况,就诊于消化科。胃镜检查:慢性非萎缩性胃炎、十二指肠球溃疡 S1 期,给予枸橼酸莫沙必利分散片、吉法酯(惠加强)等治疗后,自觉腹痛症状好转。近 3 个月,患者无明显诱因再次出现腹痛,性质、症状同前,就诊于笔者所在医院综合科,给予患者抑酸、保护胃黏膜等对症治疗,未见明显好转,其间行胃镜检查,显示慢性非萎缩性胃炎、十二指肠球部溃疡 S2 期。近 3 个月体重减轻约 10kg,现患者为进一步明确诊治入院。

3. **查体**　神志清楚,精神可,贫血貌,双肺呼吸音清,心律齐,各瓣膜区未闻及杂音。腹软,脐周轻压痛,无反跳痛、肌紧张,未触及包块。

4. **相关实验室、影像学或其他检查**

(1)血常规:见表 1-21-1。

(2)骨髓形态学检查:嗜碱性点彩红细胞多见,铁利用障碍。

(3)影像学或其他检查

1)胃镜检查:慢性非萎缩性胃炎、十二指肠球溃疡 S2 期。

2)肠镜、全消化道造影、全腹增强 CT、腹部计算机体层血管成像(CTA)、胶囊内镜:未见明显异常。

表 1-21-1　血常规

项目名称	英文缩写	检验结果	高低	单位	参考区间
白细胞	WBC	7.04		10^9/L	3.5～9.5
红细胞	RBC	2.48	↓(低)	10^{12}/L	女:3.8～5.1
血红蛋白	HGB	75	↓(低)	g/L	女:115～150

项目名称	英文缩写	检验结果	高低	单位	参考区间
血细胞比容	HCT	21.9	↓（低）	%	女：35～45
平均红细胞体积	MCV	82.1		fl	82～100
平均红细胞血红蛋白量	MCH	26.9	↓（低）	pg	27～34
平均红细胞血红蛋白浓度	MCHC	319		g/L	316～354
红细胞体积分布宽度（CV）	RDW-CV	16.6	↑（高）	%	0～15.0
红细胞体积分布宽度（SD）	RDW-SD			fl	39.0～46.0
血小板	PLT	227		10^9/L	125～350
血清铁	Fe	20		μmol/L	10.6～36.7
总铁结合力	TIBC	40.2	↓（低）	μmol/L	44.8～80.6
铁蛋白	Ferritin	429.05	↑（高）	ng/ml	22～322
叶酸	FOL2	7.1		ng/ml	＞5.38
维生素 B_{12}	$VitB_{12}$	609.0		pg/ml	211～911

二、诊断

1. **初步诊断** 结合骨髓穿刺结果分析不除外铅中毒的可能，完善重金属中毒检测。

2. **诊断依据**

（1）追问病史：患者有服用非正规渠道的药物史。

（2）骨髓形态学检查：嗜碱性点彩红细胞多见，铁利用障碍。

3. **鉴别诊断** 腹痛＋贫血：十二指肠溃疡、胃食管反流、胆囊炎、非甾体抗炎药（NASID）相关性胃黏膜损害、不全肠梗阻、消化道肿瘤。

4. **进一步检查** 检测结果：尿铅 0.246mg/L↑；血铅 1036μg/L↑；尿汞、尿砷未见异常。

5. **最终诊断** 考虑慢性铅中毒。

三、治疗

驱铅治疗，患者腹痛症状明显好转。

【临床思维分析】

1. **分析思路** 贫血→小细胞低色素性贫血；便隐血（＋）、十二指肠溃疡失血性贫血→缺铁性贫血？

2. **贫血的诊断**

（1）确认贫血的存在及其程度。

（2）了解贫血的形态学类型。

（3）贫血的病因学诊断：行骨髓穿刺，显示嗜碱性点彩红细胞增多，铁利用障碍，结合铁代谢指标均不支持缺铁性贫血。

3. **嗜碱性点彩红细胞**

（1）正常：＜0.03%。

（2）升高：①中毒患者，如铅、汞、银、铋、硝基苯、苯胺等中毒时，显著增高；②各类贫血，溶血性贫血、巨幼细胞贫血、恶性贫血等。

4. 造成本例患者嗜碱性点彩红细胞升高的原因 检验人员需要了解患者的临床信息。经与主治医师联系，此患者为疑难病例，患者 9 个月前无明显诱因出现腹痛，其间消化道全面检查没有找到原因。临床医师的困惑：①经过抑酸保护胃黏膜治疗后仍有腹痛；②腹痛在脐周明显；③贫血给予补铁治疗，效果不明显。根据医师提供患者的临床情况，并结合实验室检查，根据患者骨髓细胞形态学检查出现的特点，检验人员提示铅中毒的可能性，建议追问病史及进行重金属检查。

5. 本病例分析的体会 ①加强与临床的联系，为临床提供有价值的报告；②注重实践中总结经验、提高分析能力，善于用临床资料为细胞形态学诊断提供依据；③贫血伴腹痛警惕铅中毒。

【相关检验基础知识】

铅中毒相关检验基础知识如下。

1. 病因 环境暴露、药物。

2. 途径 呼吸道、消化道、皮肤。

3. 发病机制

（1）铅对造血系统的损伤

1）影响血红蛋白的合成：主要是铅干扰血红蛋白合成过程而引起其代谢产物变化（卟啉代谢障碍影响血红素的合成），最后导致贫血。

2）环形铁粒幼细胞：铅抑制血红素合成酶，干扰铁与原卟啉结合成血红素，幼红细胞内铁蓄积所致。

3）嗜碱性点彩红细胞：嘧啶核苷酸和核糖体 RNA 降解发生障碍并在红细胞内蓄积所致。

4）溶血：铅可激活红细胞膜上的 Na^+-K^+-ATP 酶，使红细胞内钾离子增加并逸出致细胞膜崩解及红细胞脆性增加导致红细胞易于溶解、破坏，引起溶血。

（2）铅对神经系统的损伤：卟啉代谢障碍，进而影响中枢抑制性递质 γ-氨基丁酸（GABA）的功能，引起认知能力下降等一系列神经行为学改变；明显抑制培养皮质神经元的存活和突起生长，铅浓度越大越明显；干扰神经细胞的代谢，运动神经传导速度减慢，铅接触者部分可出现神经-肌电图的异常改变。

（3）铅对消化系统的损伤：抑制肠壁碱性磷酸酶和 ATP 的活性，致神经丛病变，引起肠壁平滑肌痉挛；或致小动脉壁平滑肌收缩引起肠道缺血，导致肠道平滑肌痉挛，发生腹绞痛；肝损害多见于急性铅中毒，临床观察职业性铅中毒也可引起肝损害。

（4）铅对肾脏的损伤：铅影响线粒体的功能可造成肾小管损害；急性铅肾病多见于儿童铅中毒，以损害肾近曲小管壁细胞为主，使肾小管再吸收障碍；慢性铅肾病多见于成年人职业性铅接触，病理特点是肾间质纤维化，肾小管萎缩与细胞增生并存，早期临床表现很隐匿。

（赵燕田）

病例 22 血小板减少一例

【本例要点】

1. 免疫性血小板减少症（ITP） 免疫性疾病、排除性诊断。

2. **血小板减少性疾病的诊断思路**

（1）区分是真性血小板减少还是假性血小板减少。

（2）确认血小板减少，分析其减少原因：结合外周血和骨髓细胞形态学检查、血小板抗体检测、肝肾功能及其他检测，分析病因并确诊疾病。

（3）病理性血小板减少的原因：生成减少、消耗增多、破坏增多、分布异常。

【病例概况】

一、病史

1. **主诉** 患者，男，15岁，1周前发热、咳嗽，2天前出现皮肤、黏膜出血点。

2. **现病史** 患者因皮肤、黏膜出血点2天入院。1周前患者有上呼吸道感染。否认肝病、结核病史及接触史，否认外伤手术史，否认药物过敏史。

3. **查体** 一般状态良好，颈部、上胸部少量针尖样出血点，双足部、双下肢大量散在皮肤瘀点，部分融合成片，无疼痛、瘙痒感。无贫血貌，无咽充血，浅表淋巴结无肿大，肺部听诊音清，心音规整，律齐，未闻及杂音，腹软，肝、脾肋下未触及肿大，神经系统检查无明显异常。

4. **相关实验室、影像学或其他检查**

（1）相关实验室检查

1）血常规：见表1-22-1。

表1-22-1 血常规

项目名称	英文缩写	检验结果	高低	单位	参考区间
白细胞	WBC	5.29		10^9/L	3.5～9.5
红细胞	RBC	4.83		10^{12}/L	男：3.8～5.1
血红蛋白	HGB	138		g/L	男：130～175
血细胞比容	HCT	40.1		%	男：40～50
平均红细胞体积	MCV	85.2		fl	82～100
平均红细胞血红蛋白量	MCH	29.4		pg	27～34
平均红细胞血红蛋白浓度	MCHC	344		g/L	316～354
红细胞体积分布宽度（CV）	RDW-CV	12.5		%	0～15.0
红细胞体积分布宽度（SD）	RDW-SD	39.4		fl	39.0～46.0
血小板	PLT	10	↓（低）	10^9/L	125～350

2）凝血常规检查：正常。

3）血小板抗体检测：阳性。

4）骨髓细胞学检查：提示巨核细胞数目增多伴成熟障碍，血小板减少，粒系和红系正常。巨核细胞224个（面积：2.5cm×2cm），幼稚巨核细胞96个，颗粒巨核细胞114个，产板巨核细胞11个，裸核3个。

（2）相关影像学或其他检查：未见异常。

二、诊断

1. **初步诊断** 考虑为免疫性血小板减少症的可能性大。

2. 诊断依据

（1）临床：该患者起病急，病程短。上呼吸道感染后自发皮肤、黏膜出血，出血特点主要为皮肤、黏膜的瘀点、瘀斑，无深部血肿。

（2）实验室检查：患者凝血常规正常，两次检测血小板均<100×10⁹/L，骨髓涂片提示巨核细胞数目增多伴成熟障碍，粒系和红系正常，该患者为血小板减少引起的紫癜性疾病。

（3）结合病史，考虑为免疫性血小板减少性紫癜的可能性大。

3. 鉴别诊断

（1）骨髓细胞学检查提示巨核细胞数目增多伴成熟障碍，粒系和红系正常，因此可排除原发血液系统疾病引起血小板生成减少。

（2）肝、脾大小正常，可排除因分布异常引起的血小板减少。

（3）无 DIC 的临床表现，无 TTP 的典型三联征表现，因此可排除消耗过多引起的血小板减少。

4. 进一步检查　血小板抗体检测阳性。

5. 最终诊断　免疫性血小板减少症。

三、治疗

应用糖皮质激素进行治疗后，患者血小板恢复正常。

【临床思维分析】

1. 分析思路

（1）出血性疾病根据临床出血特点分为两类，一类为由血管壁和血小板异常引起的出血性疾病，另一类为凝血因子减少引起的出血性疾病。

（2）从临床出血特点来看，该患者主要为皮肤、黏膜的瘀点、瘀斑，无深部血肿。

（3）从实验室检查看，该患者凝血常规正常，两次检测血小板均<100×10⁹/L，骨髓涂片提示巨核细胞数目增多伴成熟障碍，粒系和红系正常，该患者为血小板减少引起的紫癜性疾病。

（4）结合病史，考虑为免疫性血小板减少性紫癜的可能性大。

2. 免疫性血小板减少症的实验室检查常用的项目

（1）血常规：外周血血小板数目明显减少，贫血常为正细胞性，并与血液丢失程度平行。

（2）止血和血液凝固试验：出血时间延长、血块收缩不良、束臂试验阳性。

（3）骨髓：巨核细胞数目增多或正常形态上可呈成熟障碍改变。红系和粒系通常正常。

（4）抗血小板抗体：大部分免疫性血小板减少症患者的血小板或血清可检测出抗血小板膜糖蛋白（GP）复合物抗体。

3. 诊断免疫性血小板减少症的特殊实验室检查

（1）血小板膜抗原特异性自身抗体检测。

（2）血小板生成素（TPO）巨核细胞生长因子。

（3）幽门螺杆菌、人类免疫缺陷病毒（HIV）、丙型肝炎病毒（HCV）检测。

【相关检验基础知识】

免疫性血小板减少症相关检验基础知识如下。

1. 获得性自身免疫性出血性疾病，占出血性疾病的 1/3，老年人高发，以皮肤黏膜出血为主，需除外其他明显或潜在引起血小板减少的因素，强调由免疫介导而发病。

2. 病因

（1）感染：发病前 2 周有上呼吸道感染史。

（2）免疫因素：自身抗体。

（3）其他因素：雌激素。

3. 发病机制

（1）自身抗体致敏的血小板被单核巨噬细胞系统过度破坏。

（2）血小板生成减少/破坏增多。

（3）新观点：①体液免疫，自身抗体介导的巨核细胞数量和质量异常；②细胞免疫，细胞毒 T 淋巴细胞直接溶解血小板。

4. ITP 的诊断依据

（1）至少 2 次化验血小板计数减少，血细胞形态无异常。

（2）脾脏一般不增大。

（3）骨髓检查：巨核细胞数增多或正常，有成熟障碍。

（4）须排除其他继发性血小板减少症。

（5）诊断免疫性血小板减少症的特殊实验室检查。

5. 血小板减少的原因

（1）病理性血小板减少的原因

1）生成障碍：AA、AL、MA 及骨髓纤维化等。

2）破坏过多：免疫性血小板减少症、脾功能亢进、体外循环、药物过敏、输血后血小板减少症等。

3）消耗增多：DIC、TTP 等。

4）分布异常：脾大及肝硬化等。

（2）假性减少：见于 EDTA 诱导血小板聚集使仪器不能计数聚集的血小板的情况，此时出现血小板计数减少，但在血涂片中可见较多聚集的血小板。

6. 急/慢性免疫性血小板减少症的区别见表 1-22-2。

表 1-22-2　急/慢性免疫性血小板减少症的区别

	急性	慢性
发病年龄	2~6 岁，儿童	15~40 岁，成年人
性别（女：男）	1：1	3：1
发病率（/10^6）	10~40	66
诱因	病毒感染	不明显
起病	急（出现症状<1 周）	缓（出现症状>2 个月）
症状	皮肤黏膜出血明显，程度重，内脏出血	皮肤紫癜或月经增多
血小板计数	<20×10^9/L	（30~80）×10^9/L
血小板生存时间	1~6 小时	1~3 天
骨髓巨核细胞	幼稚型↑	颗粒型↑
自行缓解率	83%	2%
病程	<6 个月	1 年以上

（赵燕田）

病例 23　应用血浆置换法对乳糜血标本的血常规结果进行纠正

【本例要点】

开展全面质量管理是提高检验质量的必要条件。当血常规结果出现异常（MCHC＞380g/L）时，首先应该检查标本状态，然后关注开机质控是否在控，是否按照标准操作规程（SOP）进行标本操作；接着应注意结果的数值、报警信息、图形异常等是否违反复检规则，并进行相应的处理；最后需注意与患者及临床科室的沟通技巧。

【病例概况】

一、病史

1. 主诉　发现肺结节3月余。

2. 现病史　患者体检时发现肺结节，无咳嗽、咳痰、咯血，无胸闷、气短，无声音嘶哑；双颈浅表淋巴结未触及肿大，胸廓对称无畸形，双侧呼吸运动对称自如。

3. 相关实验室、影像学或其他检查

（1）血常规：见表1-23-1。

表1-23-1　血常规

项目名称	英文缩写	检验结果	高低	复查结果	高低	单位	参考区间
白细胞	WBC	6.33		6.24		10^9/L	3.5～9.5
红细胞	RBC	3.67	↓（低）	3.64	↓（低）	10^{12}/L	女：3.8～5.1
血红蛋白	HGB	140		138		g/L	女：115～150
血细胞比容	HCT	33.8	↓（低）	37.6		%	女：35～45
平均红细胞体积	MCV	92.1		90.8		fl	82～100
平均红细胞血红蛋白量	MCH	38.1	↑（高）	33.3		pg	27～34
平均红细胞血红蛋白浓度	MCHC	414	↑（高）	367	↑（高）	g/L	316～354
红细胞体积分布宽度（CV）	RDW-CV	12.7		12.7		%	0～15.0
红细胞体积分布宽度（SD）	RDW-SD	40.4		40.0		fl	39.0～46.0
血小板	PLT	284		295		10^9/L	125～350
血清铁	Fe	6.3	↓（低）			μmol/L	7.8～32.2
铁蛋白	Ferritin	215.3				mg/dl	200～400
甘油三酯	TG	1.09				mmol/L	0.45～1.69
胆固醇	CHOL	4.33				mmol/L	2.85～5.96
糖类抗原125	CA125	8.35				U/ml	0.0～35.0
细胞角蛋白19片段	Cyfra21-1	11.33	↑（高）			ng/ml	0.0～3.3
神经元特异性烯醇化酶	NSE	10.57				ng/ml	0.0～16.3

续表

项目名称	英文缩写	检验结果	高低	复查结果	高低	单位	参考区间
鳞状细胞癌相关抗原	SCC	0.8				ng/ml	0.0～1.5
癌胚抗原	CEA	7.99	↑（高）			ng/ml	0.0～5.0
胃泌素释放肽前体	ProGRP	57.66				pg/ml	0.0～63.0

（2）CT 诊断：右肺上叶纵隔旁病灶，大部分呈实性，平扫显示范围约 3.8cm×2.9cm，周围肺野可见磨玻璃样密度区及不规则条片影。

（3）活检病理：报少许腺癌。

1）病理结果：肺腺癌，呈腺泡型（60%）、附壁型（20%）、乳头型（15%）及微乳头型（5%）。未见明确脉管瘤栓及神经侵犯。肿瘤最大径 4.3cm，未累及脏胸膜（pL0）及叶、段支气管。支气管切缘未见癌。周围肺局灶纤维组织增生伴炭末沉着。淋巴结未见转移。pTNM 分期为 pT2bN0。

2）分子病理结果：未显示 KRAS 基因第 2、3 和 4 号外显子突变；未显示 BRAF 基因第 11、15 号外显子突变；未显示 ALK、ROS1、RET、NTRK1 基因易位；检测到 EGFR 基因第 19 号外显子突变。

二、诊断

1. 初步诊断　肺腺癌。

2. 诊断依据　患者为老年女性，体检时发现肺结节。胸部 CT 示右肺上叶纵隔旁病灶，大部分呈实性，平扫显示范围约 3.8cm×2.9cm，周围肺野可见磨玻璃样密度区及不规则条片影。活检病理报少许腺癌。结合病史、查体、辅助检查，排除其他部位可能的原发病灶后，原发性肺癌诊断明确。

3. 鉴别诊断　根据患者病史、查体及辅助检查，原发性肺癌诊断明确，无须鉴别诊断。

4. 进一步检查　颈部/锁骨上淋巴结 B 超未见明确肿大淋巴结，全身骨扫描未见骨质明显的核素异常浓聚。

5. 最终诊断　右肺上叶腺癌 pT2bN0。

三、治疗

全身麻醉下行单孔胸腔镜肺叶切除术，右肺、上叶、系统性淋巴结清扫。

【临床思维分析】

患者体检时发现肺结节，咳痰、咯血；胸部 CT 示右肺上叶的 3.8cm×2.9cm 的实性结节。该结节的活检病理可见少许腺癌。

1. 该病例通过检验结果需思考以下问题

（1）该标本的检测是否存在问题？

（2）该结果应如何审核？

（3）是否需要进行后续复检？

2. 分析思路

（1）检测前分析

1）查看该标本的标本状态：乳糜血。

2）乳糜血存在脂肪含量非常高，致使本应为澄清淡黄色的血浆变成浑浊状或乳白。

3）血常规采用 EDTA 抗凝的静脉全血，检测前难以发现乳糜血标本。

（2）检测中分析

1）室内质控良好。

2）仪器运行状态正常。

3）试剂在有效期内。

（3）检测后分析

1）有"Turbidity/HGB Interf"报警信息。

2）红细胞计数与血红蛋白出现比例不相符。

3）MCHC 和 MCH 明显增高。

4）结果从仪器自动传输到 LIS 系统，数据无误差。

（4）分析原因：乳糜血可能与饮食、代谢紊乱有关，也可能由于肠胃外脂质乳剂给药，或静脉输入脂肪乳后采血。血红蛋白测定原理为比色法，乳糜血标本中的乳糜微粒增加了血浆的浊度，干扰了血红蛋白测定准确，同时使计算参数 MCH、MCHC 产生假性升高。

（5）处理办法

1）联系临床：空腹抽血；输完脂肪乳至少 6～8 小时重新采集标本。

2）纠正试验：无法重新采集标本；血浆置换法（血浆置换法操作方法及注意事项：离心 3000 次/分，5 分钟，注射用生理盐水等体积置换 2/3 乳糜血浆层，血浆置换的次数与标本的乳糜程度相关。注意：生理盐水和血浆移液量的准确性；移液动作要轻缓，尽量避免吸液对血细胞的破坏；避免离心力导致的血细胞破坏和丢失）。

（郑翠玲）

病例 24　谁动了我的凝血因子Ⅷ——获得性血友病

【本例要点】

1. 如果 APTT 结果延长，需要明确结果延长的原因时，应启动纠正试验。如超出正常均值或上限值 10 秒（PT、TT 超过 3 秒）定义为延长。如可能，实验室应与临床医师共同确定一个触发检测纠正试验的 APTT 限值。很多分析前误差可导致 APTT 延长，如采集量不足、有血凝块、被其他抗凝或促凝剂污染等，应排除这些影响因素再进行纠正试验。

2. 免疫性疾病的患者有可能存在因子抑制物，导致凝血功能障碍。

3. 对于免疫性疾病导致的获得性血友病，当抑制物滴度较高时不建议采用Ⅷ因子替代疗法，应给予激素进行治疗。

【病例概况】

一、病史

1. 主诉　患者，男，37 岁，发热 1 个月，发现血尿、蛋白尿 2 周。

2. 现病史　患者1个月前无明显诱因出现发热，体温最高39℃，伴寒战，无咳嗽、咳痰，自服解热药未见缓解，至社区医院检查，血常规提示白细胞增高（未见报告），给予头孢静脉滴注3天，体温降至正常，输液结束5天后，患者出现皮疹，于笔者所在医院皮肤科就诊，考虑"银屑病"诊断，给予卤米松、青鹏软膏、卡铂三醇外用，中成药口服。2周前患者出现肉眼血尿，呈洗肉水样，伴尿中泡沫增多，至笔者所在医院门诊，查尿隐血（+++），尿蛋白（++），尿红细胞满视野，24小时尿蛋白定量7206mg/24h，为进一步诊治于2019年4月22日收入院。

3. 查体　未见明显异常。

入院后，患者于2019年4月23日在超声引导下对右肾行组织学活检穿刺术，术后患者生命体征平稳，安返病房。

2019年4月24日患者起床上卫生间时，感腹胀，右下腹痛，查血压、心率正常，右下腹有压痛及反跳痛，B超显示右肾下极包膜下可探及混合回声区，范围约8.0cm×7.8cm，右下腹肠间探及少量无回声区，最大液深约1.2cm，考虑肾穿刺后肾包膜下血肿可能性大。

2019年4月24日患者出现呕吐，腹胀加重，心率120次/分，血压94/60mmHg。B超显示肾周低回声区范围较前扩大，右肾盂轻度分离，肝周可探及无回声区，提示肾周血肿较前增大，同时患者血红蛋白进行性下降，考虑存在失血性休克。

临床考虑患者存在肾穿刺后迟发性出血，请血液科会诊后，2019年4月25日进行常规凝血项目及凝血因子的检查，结果显示患者APTT 49.6秒，凝血因子Ⅷ活性为8.1%，余凝血因子活性均正常。检验科主动追加了APTT纠正试验，结果显示即刻混合可纠正，温育2小时后不纠正，且先温育后混合APTT为36.2秒，先混合后温育APTT为42秒，较先温育后混合APTT明显延长，故提示临床患者存在凝血因子抑制物。当天，临床即给予患者凝血因子Ⅷ输注治疗。

此后，患者持续进行凝血因子Ⅷ输注治疗并监测APTT与凝血因子Ⅷ活性，均未见明显改善，且凝血因子Ⅷ活性较前降低，凝血因子抑制物浓度逐渐增高，于2019年5月9日进行下肢静脉超声显示左侧肌间静脉血栓形成，故请全院进行会诊，以明确下一步的治疗方案。

会诊中，专家认为患者无血友病家族史，此次入院前无出血症状，故可以排除原发性血友病，获得性血友病诊断明确，但患者此前并无凝血因子Ⅷ输注史，因此凝血因子抑制物来源考虑与基础疾病银屑病相关，此次入院，患者出血后持续给予凝血因子Ⅷ替代治疗，由于凝血因子抑制物浓度较高，因此为无效输注，应采用激素进行治疗，故从2019年5月10日开始给予甲泼尼龙治疗，治疗后患者凝血因子抑制物浓度明显降低，无再发出血，病情稳定，出院治疗。

4. 相关实验室、影像学或其他检查

（1）常规凝血结果：见表1-24-1。

表1-24-1　常规凝血结果

日期	APTT（秒）	凝血因子Ⅷ（%）	凝血因子抑制物浓度（BU）	治疗
2019年4月22日	64.5			
2019年4月24日	45.7			
2019年4月25日	49.6	8.1		开始凝血因子Ⅷ治疗
2019年4月26日	50.9	6.4	122	
2019年4月27日	52.2			

续表

日期	APTT（秒）	Ⅷ因子（%）	因子抑制物浓度（BU）	治疗
2019 年 4 月 28 日	57.2	10.4		
2019 年 4 月 29 日	59.0			
2019 年 4 月 30 日	63.3	7.4		
2019 年 5 月 2 日	71.9			
2019 年 5 月 4 日	78.2			
2019 年 5 月 5 日	77.7	2.2		
2019 年 5 月 7 日	74.7	2.6	272	
2019 年 5 月 10 日	68.0	2.2	255	开始甲泼尼龙治疗
2019 年 5 月 14 日	65.8	4.7	39.9	

（2）纠正试验结果：见表 1-24-2。

表 1-24-2　纠正试验结果　　　　　　　　　　　　　　　　单位：秒

	正常对照血浆（NP）	混合血浆（MIX）	是否纠正	先混合后温育	先温育后混合	温育 2 小时后是否纠正
2019 年 4 月 25 日	32.1	35.4	纠正	42.0	36.2	未纠正
2019 年 4 月 26 日	32.0	35.6	纠正	42.7	36.8	未纠正
2019 年 5 月 7 日	31.6	40.6	未纠正	52.5	43.6	未纠正

（3）相关影像学或其他检查

1）2019 年 4 月 24 日腹部超声：右肾下极包膜下可探及混合回声区，范围约 8.0cm×7.8cm，右下腹肠间探及少量无回声区，最大液深约 1.2cm，考虑肾穿刺后肾包膜下血肿可能性大。

2）2019 年 4 月 24 日腹部超声：肾内结构欠清晰，左肾盂及双侧输尿管无扩张，右肾盂分离，宽约 1.1cm，右肾内可见低回声区，范围约 8.8cm×7.2cm，右肾下极右下腹可探及混合回声区，范围约 12.8cm×7.6cm×9.7cm，肝周探及少量无回声，最大液深约 0.7cm。

二、诊断

1. 初步诊断　获得性血友病。

2. 诊断依据

（1）凝血因子Ⅷ缺乏。

（2）无血友病家族史。

（3）无出血病史。

（4）无凝血因子Ⅷ输注史。

3. 鉴别诊断　原发性血友病：为遗传性出血性疾病，由先天性凝血因子缺乏所致。患者几乎均为男性，通常于儿童期即可出现严重的出血症状。本患者无血友病家族史，且此次入院前无出血史，因此可以排除原发性血友病。

4. 进一步检查　APTT 纠正试验。

5. 最终诊断　获得性血友病。

三、治疗

获得性血友病由于患者体内存在凝血因子抑制物，因此采用凝血因子Ⅷ替代治疗效果不佳，应用激素进行治疗后，患者出血症状消失，凝血因子抑制物浓度降低，病情明显好转。

【临床思维分析】

遇到 APTT 延长的患者，首先要进行纠正试验，以明确 APTT 延长的原因，APTT 延长的原因有以下几种。

1. 凝血因子缺乏　多见于原发性血友病患者，此类患者多为幼年发病，主要依赖于凝血因子Ⅷ替代治疗。

2. 狼疮抗凝物　多见于女性患者，常无出血表现，部分患者反而具有血栓倾向，患者可出现复发性流产或胎停育，此类患者多采用免疫抑制剂治疗，并可针对病情进行抗凝治疗。

3. 凝血因子抑制物　患者多为已明确诊断并长期进行凝血因子Ⅷ替代治疗的原发性血友病患者，也可见于免疫性疾病患者，此类患者可应用激素进行治疗。

4. 应用肝素类药物　该类患者应注意其用药史。

本例患者在第 1 次进行纠正混合试验后即明确了 APTT 延长的原因为凝血因子抑制物，但后续治疗方案选择不当，故治疗效果不佳，反而由于大量输入凝血因子Ⅷ，患者发生肌间静脉血栓，调整治疗方案后凝血因子抑制物明显降低，故对于免疫性疾病造成的获得性血友病患者，应用激素治疗效果明显。

【相关检验基础知识】

APTT 延长的诊断路径——纠正试验。

1. 操作流程

（1）即刻纠正试验

1）取正常混合血浆 400μl 置于反应杯 A。

2）取待测血浆 400μl 置于反应杯 B。

3）取待测血浆 200μl + 正常混合血浆 200μl 置于反应杯 C。

4）立刻测定上述 A、B、C 的 APTT，得出 APTT1、APTT2、APTT3 三个结果。

（2）孵育纠正试验

1）将上述 A、B、C 杯封口，置于 37℃水浴箱 2 小时，记录好水浴开始到结束的时间，按好秒表倒计 2 小时。

2）待 2 小时后，取出 3 个反应杯，从 A 取 100μl + B 取 100μl，充分混合于生化反应杯 D；立刻检测 A、B、C、D 四个反应杯的 APTT，得出 APTT4、APTT5、APTT6、APTT7 四个结果。

（3）结果判断：①APTT3、APTT6 与 APTT7 均纠正提示凝血因子缺乏，不存在抑制物；②APTT3 与 APTT7 均纠正，APTT6 延长，提示抑制物存在且为时间依赖性；③APTT3、APTT6 与 APTT7 均不纠正，APTT6 比 APTT7 延长不超过相应的截断值，提示存在抑制物，但抑制作用不存在时间依赖性，若 APTT6 比 APTT7 延长超过相应的截断值，则抑制作用有时间依赖性；④APTT4、APTT5、APTT6 分别为 APTT1、APTT2、APTT3 的平行对照。

2. 结果解读　见表 1-24-3。

表 1-24-3　结果解读

	即刻纠正试验	37℃孵育 2 小时纠正试验
凝血因子缺乏	纠正	纠正
狼疮抗凝物等	不纠正	不纠正
凝血因子抑制物	部分纠正/纠正	不纠正

（张文静）

病例 25　肝硬化失代偿期致纤维蛋白原降低

【本例要点】

纤维蛋白原降低首先确认标本等检验前各因素，查看病史了解疾病进展及用药情况。本例为肝功能严重异常，肝实质细胞受损，导致纤维蛋白原合成减少。

【病例概况】

一、病史

1. 主诉　患者，男，63 岁，反复双下肢水肿 1 年半。

2. 现病史　患者 1 年半前无明显诱因出现双下肢水肿，无疼痛，无压痛，晨起水肿减轻，夜间加重。近 2 月余再次出现双下肢水肿加重，伴乏力，并出现双下肢皮肤色素沉着，阴囊水肿，腹部胀痛，腹泻不适入院治疗。丙型肝炎病史 7 年；饮酒史 40 余年。29 年前诊断门静脉高压，食管胃底静脉曲张破裂出血，行脾脏切除术。

3. 查体　上腹部可见长约 15cm 弧形瘢痕，腹部膨隆，无压痛及反跳痛，无肌紧张，无腹部包块，腹部叩诊呈鼓音，肝脾肋下未及，Murphy 征阴性，肠鸣音 4 次/分，肝颈静脉回流征阴性，移动性浊音阳性，双下肢轻度凹陷性水肿。

4. 相关实验室检查

（1）入院当天实验室检查：见表 1-25-1～表 1-25-3。

表 1-25-1　生化检查

项目名称	检验结果	单位	高低	参考区间
丙氨酸转氨酶	21	U/L		5～40
总胆红素	10.20	μmol/L		3.42～23.34
直接胆红素	2.20	μmol/L		0.0～8.24
间接胆红素	8.00	μmol/L		3.42～15.1
总蛋白	46.65	g/L	↓（低）	60.0～80.0
白蛋白（溴甲酚绿法）	14.57	g/L	↓（低）	35.0～55.0
球蛋白	32.08	g/L		25.0～35.0
白/球比例	0.45		↓（低）	1.5～2.5

项目名称	检验结果	单位	高低	参考区间
前白蛋白	57	mg/L	↓（低）	170.0~420.0
碱性磷酸酶	116	U/L		40.0~150.0
γ-谷氨酰转肽酶	35	U/L		7.0~50.0
天冬氨酸转氨酶	45	U/L	↑（高）	8~40
总胆汁酸	43.8	μmol/L	↑（高）	0.0~12.0
肌酸激酶	319	U/L	↑（高）	24.0~195.0
乳酸脱氢酶	423	U/L	↑（高）	109.0~245.0
α-羟丁酸脱氢酶	345	U/L	↑（高）	72.0~182.0
血氨	111	μg/dl	↑（高）	0.0~100.0
红细胞计数	2.79	×10^{12}/L	↓（低）	3.5~5.5
血红蛋白测定	96	g/L	↓（低）	120~160
血细胞比容	28.4	%	↓（低）	38.0~50.8
便隐血	阳性			阴性

表 1-25-2 凝血功能检查

项目名	结果	单位	高低	参考区间
凝血酶原时间活动度	83.0	%		70.0~120.0
国际标准化比值	1.12	INR		0.8~1.2
凝血酶原时间	14.5	s		11.0~15.0
凝血酶时间	18.9	s		14.0~21.0
活化部分凝血活化酶时间	39.4	s		25.0~43.5
纤维蛋白原	3.13	g/L		2.0~4.0
血浆 D-二聚体	10.17	μg/ml	↑（高）	0.01~0.5

表 1-25-3 感染病检查

项目名	结果	单位	高低	参考区间
乙肝表面抗原	0.00	U/ml		0.0~0.05
乙肝表面抗体	阳性（+）	mU/ml	↑（高）	0.0~10.0
乙肝 e 抗原	0.37	S/CO		0.0~1.0
乙肝 e 抗体	1.320	S/CO		1.0~999.0
乙肝核心抗体	阳性（+）	S/CO	↑（高）	0.0~1.0
丙型肝炎病毒抗体	阳性（+）	S/CO	↑（高）	0.0~1.0
梅毒螺旋体特异性抗体	0.06	S/CO		0.0~1.0
HIV P24 抗原/抗体	0.09	S/CO		0.0~1.0

（2）入院后连续凝血功能监测：见表 1-25-4。

表 1-25-4 入院后连续凝血功能监测

项目名	入院后 3 天	入院后 5 天	入院后 8 天	入院后 12 天
凝血酶原时间活动度（%）	75	72	58	59
国际标准化比值	1.2	1.23	1.42	1.42
凝血酶原时间（秒）	15.3	15.6	17.6	17.5
凝血酶时间（秒）	17.7	18.6	17.5	16.8
活化部分凝血活化酶时间（秒）	41.3	40.5	43.4	43.2
纤维蛋白原（g/L）	2.4	2.31	1.94	1.83
血浆 D-二聚体（μg/ml）	9.12	9.44	7.26	7.36

5. 相关影像学或其他检查 腹部超声 + 腹水：肝弥漫性病变；符合肝硬化改变；右肝囊肿，胆囊多发结石；腹水。

二、诊断

1. 初步诊断 酒精性肝硬化失代偿期；轻度贫血；慢性丙型肝炎；脾切除术后。

2. 诊断依据 患者 1 年半前无明显诱因出现双下肢水肿，无疼痛，无压痛，晨起水肿减轻，夜间加重，近 2 月余再次出现双下肢水肿加重，感乏力。既往酒精性肝硬化诊断明确，多次因低蛋白血症出现胸水、腹水、下肢水肿等。

3. 鉴别诊断 原发性肝癌；自身免疫性肝病；心源性水肿。

三、治疗

应用瑞巴派特保护胃黏膜，康复新辅助治疗，双歧杆菌三联活菌散（培菲康）调节肠道菌群，多烯磷脂酰胆碱胶囊（易善复）、亮菌口服液保肝、螺内酯、呋塞米利尿治疗。输注人血白蛋白治疗，纠正低蛋白血症。

【临床思维分析】

该患者在入院后出现凝血功能异常，PT 值增高、纤维蛋白原降低、D-二聚体增高，首先考虑凝血标本是否合格（有无凝块、标本量不足、乳糜血、溶血等情况），该项目当天质控是否在控，其他样本结果是否正常。排除以上影响因素后确认该结果是准确的，下一步分析是否有病理性可能因素导致凝血功能异常，患者是否有先天性纤维蛋白原缺乏及肝脏疾病、血液病等纤维蛋白原生成减少或消耗增加的疾病，都没有的情况下考虑是否为药物或其他因素影响。

检测当天标本合格，质控在控，查阅病历，该患者为酒精性肝硬化失代偿期，且有慢性丙型肝炎病史。肝实质细胞受损严重，合成、分泌的纤维蛋白原减少。此外该患者有腹水加重纤维蛋白原降低。当严重肝病时纤维蛋白原含量低于 1.0g/L 或进行性降低对弥散性血管内凝血（DIC）有诊断意义。

【相关检验基础知识】

纤维蛋白原即凝血因子，是由肝实质细胞合成、分泌的一种糖基化急性反应时相蛋白。半衰期为 3～4 天，正常血浆中纤维蛋白原含量为 2～4g/L。主要参与凝血和止血，血小板聚集和纤溶过程。纤维蛋白原降低分为遗传性缺乏和获得性缺乏。获得性缺乏主要是合成减少与消耗增多。临床常见的各种原因引起的肝坏死、慢性肝病晚期、肝硬化等都会出现纤维蛋白原减少。另外也见于血管内间隙缺乏（如腹水或急性出血和烧伤）或降解增加（休克、癌症等）。

（李永祥　李　蕾）

病例 26　抗癫痫药物致纤维蛋白原降低

【本例要点】

本例纤维蛋白原降低应首先排除标本等检验前各因素影响，进一步查看病史了解疾病进展及用药情况。本例为男性症状性癫痫患儿，患儿本身肝功能尚未发育完全，长期服用丙戊酸钠抗癫痫类药物造成肝细胞损害，导致纤维蛋白原合成减少。

【病例概况】

一、病史

1. 主诉　患儿，男，7岁11个月，发作性意识丧失7月余。

2. 现病史　患儿7月余前因发热后出现抽搐，后出现愣神，持续1～2秒，频率为2次/月，后多次就诊并服用丙戊酸钠（德巴金）等抗癫痫药物，症状未见好转，后病情逐渐加重，发作形式增多，出现肌肉僵硬、痉挛、右侧上肢屈曲、挤眉等发作形式。

3. 相关实验室检查　见表1-26-1。

表 1-26-1　凝血功能检查

项目名	结果	单位	高低	参考区间
凝血酶原时间活动度	92.0	%		70.0～120.0
国际标准化比值	1.05			0.8～1.2
凝血酶原时间	13.8	s		11.0～15.0
凝血酶时间	18.6	s		14.0～21.0
活化部分凝血活化酶时间	39.5	s		25.0～43.5
纤维蛋白原	1.53	g/L	↓（低）	2.0～4.0

4. 相关影像学或其他检查　脑电图示痫样放电。

二、诊断

1. 初步诊断　症状性癫痫。

2. 诊断依据　患者为发作性疾病，且符合癫痫发作的如下共同特征：发作性；短暂性；重复性；刻板性。结合脑电图表现，可明确为癫痫发作。

3. 鉴别诊断　晕厥；假性癫痫发作；发作性睡病。

三、治疗

抗癫痫治疗：苯巴比妥注射液、奥卡西平片、左乙拉西坦片。

【临床思维分析】

该患者凝血功能检测纤维蛋白原含量降低，PT-INR 值升高，TT 值升高，首先考虑凝血标本是否合格（有无凝块、标本量不足、乳糜血、溶血等情况），该项目当天质控是否在控，其他样本结果是否正常。排除以上影响因素后确认该结果是准确的，下一步分析是否有病理性可能因素导致凝血功能异常，患者是否有先天性纤维蛋白原缺乏及肝脏疾病、血液病等纤维蛋白原生成减少或消耗增加的疾病，都没有的情况下，考虑是否药物或其他因素影响。

检测当天标本合格，质控在控，查阅病历：该患者为症状性癫痫，患者无相关影响纤维蛋白原合成减少及消耗增加等原因，因此考虑药物因素影响，患者服用德巴金等药物抗癫痫治疗。德巴金、丙戊酸钠缓释片由于对肝功能有直接影响，凝血因子生成可能减少，且与丙戊酸钠的使用剂量、疗程呈正相关，但这种降低是可逆的，停药 3～4 天后，纤维蛋白原有迅速回升的趋势。

【相关检验基础知识】

丙戊酸钠是临床常用的抗癫痫药物之一，其代谢产物可对肝细胞代谢产生不良影响，包括肝细胞毒性和抑制肝脏的氧化，主要是产生毒性代谢物，造成的肝损害和血清肝酶变化与血浆纤维蛋白原降低有关。

（程羿博 李 蕾）

病例 27 突发性耳聋巴曲酶降纤致纤维蛋白原降低

【本例要点】

本例纤维蛋白原降低应首先排除标本等检验前各因素影响，进一步查看病史了解疾病进展及用药情况。本例患者为突发性耳聋，应用降纤药物治疗，使纤维蛋白原消耗增加，导致纤维蛋白原降低。

【病例概况】

一、病史

1. 主诉 患者，女，68 岁，右耳听力下降 5 天。
2. 现病史 5 天前无明显诱因出现右耳听力突降，偶有高音调耳鸣。
3. 相关实验室检查 凝血功能检测（表 1-27-1）。

表 1-27-1 凝血功能检测

项目名	结果	单位	高低	参考区间
凝血酶原时间活动度	54.0	%	↓（低）	70.0～120.0
国际标准化比值	1.52		↑（高）	0.8～1.2
凝血酶原时间	18.5	s	↑（高）	11.0～15.0

续表

项目名	结果	单位	高低	参考区间
凝血酶时间	32.7	s	↑（高）	14.0～21.0
活化部分凝血活化酶时间	30.0	s		25.0～43.5
纤维蛋白原	0.6	g/L	↓（低）	2.0～4.0

4. 相关影像学或其他检查　纯音测听，提示右耳重度感音神经性聋。

二、诊断

1. 初步诊断　突发性耳聋（右）。

2. 诊断依据　患者 5 天前无明显诱因出现右耳听力突降，偶有高音调耳鸣。查体：双侧鼓膜完整，标志可，未见充血、穿孔，鼓室内未见积液。纯音测听提示右耳重度感音神经性聋。

3. 鉴别诊断　梅尼埃病；药物性聋。

三、治疗

给予甲泼尼龙输液减轻水肿、银杏叶提取物注射液（金纳多）和前列地尔改善微循环、甲钴胺营养神经、巴曲酶降纤、鼓室内注药等对症及支持治疗。

【临床思维分析】

该患者凝血功能检测纤维蛋白原含量降低，PT-INR 值升高，TT 值升高，首先考虑凝血标本是否合格（有无凝块、标本量不足、乳糜血、溶血等情况），该项目当天质控是否在控，其他样本结果是否正常。排除以上影响因素后确认该结果是准确的，下一步分析是否有病理性可能因素导致凝血功能异常，患者是否有先天性纤维蛋白原缺乏及肝脏疾病、血液病等纤维蛋白原生成减少或消耗增加的疾病，都没有的情况下，考虑是否药物或其他因素影响。

检测当天标本合格，质控在控，查阅病历：该患者为突发性耳聋，且无肝脏疾病、DIC、遗传性纤维蛋白原缺乏等情况，临床在使用巴曲酶降纤治疗。巴曲酶是巴西矛头蛇的亚种蛇毒中分离精制的一种降纤制剂，可促进纤维蛋白原降解生成纤维蛋白单体，抑制血栓形成，改善微循环。临床上其主要用于缺血性脑血管疾病、突发性耳聋、慢性动脉闭塞症等。该药物使纤维蛋白原含量降低，因此该患者在用药期间需定期监测纤维蛋白原水平，一般要求低于 1.0g/L，注意评估出血风险。

本例患者使用巴曲酶降解纤维蛋白原，形成了纤维蛋白单体仍可完成凝血流程，直至消耗大量纤维蛋白原，不能生成足量纤维蛋白单体，使 PT 和（或）APTT 延长。由于患者体内能正常生成纤维蛋白原，所以停药后一段时间，其结果可恢复正常。

【相关检验基础知识】

巴曲酶可以使纤维蛋白原 A α 链上的 Arg16-Gly17 处降解，释放出纤维蛋白肽 A，生成不稳定的可溶性纤维蛋白 I 单体，在血管破损处的可溶性纤维蛋白 I 单体聚合成纤维蛋白 I 多聚体，纤维蛋白 I 多聚体可以促进血管破损处的血小板聚集，加速血小板止血栓的形成，并在血管破损处生理性二期止血过程中形成的凝血酶作用下纤维蛋白 I 降解释放出纤维蛋白肽 B，从而生成可溶性纤维蛋白 II 单体，后者在凝血因子 XIIIa 和 Ca^{2+} 的作用下，形成交联的纤维蛋白丝，交联成网状，达成凝血过程。

（王君茹　李　蕾）

病例 28　消化道出血纤维蛋白原降低

【本例要点】

本例纤维蛋白原降低应首先排除标本等检验前各因素影响，进一步查看病史了解疾病进展及用药情况。本例患者为上消化道大出血患者，采用凝血酶止血治疗，长期大剂量应用会使纤维蛋白原消耗增加，纤维蛋白原降低。

【病例概况】

一、病史

1. **主诉**　患者，男，77岁，间断上腹痛、黑粪1年，加重伴呕血3天。

2. **现病史**　1年前患者无明显诱因出现持续性中上腹胀，难以忍受，伴有食欲缺乏、嗳气，排气排便后稍有缓解。3天前患者无明显诱因出现中上腹胀，程度性质同前，伴恶心，呕棕褐色胃内容物1次，排黑色软便1次，伴四肢乏力，胸闷憋气。

3. **查体**　贫血貌，右侧眼睑水肿、下垂，睑结膜苍白，皮肤、巩膜无黄染，双肺呼吸音粗，双肺未闻及明显干湿啰音，右下肺呼吸音消失，腹部膨隆，腹部叩诊鼓音，胃泡鼓音区存在，移动性浊音阳性，肝脾区无叩痛，双下肢无水肿。

4. **相关实验室检查**

（1）入院当天实验室检查

1）便常规：黑色软便，便隐血阳性。

2）血常规：见表1-28-1。

表1-28-1　血常规

项目名称	英文缩写	检验结果	高低	单位	参考区间
白细胞计数	WBC	4.41		10^9/L	3.5～10
单核细胞百分比		12.2	↑（高）	%	3.0～8.0
红细胞计数	RBC	2.33	↓（低）	10^{12}/L	4.3～5.9（男），3.9～5.2（女）
血红蛋白	HGB	71	↓（低）	g/L	137～179（男），116～155（女）
血细胞比容	HCT	21.72	↓（低）	%	40～50（男），女35～45（女）
平均红细胞体积	MCV	93.1		fl	80～100
平均红细胞血红蛋白含量	MCH	30.5		pg	27～34
平均红细胞血红蛋白浓度	MCHC	327		g/L	320～360
红细胞体积分布宽度（CV）	RDW-CV	17.0	↑（高）	%	<14.5
血小板计数	PLT	75	↓（低）	10^9/L	100～300
血小板压积	PCT	0.08	↓（低）	%	0.1～0.28

3）生化检测：见表 1-28-2。

表 1-28-2　生化检测

项目名称	检验结果	单位	高低	参考区间
丙氨酸转氨酶	11	U/L		5～40
总胆红素	25.77	μmol/L	↑（高）	3.42～23.34
直接胆红素	11.6	μmol/L	↑（高）	0.0～8.24
间接胆红素	14.17	μmol/L		3.42～15.1
总蛋白	51.41	g/L	↓（低）	60.0～80.0
白蛋白（溴甲酚绿法）	31.58	g/L	↓（低）	35.0～55.0
球蛋白	19.83	g/L	↓（低）	25.0～35.0
白/球比例	1.59			1.5～2.5
前白蛋白	86	mg/L	↓（低）	170.0～420.0
碱性磷酸酶	45	U/L		40.0～150.0
γ-谷氨酰转肽酶	23	U/L		7.0～50.0
天冬氨酸转氨酶	17	U/L	↑（高）	8～40
总胆汁酸	7.1	μmol/L	↑（高）	0.0～12.0
肌酸激酶	126	U/L	↑（高）	24.0～195.0

4）凝血功能检测：见表 1-28-3。

表 1-28-3　凝血功能检测

项目名	结果	标志	单位	参考区间
凝血酶原时间活动度	60.0	↓（低）	%	70.0～120.0
国际标准化比值	1.40	↑（高）	INR	0.8～1.2
凝血酶原时间	17.3	↑（高）	s	11.0～15.0
凝血酶时间	17.7		s	14.0～21.0
活化部分凝血活化酶时间	41.3		s	25.0～43.5
纤维蛋白原	1.39	↓（低）	g/L	2.0～4.0
血浆 D-二聚体	5.75	↑（高）	μg/ml	0.01～0.5

（2）入院连续监测凝血功能：见表 1-28-4。

表 1-28-4　入院连续监测凝血功能

项目名	入院 2 天	入院 3 天	入院 5 天	入院 8 天	入院 14 天	入院 18 天
凝血酶原时间活动度（%）	61	68	68	80	76	79
国际标准化比值	1.38	1.27	1.27	1.14	1.18	1.16
凝血酶原时间（秒）	17.1	16.1	16.1	14.8	15.3	14.9
凝血酶时间（秒）	17.6	16.7	17.9	16.4	16.4	15.2
活化部分凝血活化酶时间（秒）	38.7	39.2	40.9	40.0	39.8	43.5
纤维蛋白原（g/L）	1.35	1.53	1.83	1.85	2.08	2.98
血浆 D-二聚体（μg/ml）	5.59	2.77	2.08	2.2	4.95	2.88

5. 相关影像学或其他检查

（1）胸部 CT：双侧胸水伴右肺膨胀不全，右肺感染，左肺小结节，心包少量积液，食管胃底静脉曲张、脾大、腹水。

（2）腹部超声：脾大、腹水。

二、诊断

1. 初步诊断　上消化道大出血，食管胃底静脉曲张破裂并出血可能性大；肺部感染；胸水；脾大；腹水。

2. 诊断依据　间断上腹痛、黑便 1 年，加重伴呕血 3 天，贫血貌，睑结膜苍白，黑色软便，便隐血阳性，CT 显示食管胃底静脉曲张。

3. 鉴别诊断　胃癌并出血；消化性溃疡并出血；小肠出血。

三、治疗

给予补液扩容，补充白蛋白，营养支持，奥曲肽降低门脉压，兰索拉唑加强抑酸，卡络磺钠、矛头蝮蛇血凝酶、凝血酶、云南白药止血，瑞巴派特、铝碳酸镁保护胃黏膜等治疗。

【临床思维分析】

该患者凝血功能检测提示纤维蛋白原含量降低，PT-INR 值升高，D-二聚体值升高，首先考虑凝血标本是否合格（有无凝块、标本量不足、乳糜血、溶血等情况），该项目当天质控是否在控，其他样本结果是否正常。排除以上影响因素后确认该结果是准确的，下一步分析是否可能病理性因素导致凝血功能异常，患者是否有先天性纤维蛋白原缺乏及肝脏疾病、血液病等纤维蛋白原生成减少或消耗增加的疾病，都没有的情况下，考虑是否为药物或其他因素影响。

检测当天标本合格，质控在控。查阅病历：该患者因上消化道大出血入院，血红蛋白降至 71g/L，中度贫血，临床使用巴曲亭止血治疗。首先急性大出血可使纤维蛋白原血管内间隙缺乏。此外从蛇毒中提取分离得到的凝血酶，主要用于临床上减少流血或止血等各种医疗情况，但在止血过程中会消耗纤维蛋白原，大剂量或长期用药会显著降低纤维蛋白原。建议使用该药物需密切监测纤维蛋白原，当纤维蛋白原在 1.0g/L 左右，要及时停药，以防体内低凝导致严重出血。本例病例较为复杂，早期由于急性大出血和使用凝血酶治疗，纤维蛋白原降低，但随着治疗起效出血渐止，纤维蛋白原的水平开始逐渐上升，入院 14 天纤维蛋白原水平升至正常。说明患者的凝血功能基本恢复正常，病情好转。

【相关检验基础知识】

蛇毒类凝血酶只水解纤维蛋白原 Aα（Bβ）链，释放纤维蛋白肽 A（B），同时生成可溶性纤维蛋白 I 单体，后者在血管破损处聚合为纤维蛋白 I 多聚体，从而促使血小板聚集，达到初步止血的作用。由于蛇毒类凝血酶水解纤维蛋白原时，血液流动学分析显示其优先释放纤维蛋白肽 B，经过一段时间后再释放纤维蛋白肽 A，失去纤维蛋白肽 B 的纤维蛋白释放纤维蛋白肽 A 时速度降低，此时 Aα 链形成的纤维蛋白凝块不稳定，易于被纤溶系统溶解，因而不具有血栓形成的危险，其是一种高效、安全的酶类止血药。

（赵宜廉　李　蕾）

病例 29　D-二聚体升高之谜——探究其背后真相

【本例要点】

由于异嗜性抗体干扰检测的情况在临床中并不多见，所以尚未引起临床实验室重视。但异嗜性抗体可以对多种组分的测定结果造成影响，且后果较为严重，因此检验工作者应深入了解并掌握其特征，以便为临床诊断提供准确、有效的实验室依据。随着检验专业的不断发展，现代检验理念已发生了重大变革，从"以标本为中心，以检验结果为目的"的传统检验模式，转变成了"以患者为中心，以将所测得的数据转为高效的诊疗信息，参与临床诊治为目的"的现代检验模式，这就要求检验医师有全面分析问题、解读结果的能力。唯有临床与检验更好的结合，才能真正提高诊治患者的能力。

【病例概况】

一、病史

1. **主诉**　患者，男，40岁，活动后气促4年半。

2. **现病史**　患者4年半前无明显诱因出现活动后气促，爬3层楼后即出现气促，无胸闷、胸痛、咳嗽、咳痰等不适，休息数分钟后缓解，就诊于当地医院，完善相关检查，提示胸水、心功能不全，给予利尿、改善心室重构等治疗后好转。3年半前就诊于中国医学科学院阜外医院，超声心动图提示房间隔缺损，双房扩大，射血分数降低。半年前收入笔者所在医院，超声心动图提示全心扩大，左心室壁运动弥漫性降低，左心室收缩及舒张功能减退，左心室射血分数（LVEF）44.3%，右心室弥漫性室壁运动降低，二尖瓣轻度反流，怀疑房间隔缺损、卵圆孔未闭。腹部彩超示肝三支静脉增宽，淤血肝不除外，胸部X线片示肺水肿可能。于2019年1月24日导管室行检查，沿鞘管送入长引导丝反复尝试通过房间隔缺损处，给予床旁B超显示房间隔缺损较小，术中未给予处理，术后继续给予螺内酯20mg每天1次，培哚普利（雅施达）4mg每天1次，酒石酸美托洛尔（倍他乐克）缓释片23.75mg每天1次。3个月前调整用药为沙库巴曲缬沙坦钠片（诺欣妥）1片（100mg）每天1次、呋塞米20mg隔天1次、倍他乐克缓释片23.75mg每天1次。患者平日上3～4层楼后即出现气促，无胸闷、胸痛、咳嗽、咳痰等不适，休息2分钟后缓解。自发病以来，患者饮食睡眠可，大小便正常，体重无明显减轻。

3. **相关实验室、影像学或其他检查**

（1）血常规：见表1-29-1。

表1-29-1　血常规

项目名称	英文缩写	检验结果	高低	单位	参考区间
白细胞	WBC	6.60		10^9/L	3.5～9.5
淋巴细胞百分比	LY%	18.8	↓（低）	%	20.0～50.0
单核细胞百分比	MO%	9.9		%	3.0～10.0
中性粒细胞百分比	NE%	68.5		%	40.0～75.0

续表

项目名称	英文缩写	检验结果	高低	单位	参考区间
嗜酸性粒细胞百分比	EO%	2.0		%	0.4～8.0
嗜碱性粒细胞百分比	BA%	0.8		%	0.0～1.0
淋巴细胞绝对值	LY#	1.20		$10^9/L$	1.10～3.20
单核细胞绝对值	MO#	0.70	↑（高）	$10^9/L$	0.10～0.60
中性粒细胞绝对值	NE#	4.50		$10^9/L$	1.80～6.30
嗜酸性粒细胞绝对值	EO#	0.10		$10^9/L$	0.02～0.52
嗜碱性粒细胞绝对值	BA#	0.10	↑（高）	$10^9/L$	0.00～0.06
红细胞	RBC	5.1		$10^{12}/L$	男：4.30～5.80
血红蛋白	HGB	148		g/L	男：130～175
血细胞比容	HCT	46		%	男：40.0～50.0
平均红细胞体积	MCV	90.3		fl	82～100
平均红细胞血红蛋白量	MCH	29		pg	27～34
平均红细胞血红蛋白浓度	MCHC	321		g/L	316～354
红细胞体积分布宽度（CV）	RDW-CV	16.1	↑（高）	%	0～15.0
红细胞体积分布宽度（SD）	RDE-SD	50.3		fl	40.0～53.0
血小板	PLT	96	↓（低）	$10^9/L$	125～350
平均血小板体积	MPV	11.8		fl	6.80～13.5
血小板比容	PCT	0.11		%	0.11～0.27
血小板体积分布宽度	PDW	18.0	↑（高）	fl	9.0～17.0

（2）生化检查：见表1-29-2。

表1-29-2　生化检查结果

项目名称	英文缩写	检验结果	高低	单位	参考区间
丙氨酸转氨酶	ALT	23		U/L	9～50
天冬氨酸转氨酶	AST	26		U/L	15～40
γ-谷氨酰转肽酶	GGT	123	↑（高）	U/L	10～60
碱性磷酸酶	ALP	128	↑（高）	U/L	45～125
乳酸脱氢酶	LDH	224		U/L	109～245
α-羟丁酸脱氢酶	HBDH	149		U/L	72～182
肌酸激酶	CK	73		U/L	56～244
总蛋白	TP	66.0		g/L	65.0～85.0
白蛋白	Alb	38.8	↓（低）	g/L	40.0～55.0
尿素	Urea	6.67		mmol/L	2.80～7.20
肌酐	Cre	83		μmol/L	59～104
尿酸	UA	696	↑（高）	μmol/L	208～428
葡萄糖	Glu	4.16		mmol/L	3.30～6.10
总胆固醇	TC	2.60	↓（低）	mmol/L	2.90～6.20
甘油三酯	TG	0.77		mmol/L	0.45～1.70

续表

项目名称	英文缩写	检验结果	高低	单位	参考区间
高密度脂蛋白胆固醇	HDL-C	0.62	↓（低）	mmol/L	1.03～1.55
低密度脂蛋白胆固醇	LDL-C	1.75	↓（低）	mmol/L	1.90～4.10
总胆红素	TBIL	30.3	↑（高）	μmol/L	3.0～21.0
直接胆红素	DBIL	15.2	↑（高）	μmol/L	0.0～7.0
钙	Ca	2.18	↓（低）	mmol/L	2.20～2.65
无机磷酸盐	IP	1.21		mmol/L	0.81～1.45
白蛋白/球蛋白	A/G	1.43			1.20～2.40
钾	K	4.43		mmol/L	3.50～5.30
钠	Na	137.6		mmol/L	137.0～147.0
氯	Cl	105.0		mmol/L	99.0～110.0
总二氧化碳	T-CO$_2$	21.5	↓（低）	mmol/L	22.0～29.0
估算肾小球滤过率	eGFR	101.30		ml/（min·1.73m^2）	≥90

（3）肿瘤标志物：见表 1-29-3。

表 1-29-3　肿瘤标志物

项目名称	英文缩写	检验结果	高低	单位	参考区间
癌胚抗原	CEA	2.06		ng/ml	0.00～4.70
甲胎蛋白	AFP	9.51	↑（高）	ng/ml	0.00～7.00
糖类抗原 19-9	CA19-9	12.72		U/ml	0.00～39.0
细胞角蛋白 19 片段	CYFRA21-1	1.90		ng/ml	＜3.30
神经元特异烯醇化酶	NSE	13.85		ng/ml	0.00～16.30
胃泌素释放肽前体	ProGRP	9.7		ng/ml	0.0～65.7
总前列腺特异性抗原	tPSA	0.499		ng/ml	0.000～4.000

（4）免疫检查：见表 1-29-4。

表 1-29-4　免疫检查结果

项目名称	英文缩写	检验结果	高低	单位	参考区间
免疫球蛋白 A	IgA	2.49		G/L	0.82～4.53
免疫球蛋白 G	IgG	12.3		G/L	7.2～16.8
免疫球蛋白 M	IgM	0.740		G/L	0.460～3.040
补体 3	C3	0.786	↓（低）	G/L	0.790～1.520
补体 4	C4	0.152	↓（低）	G/L	0.160～0.380
抗链球菌溶血素 O	ASO	34.8		U/ml	0.0～116.0
类风湿因子	RF	28.6	↑（高）	U/ml	0.0～20.0

（5）甲状腺功能：见表 1-29-5。

表 1-29-5 甲状腺功能

项目名称	英文缩写	检验结果	高低	单位	参考区间
游离甲状腺素	FT$_4$	15.90		pmol/L	成人：11.45～23.17
游离三碘甲状腺原氨酸	FT$_3$	4.71		pmol/L	成人：3.5～6.5
三碘甲状腺原氨酸	T$_3$	93.22		ng/dl	成人：60～180
甲状腺素	T$_4$	7.30		ng/dl	成人：3.2～12.6
促甲状腺素	TSH	2.124		μU/ml	成人：0.55～4.78
甲状腺球蛋白抗体	aTG	<15.0		U/ml	成人：<60
甲状腺过氧化物酶（微粒体）抗体	aTPO	38.8		U/ml	成人：<60
T$_3$/T$_4$		12.77		ng/μg	

（6）N 端-B 型钠尿肽前体（NT-ProBNP）：见表 1-29-6。

表 1-29-6 N 端-B 型钠尿肽前体（NT-ProBNP）

项目名称	英文缩写	检验结果	高低	单位	参考区间
N 端-B 型钠尿肽前体	NT-ProBNP	3004.0	↑（高）	pg/ml	≤125.0

（7）心肌损伤标志物 3 项：见表 1-29-7。

表 1-29-7 心肌损伤标志物 3 项

项目名称	英文缩写	检验结果	高低	单位	参考区间
肌红蛋白	MYO	27.7		ng/ml	17.4～105.7
肌钙蛋白 I	AccuTnI+3	0.027		ng/ml	0.000～0.040
肌酸激酶-MB 亚型	CK-MB	2.46		ng/ml	0.60～6.30

（8）弥散性血管内凝血全项：见表 1-29-8。

表 1-29-8 弥散性血管内凝血全项

项目名称	英文缩写	检验结果	高低	单位	参考区间
凝血酶原时间	PT-S	15.3	↑（高）	s	9.4～12.5
凝血酶原活动度	PT%	61	↓（低）	%	70～120
凝血酶原国际标准化比率	PT-INR	1.35	↑（高）		0.90～1.20
纤维蛋白原	FIB-C	244	↓（低）	mg/dl	200～400
活化部分凝血活酶时间	APTT	31.7		s	25.1～36.5
活化部分凝血活酶时间比率	APTT-R	1.11			0.91～1.38
纤维蛋白降解产物	FDP	1.9		μg/ml	0.0～5.0
D-二聚体	D-dimer	4017	↑（高）	ng/ml	0～243

（9）相关影像学或其他检查

1）超声心动图：双房扩大，左心室壁运动弥漫性降低，左心室收缩及舒张功能减退，右心室弥漫性室壁运动降低，二尖瓣轻度反流，房间隔缺损？卵圆孔未闭？射血分数 44.3%。

2）腹部超声：三支肝静脉、下腔静脉增宽，肝稍大，考虑淤血肝，胆囊体积小，胆囊壁增厚样改变，胆囊多发息肉（胆固醇性）、双肾实质回声增强。

二、诊断

1. 初步诊断

（1）限制型心肌病。

（2）房间隔缺损。

2. 诊断依据

（1）限制型心肌病：心界扩大，窦性心律，心功能Ⅱ级（NYHA 分级）。患者为中年男性，慢性病程，4 年半前患者无明显诱因出现活动后气促，爬 3 层楼后即出现气促，完善相关检查考虑限制型心肌病，查体心界扩大，心电图示窦性心律。诊断明确。

（2）房间隔缺损：超声提示，诊断明确。

3. 鉴别诊断

（1）支气管哮喘：该病患者出现反复发作性喘憋、呼吸困难，有明显诱因，多有家族病史及个人过敏史，喘憋与季节无关，本例患者既往无哮喘病史，无药物及食物过敏史，查体未闻及哮鸣音，有明确心脏病临床证据，故考虑支气管哮喘可能性不大。必要时可行肺功能检查以除外。

（2）慢性阻塞性肺疾病（COPD）：好发于老年人，表现为咳嗽、咳痰，活动后喘憋，患者多有吸烟史，起病缓慢，病程长。本例患者无长期肺部疾病病史，咳嗽咳痰不重，不符合慢性阻塞性肺疾病表现，查体无桶状胸，双肺叩清音，心界扩大，故考虑慢性阻塞性肺疾病可能性不大。必要时可行肺功能检查以除外。

4. 并发症

（1）急性肺栓塞（PTE）：该病患者多有胸痛、胸闷、喘憋甚至咯血等临床表现，本例患者虽然检验提示 D-二聚体异常升高，但心电图（窦性心动过速）、超声心动图未提示有 PTE 可能。

考虑并发该病可能性不大。必要时可行肺动脉 CT、核素肺通气/灌注扫描或肺动脉造影协助诊断。

（2）急性心肌梗死：该病胸痛部位、性质、诱因、持续时间、缓解方式可不典型，可表现为心率、血压异常，出现一过性第三心音或第四心音，以及由于二尖瓣反流引起的一过性收缩期杂音。本例患者心电图未见缺血性改变（新发或一过性 ST 段压低≥0.1mV，或 T 波倒置≥0.2mV），心肌三项未见异常。考虑并发该病可能性不大。

【临床思维分析】

限制型心肌病（RCM）是心肌间质纤维增生所致心肌僵硬度升高，导致限制性舒张功能障碍，以单侧或双侧心室充盈受限和舒张容量减少，最终导致心力衰竭的心肌病。患者实验室检查主要的异常表现是纤维蛋白（原）降解产物（FDP）正常，D-二聚体明显增高。FDP 是纤维蛋白原和纤维蛋白降解后所产生的各种碎片、二聚体、多聚体及复合物的统称。D-二聚体（D-dimer）是交联纤维蛋白的特异性降解产物，只有在血栓形成后才会在血浆中增高。本病心内膜及心内膜下心肌纤维化，导致心室舒张受限，充盈受阻，肺循环和体循环淤血，易引起心腔和周围静脉血栓形成，一旦脱落可造成栓塞，血栓栓塞是 RCM 并发症之一。本例患者仅表现为活动后气促，并没有胸痛、胸闷、喘憋等其他临床症状，心肌标志物、超声心动图、心电图等检查也没有相应异常表现，急性肺栓塞、急性心肌梗死可能性不大。

因此患者就出现了 D-二聚体增高与临床表现不一致的情况。究竟是什么原因造成检测的异常表象？检验前、检验中、检验后任一部分出现问题都会导致检测结果"异常"。我们重新回顾了检测各步骤：检验前患者如何留取标本？检验中是否存在问题导致结果异常？是否由于标本含有特殊物质对该方法学产生干扰而影响检测结果？经过和临床沟通并逐层分析，考虑患者标本含有特殊物质对检测产生干扰可能性极大，由此制定了排除干扰方案。首先，用另外厂家试剂重复检测，D-二聚体检测结果为 5021ng/ml，仍增高，排除了试剂的影响。其次，用稀释法初步判断血浆内是否存在干扰因素。将患者血浆经过稀释后检测 D-二聚体，测得 D-二聚体结果波动很大：不稀释 4017ng/ml，1：10 稀释 50 000ng/ml，1：100 稀释 94 000ng/ml，稀释后的检测结果并不是随稀释平行变化的。这也就意味着在患者血浆中存在干扰物质，从而对检测结果造成了影响。最后，D-二聚体的检测原理是免疫比浊法，通过查阅文献发现 D-二聚体假性升高原因可能为类风湿因子（RF）过高，或者体内有异嗜性抗体的存在。由于患者 RF 28.6U/ml，升高不明显，且 D-二聚体试剂对 RF 有一定抵抗作用，考虑干扰并非由 RF 造成。最终考虑异嗜性抗体对检测产生了干扰。

异嗜性抗体指缺乏明确的动物血清或动物免疫球蛋白的刺激，由人体免疫系统分泌，与动物免疫球蛋白具有低亲和力的一种内源性干扰抗体，常见的为人抗动物抗体（如人抗鼠抗体）等。异嗜性抗体产生的途径包括动物接触、食用奶酪等动物蛋白、动物细胞辅助治疗、注射疫苗、免疫抑制药物、输血、自身免疫疾病、特殊感染等。异嗜性抗体在体内相对稳定存在，具备一定的浓度，通常无病理生理作用。但当通过免疫法对患者标本进行检测时，嗜异性抗体可与试剂中抗体 Fc 或者 F（ab）段的决定簇结合，从而干扰免疫反应。可通过非特异性结合、标记抗体、桥联捕获抗体或标记抗原等干扰检测过程，导致测定结果与临床表现不符。

为进一步证实本例患者异嗜性抗体的存在，随后将患者血浆加入到异嗜性抗体阻断管中，阻断试剂会与血浆中的异嗜性抗体反应，封闭异嗜性抗体的结合位点，从而达到屏蔽干扰的作用。封闭异嗜性抗体之后再进行 D-二聚体检测，最终我们测得的 D-二聚体结果为 45ng/ml，从而证实了异嗜性抗体确实干扰了 D-二聚体的检测。并且本例患者为异嗜性抗体与检测抗体和捕获抗体发生桥联，出现检测信号，导致假阳性检测结果。于是赶紧与临床医师进一步沟通，发送了结果。临床医师表示感谢，患者也避免了其他不必要的检查。患者本次全面复查后未见其他异常，入院 4 天后出院，随后还对患者进行了进一步的随访跟踪，没有出现肺栓塞、心肌梗死等严重的并发症。

【相关检验基础知识】

FDP 与 D-二聚体形成过程见图 1-29-1。

纤维蛋白及纤维蛋白原在纤溶酶的作用下会形成不同相对分子质量的肽段。这些肽段的产物统称为 FDP，即纤维蛋白及纤维蛋白原降解产物。但只有交联纤维蛋白才能产生 D-二聚体。什么是交联纤维蛋白？其实就是形成了血凝块，或者说形成了血栓才会有 D-二聚体形成。在临床中引起 D-二聚体升高的因素有很多，如深静脉血栓形成（DVT）、急性肺栓塞（PE）、急性心肌梗死、弥散性血管内凝血（DIC）、恶性肿瘤、溶栓治疗后等。

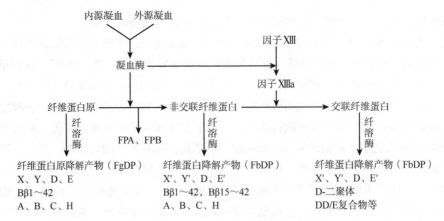

图 1-29-1 FDP 与 D-二聚体形成过程

D-二聚体免疫比浊法检测原理：D-二聚体超敏乳胶试剂是聚苯乙烯乳胶颗粒的混悬液，颗粒大小一致，包被有单克隆抗体的 F（ab'）2 片断，这种单克隆抗体对纤维蛋白可溶衍生物中所含的 D-二聚体高度特异。F（ab'）2 片断的使用使得该 D-二聚体的检测特异性更高，有效地避免了某些如类风湿因子等内源因子的干扰。把含有 D-二聚体的血浆和本试剂盒中的乳胶试剂及反应缓冲液混合，包被的乳胶颗粒就开始凝集。凝集程度和样品的 D-二聚体浓度呈正相关，可通过测量凝集物透射光的减少量确定 D-二聚体浓度。

（冯景泓　赵　磊　赵晓涛）

病例 30　尿蛋白阳性真的不能忽视——由尿蛋白阳性发现的多发性骨髓瘤及淀粉样变性病例

【本例要点】

本例患者以尿蛋白阳性为主要临床表现，在后续检查中通过肾穿刺发现淀粉样变性，进一步检查发现患者满足多发性骨髓瘤诊断标准，最终诊断为骨髓瘤继发轻链型淀粉样变性，累及肾脏、心脏。

患者的骨髓瘤类型是轻链型，该型骨髓瘤对肾脏损害比较大，可引起管型肾病或淀粉样物质沉积造成相应器官组织功能异常。患者早期表现为尿微量白蛋白升高，肾功能正常，血清免疫固定电泳 M 蛋白阴性，这时容易漏诊；但是患者的尿液免疫固定电泳出现 M 蛋白阳性，为轻链型，可以帮助诊断，而且血清的游离轻链检测出现了异常表现，也是确诊的有利证据。同时骨髓穿刺的结果也进一步支持了多发性骨髓瘤和淀粉样变性的诊断。肾穿刺的特殊染色刚果红染色阳性及免疫组化证实淀粉样物质为轻链，是轻链型肾淀粉样变性的有力依据。

鉴于以上情况，当尿液检测蛋白阳性时，务必重视，除考虑常规泌尿系统疾病外，也应加入更多疾病的考虑，如单克隆丙种球蛋白病，此时可优先进行血和尿的 M 蛋白鉴定及游离轻链检测等无创检查。

【病例概况】

一、病史

1. **主诉** 患者，男，57岁，乏力1年，尿蛋白阳性10月余。

2. **现病史** 患者1年前无明显诱因出现全身乏力，食欲缺乏，容易出虚汗，下肢发凉。曾就诊检查尿常规显示尿蛋白（+），后未予以治疗。10个月前体检发现尿蛋白（++），尿微量白蛋白444mg/L，未予以重视及诊治。2020年3月开始腹泻，每天2～5次，初为稀便，后为黄色水样便，无里急后重。腹部CT：左侧肾上腺多发占位；双侧肾上腺增生，左肾微小囊肿，建议随诊。2020年7月，自觉全身乏力加重，伴消瘦，再次查尿蛋白（++），尿微量白蛋白958mg/L，24小时尿蛋白2.922g。同时行肾穿刺，根据结果，诊断为肾淀粉样变性。近3个月体重下降约10kg。

3. **查体** 体温36.5℃，脉搏100次/分，呼吸18次/分，血压110/90mmHg，患者发育正常，营养良好，神志及言语清楚，查体合作。皮肤、黏膜无苍白，巩膜无黄染。全身皮肤黏膜无皮疹、黄染、出血点。无肝掌及蜘蛛痣。胸壁可见毛细血管扩张，全身多处皮下脂肪瘤，无水肿。浅表淋巴结未及肿大。颈静脉无怒张，肝颈静脉回流征阴性。胸廓正常，呼吸运动正常，双肺呼吸音清。心前区无隆起，心尖搏动正常，无杂音及心包摩擦音。腹平软，无压痛及反跳痛，肝脾肋下未触及肿大。脊柱四肢检查未见异常。神经系统生理反射存在，病理反射未引出。

4. **相关实验室、影像学或其他检查**

（1）一般实验室检查

1）血常规：无明显异常，白细胞分类未见异常。

2）血清蛋白电泳及免疫固定电泳：阴性。

3）血清游离轻链（FLC）：FLCκ 238mg/L，FLCλ 30.6mg/L，κ/λ 7.78。

4）尿免疫固定电泳：可见M成分κ轻链。

5）尿κ轻链：1365mg/24h。

6）24小时尿微量白蛋白：860mg/24h。

7）血清β₂微球蛋白2.63mg/L，B型钠尿肽（BNP）1022pg/ml。心肌肌钙蛋白I（cTNI）0.05ng/ml。碱性磷酸酶219U/L。

8）肿瘤标志物：阴性。

（2）骨髓相关检查

1）骨髓细胞形态学：浆细胞占12%，均为幼稚浆细胞。

2）骨髓流式细胞学检测结果：克隆性浆细胞占有核细胞的2.1%，表达CD38、CD56、CD138、CD269（占异常细胞的90.6%），cκ，部分表达CD117，不表达CD19。

3）骨髓荧光原位杂交（FISH）：*IGH-CCND1*基因位点融合阳性，1q21扩增，*TP53*、*IGH-FGFR3*、*IGH-MAF*均阴性。

4）骨髓染色体：46，XY。

（3）肾穿刺

1）光镜：肾小球系膜区有粉染均质无结构物质沉积，肾小球基底膜节段性睫毛样变化，未见新月体形成，肾小动脉管壁增厚，可见粉染蛋白样物质沉积，管腔狭窄。

2）免疫荧光：荧光下 IgM（1+），IgA、IgG、C3、C1q、Fib、Alb 均（－）。免疫组化：κ 弱阳性（淀粉样沉积区），λ 阴性。特殊染色刚果红染色阳性。

3）电镜：系膜区和基底膜区可见纤维样无结构物质沉积，直径 8～10nm。

4）病理诊断：符合淀粉样变性肾病（肾小球及小动脉可见淀粉样物质沉积）。

（4）其他检查

1）骨骼评估：头颅平片可见穿凿样骨质破坏；椎体磁共振可见多发椎体及附件异常信号。

2）心电图：窦性心律，肢体导联低电压，胸导联 R 波递增不良。

3）心脏超声：左心室及室间隔增厚，室间隔 16.4mm，射血分数 62.5%。

4）腹部超声：肝实质回声明显增强伴粗糙，胆囊壁厚，胆囊结石。

二、诊断

1. 初步诊断　多发性骨髓瘤（轻链 κ 型），继发肾淀粉样变性、心脏淀粉样变性。

2. 诊断依据

（1）病史：患者为老年男性，慢性病程，患者 1 年前无明显诱因出现全身乏力、食欲缺乏，容易出虚汗，下肢发凉，伴尿中泡沫增多，多次查尿常规显示尿蛋白（+～++），尿微量白蛋白阳性。

（2）患者尿 M 蛋白：免疫固定电泳（IFE），κ 轻链阳性，尿 κ 轻链 1365mg/24h。骨髓穿刺，幼稚浆细胞占 12%，流式细胞学检查证实为克隆性浆细胞。血清游离轻链：κ 238mg/L，λ 30.6mg/L，比值 7.78。全身骨骼评估可见溶骨性骨质破坏。满足多发性骨髓瘤诊断标准。

（3）患者 24 小时尿白蛋白＞500mg。肾穿刺活检：刚果红染色阳性，电镜可见系膜区和基底膜区纤维样无结构物质沉积，直径 8～10nm。免疫荧光示淀粉样变区 κ 轻链限制性表达。符合肾脏淀粉样变性改变。

（4）患者既往无高血压及冠心病病史，BNP、cTNI 升高，心电图提示肢体导联低电压，胸前导联 R 波递增不良，心脏超声示左心室及室间隔肥厚（＞12mm），可符合心脏淀粉样变性器官受累标准，由于未完善心脏增强磁共振及心脏活检，拟诊心脏淀粉样变性。

3. 鉴别诊断

（1）糖尿病肾病：好发于中老年人，患糖尿病数年才会出现肾损害，最初呈现白蛋白尿，以后逐渐进展为大量蛋白尿，出现肾病综合征时糖尿病病程已达 10 年以上，此后病情进展更快，3～5 年即进入尿毒症期。本病典型病理表现为结节性或弥漫性肾小球硬化。由于出现肾病综合征前患者已有 10 多年糖尿病史，故此肾病不易误诊、漏诊。该患者与此不符，可除外。

（2）意义未明的单克隆免疫球蛋白血症：本病血清或尿液中可出现单克隆免疫球蛋白或轻链，但 M 蛋白仅轻度升高，小于骨髓瘤诊断标准。骨髓中浆细胞＜10%，一般无骨质破坏等临床表现，该患者与此不符，可除外。

（3）反应性浆细胞增多症：多有原发疾病，如病毒感染、结缔组织病、恶性肿瘤等；骨髓中浆细胞＜10%，且为成熟型；无骨骼损害，可伴有免疫球蛋白升高，但呈多克隆性。该患者与此不符，可除外。

4. 进一步检查　可完善心脏增强磁共振检查等。

5. 最终诊断　多发性骨髓瘤（轻链 κ 型）、肾淀粉样变性、心脏淀粉样变性、高脂血症、脂肪肝、肾上腺皮质腺瘤。

三、治疗

针对多发性骨髓瘤的化疗，尽快达到高质量、长期的血液学缓解，以获得器官缓解，器官缓解往往在血液学缓解的 3～12 个月后。

【临床思维分析】

系统性轻链型淀粉样变性的诊断通常应包括：①具有受累器官的典型临床表现和体征；②血、尿中存在单克隆免疫球蛋白；③组织学诊断，包括受累器官活检，腹部脂肪活检、唾液腺活检、骨髓活检等，可见无定型粉染淀粉样物质沉积，且刚果红染色阳性；④沉积物经免疫组化、免疫荧光、电镜或质谱蛋白质组学证实为轻链沉积；⑤除外其他浆细胞增殖性疾病，如华氏巨球蛋白血症或其他淋巴浆细胞增殖性疾病。

该患者以尿中泡沫增多、尿蛋白升高为主要临床表现，患者初期未予以重视及诊治。在后续检查中通过肾穿刺发现淀粉样变性，进一步检查发现患者满足多发性骨髓瘤诊断标准，最终诊断为骨髓瘤继发轻链型淀粉样变性，累及肾脏、心脏。患者骨髓瘤类型是轻链型，轻链型骨髓瘤对肾脏损害比较大，可引起管型肾病或淀粉样物质沉积造成相应器官组织功能异常。早期可表现为尿微量白蛋白升高，肾功能可正常或轻度异常，血清免疫固定电泳可以出现 M 蛋白阴性的表现，这时容易漏诊；但是患者的尿液免疫固定电泳出现 M 蛋白阳性，为轻链型，可以帮助诊断，而且血清游离轻链检测出现的异常表现也是确诊的有利证据。同时骨髓穿刺的结果也进一步支持了多发性骨髓瘤和淀粉样变性的诊断。肾穿刺的特殊染色刚果红染色阳性及免疫组化证实淀粉样物质为轻链是轻链型肾淀粉样变性的有力依据。

【相关检验基础知识】

免疫球蛋白游离轻链（free light chain，FLC）最初是 150 年前由 Henry Bence-Jones 医师从骨髓瘤患者的尿液中发现的，被定义为本周蛋白，它是一种重要的肿瘤标志物。它来源于单克隆恶变浆细胞无节制的大量增生，为匀质的 κ 或 λ 免疫球蛋白分子。FLC 出现在许多恶性浆细胞瘤患者的血清和尿液中，包括多发性骨髓瘤、原发性系统性淀粉样变性、原发性巨球蛋白血症、轻链沉积病等。

蛋白电泳和免疫固定电泳可检测尿中的 FLC（本周蛋白），尿电泳比血清电泳对 FLC 的检测要敏感，但由于尿液 FLC 的浓度很大程度受肾小管重吸收能力的影响，不能精确地反映患者的疾病状况。随着肿瘤组织体积的增大，FLC 产量增多，血清中 FLC 的浓度超过正常范围。相比之下，排泄至尿中的 FLC 的量，在近端肾小管的重吸收能力饱和之前只有小幅度增长。超过了肾小管的吸收能力后，大量的 FLC 排泄于尿中。只有这时，才会比较容易从轻链型多发性骨髓瘤患者尿中检测到 FLC。所以说尿中的 FLC 的含量更取决于肾功能，而不是直接由肿瘤负荷决定。而血清中的浓度受肾损害的影响小，所以其比尿检测更精确地反映肿瘤组织产生的 FLC 的量。

（梁玉芳）

病例 31 尿常规结果不一致分析一例
——同一患者同一时间段尿常规结果不一致的解读

【本例要点】

对于短期内尿检结果出现明显差异的，首先考虑标本留取是否合格、仪器状态是否正常、人员因素等可能引起结果不准确的可能，保证检验结果准确性，给予对应的合理解释与纠正，达到患者理解、医师满意的和谐医患关系。

【病例概况】

一、病史

1. 主诉 患者，女，70 岁，尿液白细胞、红细胞、上皮细胞等结果阳性。

2. 现病史 患者无明显畏寒、发热，无尿频、尿急、尿痛，无肉眼血尿，泡沫尿，尿量一天 1500ml 左右，无腰酸、水肿等症状。

3. 既往病史 3 年前曾患泌尿系感染，已痊愈。

4. 相关实验室、影像学或其他检查 常规检查尿常规，上午检查了 2 次尿常规，间隔 1 小时，1 份阳性报告，1 份阴性报告，故来实验室咨询情况。

（1）第一次检查结果：见表 1-31-1。

表 1-31-1 第一次检查结果

项目	结果	单位	参考区间
白细胞	750.2	/µl	0～30
红细胞	45.1	/µl	0～25
上皮细胞	102.2	/µl	0～21.4
管型	4.5	/µl	0～1.3
细菌	667	/µl	0～130
电导率	29.1	Ms/cm	
干化学			
pH	6.5		5.0～9.0
比重	1.03		1.002～1.030
白细胞	250	/µl	<25
亚硝酸盐	—		-
尿蛋白	—	g/L	<0.3
葡萄糖	—	mmol/L	<2.8
酮体	—	mmol/L	<1
尿胆原	—	µmol/L	<35
胆红素	—	µmol/L	<15
隐血	33	/µl	<10

（2）第二次检查结果：见表1-31-2。

表1-31-2　第二次检查结果

项目	结果	单位	参考区间
白细胞	22.3	/μl	0～30
红细胞	10.2	/μl	0～25
上皮细胞	15.5	/μl	0～21.4
管型	0.2	/μl	0～1.3
细菌	31.2	/μl	0～130
电导率	13.1	Ms/cm	
干化学			
pH	6.5		5.0～9.0
比重	1.018		1.002～1.030
白细胞	—	/μl	<25
亚硝酸盐	—		—
尿蛋白	—	g/L	<0.3
葡萄糖	—	mmol/L	<2.8
酮体	—	mmol/L	<1
尿胆原	—	μmol/L	<35
胆红素	—	μmol/L	<15
隐血	—	/μl	<10

二、诊断

同一患者同一时间段尿常规结果不一致。

【临床思维分析】

为什么同一患者同一时间段结果出入这么大呢？可能原因如下。

1. 排除仪器状态和人员因素（确保仪器运行状态正常，无人员因素干扰检测结果）。

2. 重点考虑患者留尿的方法（患者是否按照尿液留取注意事项留取的标本）。

3. 详细询问患者留尿的方式（上面这例患者就是因为第一次尿液留取前没有进行外阴部清洗，而导致分泌物掉落尿液中引起的检验结果增高，第二次是清洁后留取的中段尿液，故第二次结果为患者的真实尿液结果）。

4. 给予正确的讲解（详细地给患者讲解留取尿液的注意事项，以减少不必要的检测和纠纷）。

【相关检验基础知识】

1. 大量饮水对尿常规的干扰　大量饮水可导致尿比重降低，破坏尿有形成分如红细胞、白细胞等。

2. 留尿容器污染的问题　尿杯、尿管受到污染可导致尿细菌增高。

3. 不同时间段尿液最宜检查项目　新鲜尿液一般用于红细胞、白细胞形态的检测。早起的晨尿更适于尿管型的检测。

（王立伟）

第二章

临床生物化学检验

病例1 梗阻性黄疸病例分析

【本例要点】

黄疸只是一种症状/体征，并非疾病。如血清胆红素浓度为17.1～34.2μmol/L，而肉眼看不出黄疸者称为隐性黄疸。如血清胆红素浓度高于34.2μmol/L，巩膜、皮肤、黏膜及其他组织和体液出现黄染则为显性黄疸，梗阻性黄疸是一种由梗阻引起的病理状态。肝功能检查有助于鉴别肝细胞性黄疸和梗阻性黄疸，影像学检查有助于明确梗阻原因和定位诊断。本例病例皮肤黄染伴瘙痒为首发表现，并出现了体重减轻、小便色黄等症状，实验室检查ALT 145U/L，AST 105U/L，ALP 355U/L，GGT 585U/L，结合影像学检查结果证明患者为胆汁排泄不畅引起的黄疸。

【病例概况】

一、病史

1. **主诉** 患者，男，53岁，皮肤黄染伴瘙痒半个月。

2. **现病史** 半个月前患者无明显诱因出现全身皮肤瘙痒，数日后，偶然发现皮肤发黄，伴尿色深，无食欲缺乏、腹痛，无发热。自行服用消炎利胆片及头孢拉定胶囊，黄疸未见消退，并有加重趋势，遂来院就诊。发病以来体重下降3kg。既往胆石症史，否认肝炎、结核、胰腺病史，否认药物过敏史。

3. **查体** 全身皮肤黄染，有搔痕，无出血点及皮疹，浅表淋巴结不大，巩膜黄染，颈软，无抵抗，甲状腺不大，心界大小正常，心律齐，未闻及杂音，双肺清，未闻及干湿啰音，腹平软，全腹未及压痛及肌紧张，肝脾未及，右上腹可触及鸡蛋大小肿物，压之不适，肠鸣音3～5次/分。

4. **相关实验室、影像学或其他检查**

（1）生化检查：见表2-1-1。

表2-1-1 生化检查

项目名称	英文缩写	检验结果	单位	参考区间
丙氨酸转氨酶	ALT	145	U/L	0～40
天冬氨酸转氨酶	AST	105	U/L	0～40
总胆红素	TBIL	80	μmol/L	1.71～17.1
直接胆红素	DBIL	68	μmol/L	1.71～7

续表

项目名称	英文缩写	检验结果	单位	参考区间
碱性磷酸酶	ALP	355	U	40～110
γ-谷氨酰转肽酶	GGT	585	U/L	男：11～50
葡萄糖	Glu	7.80	mmol/L	3.89～6.11

（2）B超：肝内胆管扩张，胆囊13cm×8cm×6cm。肝外胆道受气体影响显示不清。

二、诊断

1. 初步诊断　梗阻性黄疸，胰头或壶腹周围癌可能性大。

2. 诊断依据

（1）无痛性进行性黄疸，伴体重下降。

（2）DBIL及GGT均增高。

（3）右上腹可扪及肿大的胆囊，B超示肝内胆道扩张。

3. 鉴别诊断

（1）内科黄疸病因：瘀胆性肝炎、病毒性肝炎。

（2）胆道结石梗阻：一般有疼痛及炎症表现。

（3）少见情况：十二指肠壶腹周围炎症、结核、淋巴结肿大等。

4. 进一步检查　电子计算机断层扫描（computed tomography，CT）和内镜逆行胰胆管造影（endoscopic retrograde cholangio-pancreatography，ERCP）检查明确梗阻的性质及病变范围。

5. 该患者最终诊断　CT检查若胰头部出现占位性病变，平扫时表现为低密度阴影，而增强后肿瘤占位出现不均匀强化，可诊断为胰头癌引起的梗阻性黄疸；ERCP见到十二指肠乳头隆起菜花样肿物，胆管和胰管于汇合处中断，其上方胆管扩张，即可诊断壶腹周围癌引起的梗阻性黄疸。

三、治疗

一旦诊断明确，应及早引流胆道，缓解胆道内压力，解除黄疸。如情况许可，尚应去除病因，行根治性治疗，降低术后并发症的发生率和病死率，提高治疗效果。

【临床思维分析】

以黄疸为首发症状的患者，需对肝癌、胆管癌、胰头癌及十二指肠壶腹肿瘤鉴别，肝癌的黄疸常有肝炎、肝硬化病史，出现于肝癌晚期，伴右上腹胀痛；而胆管癌、胰头癌及十二指肠壶腹肿瘤多无肝炎、肝硬化病史，仅以无痛性进行性黄疸为首发症状。腹部B超、CT、磁共振成像（magnetic resonance imaging，MRI）、经皮穿刺肝胆管造影（percutaneous transhepatic cholangiography，PTC）、经内镜下逆行胰胆管造影术（ERCP）、核素胆系造影、血管造影等检查有助于以上疾病的鉴别。

梗阻性黄疸时，血清转氨酶一般无明显增高，在伴有继发性肝细胞损害时可轻度或中度升高。血清胆红素明显增高，在完全性胆道阻塞时，可达510μmol/L以上，其中结合胆红素占35%以上（可至60%左右）。结石性黄疸常呈波动性；癌性黄疸常呈进行性加深，但由壶腹癌所致者则可因癌肿溃疡而使黄疸有短暂减轻。ALP、GGT等均有显著增高。

【相关检验基础知识】

黄疸是血清中胆红素升高而引起皮肤、黏膜和巩膜黄染的一种临床表现。胆红素主要来自每天衰老死亡的红细胞所释放的血红蛋白，占所有胆红素的80%～85%。

黄疸常见的原因如下。

1. 胆红素来源过多　红细胞破坏增多是造成胆红素来源过多的直接原因。而导致红细胞破坏增多的因素多为溶血，如药物因素（如利巴韦林、磺胺类药物）、误输异型血、严重感染、各种溶血性疾病（如阵发性睡眠性血红蛋白尿）等。这种情况称为溶血性黄疸，其特点是总胆红素升高——以间接胆红素升高为主，间接胆红素与直接胆红素比例升高。

2. 肝脏代谢能力下降　肝脏因炎症坏死、肝细胞数量大幅减少而不足以满足胆红素代谢需要，所引起的黄疸称为肝细胞性黄疸。其特点是直接胆红素和间接胆红素都升高，后者升高更为明显，多伴肝功能明显异常，患者常有乏力、恶心、呕吐、腹胀、食欲缺乏等消化道症状。因肝脏本身有一定的代偿能力，所以肝脏轻度炎症、肝细胞少量坏死一般不影响胆红素代谢，不会有黄疸或仅表现为隐性黄疸，一旦有黄疸出现说明肝细胞损伤严重。胆红素升高是一个蓄积的过程，而转氨酶升高是肝细胞破损后的即时释放，所以血清胆红素与转氨酶升高往往并不同步，血清胆红素升高一般要在血清转氨酶显著升高5～7天后才会表现出来。

3. 胆汁排泌不畅　肝脏完成胆红素的处理后需通过胆道系统将胆红素排出，因胆道排泄不畅引起的黄疸称为梗阻性黄疸。其特征表现如下：以直接胆红素升高为主，同时伴有ALP、GGT显著升高。患者可出现右上腹痛、恶心、呕吐、大便呈陶土色。引起胆道梗阻的常见原因有胆石症、胆管肿瘤、胰头或壶腹部肿瘤。

（曾小莉　袁　慧）

病例2　一例甲胎蛋白升高伴肝功能异常肝癌病例

【本例要点】

甲胎蛋白（AFP）升高大多见于肝癌，但是其他肿瘤也会有升高。甲胎蛋白升高可见于正常的生理状态，也可以见于非肿瘤的疾病状态，不要见到升高就认为是肿瘤。具体升高的原因需要详细的检查，还要根据升高幅度及动态变化判断，不能一概而论。本例病例中ALT、AST、TBIL、DBIL结果也证明肝细胞受损，并引起黄疸，结合患者既往乙型肝炎病史和影像学检查，可以判断该患者已经进入肝炎—肝硬化—肝癌三部曲中的最后一个阶段。

【病例概况】

一、病史

1. 主诉　患者，男，44岁，右上腹痛半年，加重伴上腹部包块1个月。

2. 现病史　患者半年前无明显诱因出现右上腹钝痛，为持续性，有时向右肩背部放射，无恶心呕吐，自服去痛片可缓解。1个月来，右上腹痛加重，服镇痛药效果不佳，自觉右上腹饱满，有包块，伴腹胀、食欲缺乏、恶心，在当地医院就诊，B超显示肝脏占位性病变。患者发病来，无呕吐、腹泻，偶有发热（体温最高 37.8℃），大小便正常，体重下降约 5kg。既往有乙型肝炎病史多年，否认疫区接触史，无烟酒嗜好，无药物过敏史，家族史中无遗传性疾病及类似疾病史。

3. **查体** 全身皮肤无黄染，巩膜轻度黄染，双锁骨上窝未及肿大淋巴结，心肺未见异常。腹平软，右上腹饱满，无腹壁静脉曲张，右上腹压痛，无肌紧张，肝脏肿大肋下 5cm，边缘钝，质韧，有触痛，脾未及，Murphy 征阴性，腹部叩诊鼓音，无移动性浊音，肝上界叩诊在第 5 肋间，肝区叩痛，听诊肠鸣音 8 次/分，肛门指诊未及异常。

4. **相关实验室、影像学或其他检查**

（1）实验室检查：见表 2-2-1。

表 2-2-1 实验室检查

项目名称	英文缩写	检验结果	单位	参考区间
白细胞	WBC	5.60	10^9/L	3.5～9.5
血红蛋白	HGB	89	g/L	男：120～150
丙氨酸转氨酶	ALT	84	U/L	0～40
天冬氨酸转氨酶	AST	78	U/L	0～40
总胆红素	TBIL	30	μmol/L	1.71～17.1
直接胆红素	DBIL	10	μmol/L	1.71～7
碱性磷酸酶	ALP	188	U	40～110
γ-谷氨酰转肽酶	GGT	64	U/L	男：11～50
甲胎蛋白	AFP	880	ng/ml	<25
癌胚抗原	CEA	24	ng/ml	<5

（2）B 超：肝右叶 8cm 实质性占位性病变；肝内外胆管不扩张。

二、诊断

1. **初步诊断** 肝癌（原发性，肝细胞性）。

2. **诊断依据**

（1）甲胎蛋白明显升高，TBIL、ALP、GGT 等升高。

（2）乙型肝炎病史。

（3）右上腹痛逐月加重，伴食欲缺乏，体重下降。

（4）B 超所见。

3. **鉴别诊断**

（1）转移性肝癌。

（2）肝内其他占位病变：血管瘤、腺瘤等。

4. **进一步检查** 行肝穿刺针吸细胞学检查进一步明确诊断。

5. **该患者最终诊断** 行肝穿刺针吸细胞学检查，如果病理检查为肝细胞癌且未见良性病变和其他组织来源的癌细胞，即可明确诊断为原发性肝细胞癌。

三、治疗

手术是治疗肝癌的首选，也是最有效的方法。手术方法：根治性肝切除、姑息性肝切除等。并可选用化疗、放疗、生物治疗等。

【临床思维分析】

根据患者右上腹疼痛，有包块，伴腹胀、食欲缺乏、恶心的症状和体征；既往有乙型肝炎的病史，AST、TBIL、DBIL等结果显示肝功能异常，结合B超提示肝脏占位性病变和甲胎蛋白结果，考虑为肝癌（原发性，肝细胞性），属于肝炎—肝硬化—肝癌演变过程中的终末阶段。

【相关检验基础知识】

甲胎蛋白是一种糖蛋白，它属于白蛋白家族，主要由胎儿肝细胞及卵黄囊合成。甲胎蛋白在胎儿血液循环中具有较高的浓度，出生后则下降，至出生后2～3个月甲胎蛋白基本被白蛋白替代，血液中较难检出，故在成人血清中甲胎蛋白含量极低。甲胎蛋白与肝癌及多种肿瘤的发生发展密切相关，可作为多种肿瘤的阳性检测指标。目前临床上其主要作为原发性肝癌的血清标志物，用于原发性肝癌的诊断及疗效监测。

成年人血清甲胎蛋白含量检测：60%～70%的原发性肝癌患者甲胎蛋白含量增高，睾丸癌、卵巢肿瘤、恶性畸胎瘤、胰腺癌、胃癌、肠癌、肺癌等患者甲胎蛋白含量也增高。

急慢性肝炎、肝硬化等良性肝病患者血清甲胎蛋白水平有不同程度升高，但大多低于1000μg/L，其升高与肝细胞坏死和再生程度有关。

一般良性肝病甲胎蛋白含量增多是一过性的，一般持续2～3周，而恶性肿瘤则持续性升高。因此，动态观察血清甲胎蛋白含量既可鉴别良性和恶性肝病，又可早期诊断肝癌。

GGT广泛分布于人体组织中，肾内最多，其次为胰腺和肝。临床上此酶测定主要用于诊断肝胆疾病，是胆道梗阻和肝炎活动的指标。在急性肝炎时，GGT下降至正常较转氨酶为迟，如GGT持续偏高，提示转位慢性肝病；慢性肝病尤其是肝硬化时，GGT持续偏低，提示预后不良。明显增高者见于原发性或继发性肝癌、肝阻塞性黄疸、胆汁性肝硬化、胆管炎、胰头癌、肝外胆道癌等。其在判断恶性肿瘤患者有无肝转移和肝癌术后有无复发的诊断中，可作为重要的诊断依据。

ALP是广泛分布于人体肝、骨骼、肠、肾和胎盘等组织，经肝脏向胆外排出的一种酶。临床上测定ALP主要用于骨骼、肝胆疾病的诊断和鉴别诊断，尤其是黄疸的鉴别诊断。病理性升高可见于肝胆疾病，如肝外胆道阻塞、肝癌、肝硬化、毛细胆管性肝炎等。

（曾小莉）

病例3　急性肾小球肾炎病例分析

【本例要点】

本例病例患者3周前咽部不适，1周感双腿发胀，双眼睑水肿，晨起时明显，同时尿量减少，200～500ml/d，尿色较红，结合实验室检查尿蛋白定量3/24mg/24h，尿WBC（－），RBC（2+），偶见颗粒管型，尿素氮8.5mmol/L，血肌酐140μmol/L，C3 0.5g/L，应考虑为链球菌感染引起的急性肾小球肾炎。当临床中出现血肌酐和血清尿素氮同时增高，提示肾功能损害严重。肌酐清除率是反映肾功能较为敏感的指标，能较早地预警肾功能损害。若出现血尿或蛋白尿等，可进一步进行尿红细胞、尿白细胞镜检；24 小时尿蛋白定量等。但需注意血肌酐、尿素氮两者都不能作为肾病早期诊断的测定指标。

【病例概况】

一、病史

1. 主诉　患者，男，21 岁，咽部不适 3 周，水肿、尿少 1 周。

2. 现病史　患者 3 周前咽部不适，轻咳，无发热，自服诺氟沙星不好转。近 1 周感双腿发胀，双眼睑水肿，晨起时明显，同时尿量减少，200～500ml/d，尿色较红。于外院查尿蛋白（++），红细胞、白细胞不详，血压增高，口服阿莫西林（阿莫仙）、保肾康症状无好转来诊。发病以来精神食欲可，轻度腰酸、乏力，无尿频、尿急、尿痛、关节痛、皮疹、脱发及口腔溃疡，体重 3 周来增加 6kg。既往体健，青霉素过敏，个人、家族史无特殊。

3. 查体　体温 36.5℃，脉搏 80 次/分，呼吸 18 次/分，血压 160/96mmHg，眼睑水肿，巩膜无黄染，咽红，扁桃体不大，双下肢凹性水肿。

4. 相关实验室、影像学或其他检查

（1）血液检查：见表 2-3-1。

表 2-3-1　血液检查

项目名称	英文缩写	检验结果	单位	参考区间
血红蛋白	HGB	140	g/L	男：120～150
血小板	PLT	210	10⁹/L	125～350
白细胞	WBC	7.7	10⁹/L	3.5～9.5
白蛋白	ALB	35.5	g/L	35～55
尿素	BUN	8.5	mmol/L	2.9～7.5
肌酐	Scr	140	μmol/L	男：54～106
24 小时尿蛋白定量		3/24	mg/24h	≤150
抗链球菌溶血素 O	ASO	800	U/ml	＜125
免疫球蛋白 G	IgG	8.4	g/L	7.0～17.0
免疫球蛋白 M	IgM	1.6	g/L	0.6～2.5
免疫球蛋白 A	IgA	2.4	g/L	0.7～3.8
补体 C3	C3	0.5	g/L	0.80～1.20

（2）尿常规尿 WBC（-），RBC（2+），偶见颗粒管型，尿蛋白（2+）。

二、诊断

1. 初步诊断　急性肾小球肾炎（链球菌感染后）。

2. 诊断依据

（1）患者在咽部感染后 2 周发生少尿，眼睑、下肢水肿，尿色红，血压高（160/96mmHg）。

（2）尿蛋白（2+），有镜下血尿（红细胞 20～30 个/HPF），有氮质血症，补体 C3 低。

（3）链球菌感染史和抗链球菌溶血素 O（ASO）高。

3. 鉴别诊断

（1）其他病原体感染后引起的急性肾炎。

（2）膜增殖性肾小球肾炎。

（3）IgA 肾病。

（4）急进性肾小球肾炎。

（5）全身系统性疾病肾脏受累，如系统性红斑狼疮肾炎。

4. 进一步检查 可进行血清 ANA、抗 dsDNA 抗体、抗 Sm 抗体检查；细菌学、血清学检测及动态监测血清补体 C3 和总补体。

5. 该患者最终诊断 若血清 ANA、抗 dsDNA 抗体、抗 Sm 抗体为阴性；细菌学、血清学检测排除其他病原体感染并提示链球菌感染；血清补体 C3 和总补体下降，8 周内逐渐减轻到完全恢复正常者，结合患者临床表现可诊断为链球菌感染后急性肾小球肾炎。

三、治疗

本病治疗以休息及对症治疗为主。急性肾衰竭者应予以透析，待其自然恢复。本病为自限性疾病，不宜应用糖皮质激素及细胞毒性药物。

1. 一般治疗 急性期应卧床休息，待肉眼血尿消失、水肿消退及血压恢复正常后逐步增加活动量。急性期应给予低盐（每天 3g 以下）饮食。肾功能正常者无须限制蛋白质入量，但氮质血症时应限制蛋白质摄入，并以优质动物蛋白为主。明显少尿的急性肾衰竭患者需限制液体入量。

2. 治疗感染灶 予以相应抗感染治疗。

【临床思维分析】

急性肾小球肾炎是一种表现为急性肾炎综合征的常见肾脏病，以急性链球菌感染后肾炎最为常见，多见于儿童，如果是成年患者，特别是老年患者，通常病情比较严重。如果在短期内发生血尿、蛋白尿、水肿、高血压这些典型症状，就可以诊断为急性肾炎综合征。如果在病前 1～3 周有咽部感染、皮肤感染、链球菌培养及血清学检查阳性、血清补体下降等可以帮助临床确诊急性肾小球肾炎。有比较明确的前期链球菌感染史如猩红热而临床表现不肯定者，需要进行连续多次的尿常规检查，根据尿液典型的改变及血清补体的动态改变作出诊断。以下两种情况需要进行肾活检病理帮助诊断：①少尿 1 周以上，或尿量或肾小球滤过功能呈进行性下降者；②病程超过 2 个月而没有明显好转趋势的患者，应该考虑以急性肾炎综合征起病的其他原发性肾炎及全身系统性疾病出现肾脏受累，需要进行肾活检证实。

【相关检验基础知识】

链球菌是化脓性球菌的一类常见的细菌，广泛存在于自然界、人和动物粪便及健康人鼻咽部，大多数不致病。链球菌引起的急性肾小球肾炎，大多数由 A 族 12 型链球菌引起。临床表现为蛋白尿、水肿和高血压，其也是一种变态反应性疾病。链球菌的某些抗原与肾小球基底膜有共同抗原，机体针对链球菌所产生的抗体与肾小球基底膜发生反应，属 Ⅱ 型超敏反应。由链球菌的 M 蛋白所产生的相应抗体形成的免疫复物沉积于肾小球基底膜，造成基底膜损伤，属于 Ⅲ 型超敏反应。

尿蛋白是尿常规最重要的指标之一。如果 1 周内连续 3 次检测晨尿尿常规都发现尿蛋白＞1+，应考虑蛋白尿。病理性蛋白尿反映肾脏疾病，常见于肾小球性蛋白尿或肾小管性蛋白尿，需进一步检测确诊。如尿蛋白定性试验阳性，则应进一步进行尿蛋白定量试验。尿蛋白定量是指准确测定 24 小时内全部尿液中的蛋白质总量。尿蛋白定量测定有助于泌尿系统疾病的诊断和鉴别诊断，了解肾脏病变的程度。

尿白细胞是与尿路感染密切相关的指标。正常人尿中有少数白细胞存在，离心尿液后显微镜下观察小于 5 个/HPF。如果存在大量白细胞，表示存在泌尿系感染，如肾盂肾炎、膀胱炎及尿道炎等。

尿红细胞是反映血尿的首要指标。每个高倍视野红细胞在 3 个以上，称为血尿，说明泌尿系统存在出血。血尿常见于急性肾小球肾炎、IgA 肾病、遗传性肾炎、泌尿系感染、肾结核、肾结石、肾肿瘤等。

血肌酐是人体中肌酸的代谢产物，内源性肌酐来自人体自身肌肉细胞中肌酸代谢，而外源性肌酐来自肉类食物在体内的代谢。一般来说，人体自身肌肉的代谢是稳定的，如果饮食习惯变化不大，肉类食物的摄入量也稳定，那么血肌酐的生成是比较恒定的。肾脏是肌酐的主要排泄器官，肾小球滤过后，肾小管基本不会吸收，也不再分泌。由于血肌酐每天产生的量相对恒定，排泄途径也相对单一，血肌酐的含量能基本反映肾小球滤过率，故肌酐清除率是反映肾功能较为敏感的指标。但由于肾脏的代偿功能十分强大，如果两个肾脏都正常，那么只要一个肾脏发挥功能，血肌酐就能维持在正常水平。只有肾脏损伤程度占到整个肾脏的 50% 以上时，才会引起血肌酐升高。因此，血肌酐并不能反映早期、轻度的肾功能下降。

尿素氮是蛋白质的代谢产物，一般每克蛋白质代谢产生 0.3g 的尿素氮。肾脏是尿素氮的主要排泄器官，尿素氮从肾小球滤过后在各段肾小管均可重吸收。所以，血尿素氮的排泄不仅受肾小球滤过率的影响，也受肾小管功能的影响。尿素氮的产生量容易受饮水量、饮食中蛋白质的含量、肠道疾病及慢性消耗性疾病等情况干扰，对肾功能的评价没有血肌酐那么有价值。与血肌酐一样，在肾功能损害早期，血尿素氮可在正常范围。当肾小球滤过率下降到正常的 50% 以下时，血尿素氮的浓度才迅速升高。

（曾小莉）

病例 4　一例胱抑素 C 异常升高的病例分析

【本例要点】

1. 当检测结果之间或检测结果与临床表现不符合时，应对检测结果进行核查，必要时进行补充检测。

2. 由于免疫透射比浊法可受内源性物质，尤其是免疫球蛋白的干扰，检测前应注意观察样本状态，检测后审核结果时对明显不符合的结果应同时查看其他免疫指标结果，分析是否存在干扰。

3. 如果有较大可能存在内源性干扰，应通过生理盐水稀释、不同检测系统复检、抗体阻断剂等方法帮助确认干扰的存在，以确证结果的可靠性。

【病例概况】

一、病史

1. 主诉　患者，女，54 岁，绝经 1 年，拟取环，就诊于计划生育门诊。术前常规实验室检查发现胱抑素 C（CysC）升高（5.76mg/L），转诊到肾内科。医师提出疑问：该患者血清尿素氮、肌酐结果均在参考区间内，为什么胱抑素 C 异常升高呢？

2. **现病史**　患者 5 年前确诊类风湿关节炎，无高血压病史、无糖尿病病史。

3. **查体**　体温 36.9℃，脉搏 P95 次/分，呼吸 28 次/分，血压 100/65mmHg，双手指关节可见变形。

4. **相关实验室检查**　见表 2-4-1。

表 2-4-1　相关实验室检查

项目名称	英文缩写	检验结果	高低	单位	参考区间
尿素	Urea	5.2		mmol/L	女：2.6~7.5
肌酐	Cr	71		μmol/L	女：53~97
胱抑素 C	CysC	5.27	↑（高）	mg/L	≤1.16
尿酸	UA	310		μmol/L	女：155~357
尿白蛋白/肌酐比值	ACR	5.1		mg/g	≤30
类风湿因子	RF	2100	↑（高）	U/ml	<20

二、诊断

1. **初步诊断**　对患者肾功能相关的实验室指标进行复查，包括尿素氮、肌酐、胱抑素 C、尿酸等，结果与之前基本一致。

患者有类风湿关节炎，可能是血清中的类风湿因子干扰了胱抑素 C 的检测。

2. **诊断依据**

（1）胱抑素 C 的检测方法为胶乳免疫比浊法，可能存在非特异性凝集。实验室用生理盐水将样本稀释 5 倍，检测结果由 5.27mg/L 降至 2.12mg/L，证明有干扰的存在。同时，将此样本用另一种试剂进行检测，胱抑素 C 结果为 0.96mg/L，在参考区间内。

（2）患者的血清类风湿因子显著升高。

（3）在免疫比浊反应中，类风湿因子可结合包被有胶乳颗粒的抗体，发生非特异性凝集，导致结果假性升高。

3. **鉴别诊断**　早期肾损伤可能存在胱抑素 C 升高，而尿素氮、肌酐正常的情况，可通过检测尿白蛋白/肌酐比值、肾小球滤过率等指标并结合临床表现进一步评估。本病例的尿白蛋白/肌酐比值正常，暂不考虑本例患者有早期肾损伤。

三、治疗

本例患者肾功能正常，但需转诊到风湿免疫科继续进行类风湿关节炎的治疗。

【临床思维分析】

免疫透射比浊法容易受一些内源性免疫球蛋白的干扰，以下情况应考虑有可能。

1. 医师反馈患者的检测结果与临床表现不符合。

2. 同时检测的临床意义相似的几个指标，结果不符合，如肌酐、尿素氮正常，胱抑素 C 明显升高。

3. 患者有类风湿关节炎等自身免疫性疾病病史等。

4. 患者近期是否有接受单克隆抗体药物治疗、输血、长期饲养动物等。

【相关检验基础知识】

1. 胱抑素 C 的临床意义与检测方法 胱抑素 C 是一种低分子量、碱性非糖化蛋白质,分子量为 13.3kDa,由 122 个氨基酸残基组成,可由机体所有有核细胞产生,产生率恒定,广泛存在于各种组织的有核细胞和体液中。循环中的胱抑素 C 可完全从肾小球滤过,并在近曲小管重吸收,但重吸收后几乎被完全代谢分解,不返回血液。因此,其血中胱抑素 C 浓度由肾小球滤过率决定,不受外来因素,如性别、年龄、饮食的影响,是一种反映肾小球滤过率变化的理想内源性标志物。

目前实验室检测胱抑素 C 主要在生化分析仪上用颗粒增强免疫透射比浊法上进行测定,也可用免疫散射比浊法进行测定。

2. 免疫比浊法常见的干扰因素 免疫比浊法是将液相内的沉淀反应与现代光学仪器和自动分析技术相结合的一种分析技术,常见的方法有免疫散射比浊法(nephelometry immunoassay)和免疫透射比浊法(turbidimetric immunoassay)。胶乳免疫比浊法是将待测物质相对应的抗体包被在直径为 15~60nm 的胶乳颗粒上,使抗原抗体结合物的体积增大,检测光通过之后,透射光和散射光的强度变化更为显著,从而提高试验的敏感性。

常见的溶血、脂血、黄疸等因素对免疫比浊法有一定的干扰,同时一些内源性物质与检测抗体结合也会对免疫透射比浊法产生干扰。这些干扰因素可导致待测物的结果出现假性的升高或降低。

(1)样本状态:溶血、黄疸、脂血(脂血干扰比较明显)。

(2)内源性免疫球蛋白的干扰

1)嗜异性抗体(heterophil antibody,HA)(类风湿因子)。

2)人抗动物抗体(human anti-animal antibody,HAAA)。

3)自身抗体(autoantibody)。

以上几种抗体可与检测抗体发生非特异性结合,引起胶乳颗粒聚集,使检测结果假性升高。

4)M 蛋白:在反应第一阶段形成沉淀,影响浊度,产生负干扰。

3. 内源性免疫球蛋白干扰的确认和解决方案

(1)生理盐水倍比稀释(简便,但不能完全排除干扰)。

(2)应用不同试剂或不同检测系统进行复检。

(3)直接检测可能产生干扰的内源性抗体,如类风湿因子、M 蛋白等。

(4)在样本中加入待测物,进行回收试验。

(5)应用相应的抗体阻断剂。

(贾珂珂 崔丽艳)

病例 5 一例轻链型多发性骨髓瘤引起的慢性肾功能不全

【本例要点】

本病例以肾脏病相关临床表现就诊,通过血液、尿液和影像学等检查确诊为轻链型多发性骨髓瘤。由于早期骨髓瘤的症状不典型，建议临床症状指向不明确的肾病、贫血和骨病患者应常规进行血细胞形态学分析、血清蛋白电泳和免疫固定电泳检测，必要时进行影像学检查。血液中浆细胞比例升高和单克隆免疫球蛋白的出现是骨髓瘤诊断的重要依据。常规工作中，通过血清蛋白电泳可发现异常蛋白区带，检出的任何难以解释的区带异常均应进行免疫固定电泳，以排除或确认单克隆免疫球蛋白的存在。

【病例概况】

一、病史

1. 主诉　患者，男，68岁，食欲缺乏、乏力，泡沫尿2年，少尿2个月。

2. 现病史　患者2年前门诊检查出现过尿蛋白阳性，有泡沫尿，未重视。近期因出现食欲缺乏、乏力等症状再次就诊，2年来，近2个月出现少尿，每天尿量300～500ml。无高血压、糖尿病病史。体重81.8kg。

3. 查体　贫血貌，皮肤及结膜苍白。

4. 相关实验室、影像学或其他检查

（1）血清蛋白电泳未发现明显异常条带，血尿免疫固定电泳检测均为轻链λ阳性，IgG、IgM、IgA及轻链κ均为阴性。

（2）骨髓穿刺检查：骨髓增生降低，造血细胞减少，浆细胞比例增加（幼稚浆细胞2%，成熟浆细胞16%）。

（3）其他实验室检查结果：见表2-5-1。

表 2-5-1　其他实验室检查结果

项目名称	英文缩写	检验结果	高低	单位	参考区间
红细胞计数	RBC	2.48	↓（低）	10^{12}/L	4.3～5.8
血红蛋白	HGB	79	↓（低）	g/L	130～175
血清尿素	Urea	34.9	↑（高）	mmol/L	2.9～8.2
血清肌酐	Cr	800	↑（高）	μmol/L	62～115
血清胱抑素 C	Cys C	6.44	↑（高）	mg/L	0.56～1.16
血轻链 κ		6.99		g/L	6.29～13.5
血轻链 λ		34.8	↑（高）	g/L	3.13～7.23
尿轻链 κ		0.55		mg/dl	＜1.85
尿轻链 λ		31.2	↑（高）	mg/dl	＜5

（4）腹部超声：双肾肾实质病变。

（5）X线检查：右肱骨、双侧股骨上段见弥漫性雪点状骨质破坏影。

二、诊断

1. 初步诊断　多发性骨髓瘤、慢性肾病尿毒症期。

2. 诊断依据　本例患者属于有症状（活动性）多发性骨髓瘤，骨髓单克隆浆细胞比例＞10%，血清和尿中出现单克隆M蛋白，有贫血及肾脏、骨骼等靶器官损害表现，根据《中国多发性骨髓瘤诊治指南（2020年修订）》确定本病例符合多发性骨髓瘤的诊断。本例患者出现泡沫尿 2

年，尿素氮、肌酐、尿蛋白等多项指标异常，符合慢性肾病诊断标准。计算该患者肾小球滤过率为 9ml/min，本例患者属于慢性肾病尿毒症期。

3. 鉴别诊断　某些慢性疾病或淋巴瘤等可引起反应性浆细胞增多症和意义未明单克隆丙球蛋白血症，需要与多发性骨髓瘤进行鉴别诊断。

4. 进一步检查　临床免疫固定电泳检测通常只包含 IgG、IgM、IgA、轻链 κ、轻链 λ，进一步对本例患者血液和尿液标本进行 IgD、IgE 检测，均为阴性。根据重链及轻链检测结果可判断本例患者为轻链 λ 型。

5. 该患者最终诊断　多发性骨髓瘤轻链 λ 型、慢性肾病尿毒症期。

三、治疗

目前在新诊断多发性骨髓瘤患者中诱导多以蛋白酶体抑制剂联合免疫调节剂及地塞米松的三药联合方案为主。

【临床思维分析】

中国多发性骨髓瘤诊治指南（2020 年修订）中的有症状（活动性）多发性骨髓瘤诊断标准，需满足第 1 条及第 2 条，加上第 3 条中任何 1 项。

1. 骨髓单克隆浆细胞比例≥10%和（或）组织活检证明有浆细胞瘤。

2. 血清和（或）尿出现单克隆 M 蛋白。

3. 骨髓瘤引起的相关表现

（1）靶器官损害表现（CRAB）

1）校正血清钙＞2.75mmol/L。

2）肾功能损害（肌酐清除率＜40ml/min 或血清肌酐＞177μmol/L）。

3）贫血（血红蛋白低于正常下限 20g/L 或＜100g/L）。

4）溶骨性破坏，通过影像学检查（X 线检查、CT 或 PET-CT）显示 1 处或多处溶骨性病变。

（2）无靶器官损害表现，但出现以下 1 项或多项指标异常。

1）骨髓单克隆浆细胞比例≥60%。

2）受累/非受累血清游离轻链比≥100。

3）MRI 检查出现＞1 处 5mm 以上局灶性骨质破坏。

本病例对于多发性骨髓瘤诊断严格按照诊治指南进行分析判断，本例患者以慢性肾病入院，完善实验室及影像学检查后，多发性骨髓瘤诊断指向明确，骨髓穿刺浆细胞比例增多，血和尿轻链升高，免疫固定电泳轻链 λ 阳性，满足诊断标准的第 1 条及第 2 条，此外本例患者有贫血及肾脏、骨骼等靶器官损害表现，满足诊断标准的第 3 条多项。

本病例进行诊断分析需要掌握慢性肾病定义，结合患者发病时间及肾损伤持续时间，对本病例慢性肾病诊断应该明确，同时通过计算肾小球滤过率可进一步对慢性肾病进行分期。

【相关检验基础知识】

1. 多发性骨髓瘤　是一种恶性浆细胞病，其肿瘤细胞起源于骨髓中的浆细胞，其特征为骨髓浆细胞异常增生伴单克隆免疫球蛋白或轻链过度生成，极少数患者可以是不产生 M 蛋白的未分泌型。

《中国多发性骨髓瘤诊治指南》于 2020 年修订，对多发性骨髓瘤临床表现、诊断标准、分型、分期等方面有详细的阐述。中国多发性骨髓瘤诊治指南中提出依照 M 蛋白类型分为 IgG 型、IgA 型、IgD 型、IgM 型、IgE 型、轻链型、双克隆型及不分泌型。进一步可根据 M 蛋白的轻链型别分为 κ 型和 λ 型。

2. **慢性肾病定义及分期**　慢性肾病定义：肾脏损伤或估算肾小球滤过率＜60ml/（min·1.73m²）大于 3 个月。肾损伤指有病理异常或者存在检测指标异常，包括血液异常、尿液异常、影像学检查异常。

慢性肾病分期见表 2-5-2。

表 2-5-2　慢性肾病分期

慢性肾病分期	描述	估算肾小球滤过率[ml/（min·1.73m²）]
1 期	肾功能损失最小	90～120
2 期	轻度至中度肾功能丧失	60～89
3 期	中度至重度肾功能丧失	30～59
4 期	肾功能严重丧失	16～29
5 期，终末期肾病（尿毒症）	肾衰竭，需透析或肾移植	＜15

3. **通过血肌酐估算肾小球滤过率（eGFR）公式**　具体如下。

$$eGFR\left[ml/（min·1.73m^2）\right]=\frac{(140-年龄)×体重(kg)}{0.818×血肌酐(μmol/L)}$$

（齐永志）

病例 6　糖化血红蛋白持续偏低病例

【本例要点】

溶血性疾病不一定导致贫血，但是其造成的红细胞寿命缩短会直接影响糖化血红蛋白水平。

【病例概况】

一、病史

1. **主诉**　2 型糖尿病病史 7 年，血糖水平控制不佳半年。

2. **现病史**　患者于 7 年前在某医院确诊为 2 型糖尿病，近半年来血糖控制不佳，在家使用 POCT 血糖仪自我监测空腹血糖一直波动于 11.0～12.0mmol/L，为求进一步调整治疗方案并控制血糖来院就诊。患者自确诊 2 型糖尿病 7 年来，糖化血红蛋白（HbA1c）检测结果均低于参考区间下限（4.5%～6.3%）。

3. **相关实验室检查**　血生化、血常规等实验室检查结果见表 2-6-1。

表 2-6-1 血生化、血常规等实验室检查结果

项目名称	英文缩写	检验结果	高低	单位	参考区间
空腹血糖	Glu	9.2	↑（高）	mmol/L	3.9～6.1
餐后 2 小时血糖	Glu（2h）	14.5	↑（高）	mmol/L	≤7.8
糖化白蛋白	GA	19.3	↑（高）	%	10.8～17.1
糖化血红蛋白	HbA1c	3.4	↓（低）	%	4.5～6.3
丙氨酸转氨酶	ALT	38		U/L	7～40
总胆红素	TBIL	31.9	↑（高）	μmol/L	5.1～22.2
直接胆红素	DBIL	8.0	↑（高）	μmol/L	0～6.8
红细胞	RBC	3.9		10^{12}/L	女：3.8～5.1
血红蛋白	HGB	130		g/L	女：115～150
血细胞比容	HCT	36		%	女：35～45
平均红细胞体积	MCV	98.6		fl	82～100
网织红细胞分析	Ret%	7.49	↑（高）	%	0.8～2.0

二、诊断

1. **初步诊断** 2 型糖尿病，低糖化血红蛋白待查，高胆红素血症。

2. **诊断依据** 患者已明确诊断糖尿病 7 年，本次入院空腹血糖、餐后 2 小时血糖均升高，结合患者临床表现、家族史及辅助检测综合考虑 2 型糖尿病诊断明确。患者自发病以来，历次糖化血红蛋白检测结果均低于参考范围下限，与同期的血糖水平和糖化白蛋白水平不一致。回顾患者历次血液生化检查结果发现，患者总胆红素和直接胆红素水平升高，考虑高胆红素血症。

3. **鉴别诊断** 与其他类型糖尿病相鉴别。因患者起病年龄偏大，无明显三高一低（多饮、多尿、多食、体重下降）症状，1 型糖尿病可能性不大；患者既往妊娠过程中无糖尿病，妊娠糖尿病可能性不大；患者无甲状腺功能亢进表现，无脸变圆红、皮肤紫纹、水牛背，考虑库欣综合征可能性不大。如其与葡萄糖 6 磷酸脱氢酶（G-6-PD）缺乏（G-6-PD 试验阴性）等引起溶血的疾病相鉴别。本例患者经二代基因测序证实患者携带遗传性口形红细胞增多症的致病基因。

4. **进一步检查** 追加缺铁性贫血、溶血相关筛查。铁 4 项＋叶酸＋维生素 B$_{12}$：血清铁（Fe）253.8μg/dl，转铁蛋白饱和度（TS）91.8%，总铁结合力（TIBC）256μg/dl，铁蛋白（Fer）269ng/ml，维生素 B$_{12}$ 615pg/ml，血清叶酸（SFA）9.6ng/ml，血清铁和转铁蛋白饱和度明显升高。网织红细胞比例 7.49%，明显升高。G-6-PD 试验阴性，血浆游离血红蛋白阴性，抗球蛋白试验（Coombs 试验）阴性，酸溶血试验＋蔗糖溶血试验阴性，尿含铁血黄素试验阴性，红细胞渗透脆性试验（EOFT）阴性。血涂片检查：三系形态均大致正常，未见异形红细胞和碎片红细胞。血红蛋白电泳检查未发现异常血红蛋白，无地中海贫血提示。红细胞寿命检测结果为 43 天（参考区间≥75 天），红细胞寿命明显缩短。二代基因测序显示患者携带遗传性口形红细胞增多症（hereditary stomatocytosis，HST）致病基因。

5. **该患者最终诊断** 2 型糖尿病，遗传性口形红细胞增多症。

【临床思维分析】

本例患者糖尿病诊断明确，空腹血糖、餐后 2 小时血糖、糖化白蛋白均升高，但是糖化血红蛋白却异常降低，需考虑引起糖化血红蛋白降低的因素，如反复发作低血糖、贫血、溶血性贫血及血红蛋白变异体干扰等因素。结合患者总胆红素升高，并且以间接胆红素（游离胆红素）升高为主，考虑患者存在溶血可能。补充贫血、溶血相关指标筛查试验，发现患者网织红细胞比例明显升高，但是溶血相关试验结果均阴性。故增加红细胞寿命和基因测序检查，结果发现红细胞寿命明显缩短。结合患者网织红细胞比例升高、游离胆红素水平升高及红细胞寿命缩短，提示患者存在溶血性疾病。基因测序结果证实患者携带遗传性口形红细胞增多症致病基因。遗传性口形红细胞增多症生理病理特点是红细胞膜上转运蛋白异常，导致阳离子通道通透性改变，进而影响红细胞膜水化，最终导致红细胞膜渗透性发生改变。遗传性口形红细胞增多症临床表现高度多样性，但绝大部分患者都有不同程度的溶血和贫血。溶血性疾病患者不一定都出现贫血，如果骨髓代偿能力超过红细胞破坏的速度，可无贫血，称为溶血状态。本例患者应该处于溶血状态。因此，虽然患者血常规中红细胞计数和血红蛋白均正常，相关溶血指标也没有发现异常，仍然不能排除溶血导致的红细胞寿命缩短引起糖化血红蛋白结果降低的可能性。除了红细胞破坏增加的检查以外，如红系代偿性增生的相关检查及红细胞寿命检查，为寻找患者糖化血红蛋白持续偏低的原因提供了有力的帮助。最终通过二代基因测序证实患者携带遗传性口形红细胞增多症致病基因。

【相关检验基础知识】

糖化血红蛋白（glycosylated hemoglobin，GHb）是红细胞内血红蛋白与糖类物质（主要是葡萄糖）通过非酶促作用形成的化合物。为了使糖化血红蛋白检测标准化，国际临床化学和实验室医学（IFCC）确定 HbA1c 被测量并对糖化血红蛋白进行了定义：HbA1c 是人体血液中葡萄糖与血红蛋白 β 链 N 末端缬氨酸残基以共价键结合的稳定化合物，全称为血红蛋白 β 链（血液）-N-（1-脱氧果糖-1-基）血红蛋白 β 链。β 链上其他位点及 α 链上的位点被糖化的血红蛋白均不认可为糖化血红蛋白。

HbA1c 是反映既往 2～3 个月平均血糖的指标。中国 2 型糖尿病防治指南（2020 年版）将 HbA1c≥6.5% 纳入糖尿病的诊断标准。虽然 HbA1c 广泛应用于糖尿病的诊断和治疗监测，但在某些病理和疾病状态下 HbA1c 的结果不能正确反映患者血糖的控制情况。

HbA1c 反映了红细胞生命周期内的平均血糖水平，任何影响红细胞生命周期的因素都会影响 HbA1c 的结果。红细胞生成素（EPO）治疗下的肾衰竭、溶血性贫血、严重的缺铁性贫血、近期的输血都会影响红细胞寿命，导致患者的 HbA1c 水平不能真正反映血糖水平和控制情况。

（程歆琦）

病例 7　一例酶胆分离引发的思考

【本例要点】

生化报告的审核应注意同类项目的综合判断，如对于胆红素检测值很高的标本，应关注肝细胞损伤的酶类（丙氨酸转氨酶、天冬氨酸转氨酶）、胆道梗阻相关的酶类（碱性磷酸酶、γ-

谷氨酰基转肽酶）协助判断黄疸类型。对于胆红素很高而转氨酶很低的报告，应检查仪器的检测曲线，确认是否发生了底物耗尽。

【病例概况】

一、病史

1. 主诉 患者，男，45岁，乏力2周，全身皮肤发黄1周。

2. 现病史 患者2周前无明显诱因出现疲惫乏力、食欲缺乏、恶心，未予以重视。1周前发现全身皮肤巩膜黄染，且逐渐加重。为求进一步治疗来院就诊。患者自发病以来，无皮疹、关节痛，精神食欲较差，睡眠一般，小便色黄，大便正常，体重减轻4kg。

3. 既往史 8年前查体发现乙肝表面抗原（HBsAg）（+），无高血压、糖尿病病史，无药物过敏史。

4. 查体 体温37.5℃，神志清楚，精神可。皮肤巩膜重度黄染，未见肝掌及蜘蛛痣。心肺未见异常。肝肋下一指，有叩击痛，无反跳痛。Murphy征阴性。脾脏正常。

5. 相关实验室、影像学检查或其他检查

（1）血生化：TBIL 265.4μmol/L、DBIL 123.8μmol/L、ALT 3U/L、AST 4U/L。

（2）血常规：红细胞计数 4.59×10^{12}/L，血红蛋白 130g/L。

（3）肝胆B超：弥漫性肝实质回声增强、增粗，边缘变钝，胆囊形态大小未见异常。

二、诊断

1. 初步诊断 病毒性肝炎，急性黄疸型。

2. 诊断依据

（1）患者，男，45岁，病程短，2周前出现疲惫乏力，食欲缺乏。1周前全身皮肤巩膜黄染。小便色黄。

（2）查体：体温37.5℃，皮肤巩膜重度黄染，肝肋下一指，有叩击痛。

（3）既往史：8年前查体发现乙肝表面抗原（HBsAg）（+）

（4）相关实验室检查：TBIL 265.4μmol/L、DBIL 123.8μmol/L、ALT 3U/L、AST 4U/L。肝胆CT显示弥漫性肝实质回声增强、增粗，边缘变钝。

3. 鉴别诊断

（1）溶血性黄疸：主要是由于红细胞本身的内在缺陷或红细胞受外源性因素损伤，红细胞遭到大量破坏，释放出大量的血红蛋白，致使血浆中非结合型胆红素含量增多，超过肝细胞的处理能力而造成的。患者常有应用药物或感染等诱因，表现为贫血、腰痛、网织红细胞升高，黄疸大多较轻，主要为间接胆红素升高。本例患者血常规示红细胞计数 4.59×10^{12}/L，血红蛋白130g/L，无明显贫血表现，生化检查结果显示间接胆红素与直接胆红素均升高。考虑溶血性黄疸可能性小，可进一步进行网织红细胞检测。

（2）肝外梗阻性黄疸：多种原因可引起梗阻性黄疸，表现复杂多变。常见病因有胆囊炎、胆结石、胰头癌、壶腹周围癌等。患者有原发病的症状、体征，肝功能损害轻，以直接胆红素升高为主，主要症状为进行性或反复发作的皮肤巩膜黄染，影像学检查证实有肝内外胆管扩张。本例患者Murphy征阴性，生化检查结果显示间接胆红素与直接胆红素均升高，肝胆B超未见结石及肝内外胆管扩张影像，考虑肝外梗阻性黄疸可能性小。

（3）急性重症肝炎：以大量肝细胞坏死为主要病理特点的一种严重肝脏疾病。患者表现为极度乏力、严重的消化道症状，常于起病 10 天内出现神经、精神症状。实验室检查可见总胆红素、直接胆红素、间接胆红素明显升高，严重时可出现"酶胆分离"。凝血酶原活动度（PTA）<40%。CT 多表现为肝外型变小，肝实质密度普遍低。本例患者检验结果出现类似于"酶胆分离"的现象，但未出现神经、精神症状，可进一步完善生化相关检查以排除检测方法学的干扰，此外可进一步完善 PTA 及肝胆 CT 等检查以便于更好地进行下一步鉴别诊断。

4. 进一步检查

（1）乙肝表面抗原（+）、乙肝表面抗体（−）、乙肝 e 抗原（+）、乙肝 e 抗体（−）、乙肝核心抗体（+），甲肝抗体（−），戊肝抗原（−）、戊肝抗体（−）。

（2）网织红细胞：41×10^9/L。

（3）凝血酶原活动度（PTA）：62%。

（4）ALT 1869U/L，AST 1028U/L，ALP 95U/L，GGT 35U/L。

（5）CT：未见肝脏缩小，未见胆道结石及肝内外胆管扩张，未见胰头癌、壶腹周围癌影像。

5. 该患者最终诊断　病毒性肝炎，急性黄疸型。

【临床思维分析】

患者 2 周前出现疲惫乏力，食欲缺乏，1 周前全身皮肤巩膜黄染，小便色黄。查体体温略高，皮肤巩膜重度黄染，肝肋下一指，有叩击痛。且 8 年前查体发现乙肝表面抗原 HBsAg（+），血生化检查结果显示 TBIL 265.4μmol/L、DBIL 123.8μmol/L，均提示病毒性肝炎，急性黄疸型。但 ALT 和 AST 降低，不支持该诊断。ALT 和 AST 正常而 TBIL 和 DBIL 显著升高可见于重症肝炎的酶胆分离时，患者往往预后不良。本例患者检验结果出现类似于"酶胆分离"的现象，但本例患者的病程、症状和体征均不支持该诊断。可进一步完善生化相关检查以排除检测方法学的干扰。

复测时，实验室检查质控、试剂、仪器、样本均未发现状态异常。仪器 ALT 和 AST 测试报警"超出检测范围"，考虑出现了底物耗尽的情况。对标本进行稀释复检，ALT 1869U/L，AST 1028U/L。支持病毒性肝炎，急性黄疸型的诊断。

【相关检验基础知识】

底物耗尽是一种针对酶学测定原理"速率法"的检测情况，样本中酶活性过高时，会将检测试剂中的底物消耗殆尽，反而会出现检测值很低的现象。对于这样的情况，需要对标本进行稀释复测。

（高　佳）

病例 8　质控图结果判读及失控处理

【本例要点】

质控图的判读及失控处理是临床检验工作中十分常用且重要的部分，做好这项工作需要理论知识和临床经验相结合。初学者往往只有理论知识的储备，而这部分内容在理论课学习中又往往不被重视。这就要求我们进入临床工作后对质控方面的内容提高重视，做好理论知识深入再学习的同时不断积累实际工作经验，逐步建立完整、正确的质控思维。做好质控图判读和失控分析，需要我们牢固掌握基本的质控图类型、常见质控规则特点，还需在实际工作中加深对实验室质量控制目标的理解，从而学会如何正确建立定量项目室内质控靶值和标准差，在此基础上合理使用质控规则发现测量误差，避免假在控的出现，降低检验报告风险。

【病例概况】

室内质量控制是实验室按照一定的频度连续测定稳定样品中的特定组分，并采用统计方法进行分析，评价测量结果可靠程度及检验报告是否可发出的过程。这一过程往往是通过绘制和分析质控图来实现的。图 2-8-1 是一张丙氨酸转氨酶（ALT）的室内质控图，已知 ALT 的主要质量目标为总误差 16%、变异系数 6%、偏倚 6%；该质控图中 ALT 设定靶值 33.0U/L、标准差 3.4U/L、变异系数 10.3%。

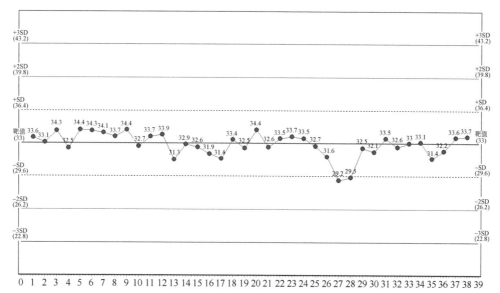

图 2-8-1　质控图

关于图 2-8-1 的疑问如下。

1. 图 2-8-1 是一张什么类型的质控图？

2. 质控图中有无失控发生？违背了什么质控规则？

3. 如果有，失控原因是什么？如何处理？

【临床思维分析】

质控图结果的准确判读对检验人员的相关基础知识和临床经验都有较高的要求。关于图 2-8-1 疑问的临床思维分析如下。

1. 常见的质控图类型及绘制方式、常用质控规则及其识别误差的类型应当熟练掌握。基于此可轻松判断出图 2-8-1 是一张单值质控图，即 L-J 质控图。

2. 对图 2-8-1 分析的难点在于，单从质控图表现似乎没有失控发生，这样第二问和第三问就无法解答了，此时需要我们仔细分析，挖掘其中关键的"隐含"条件——靶值和标准差。

这就要求检验人员掌握定量项目室内质控靶值和标准差的正确建立方式。我们看到，题干中指出 ALT 的主要质量目标中对变异系数要求为 6%，而实际质控图中设置 ALT 靶值 33.0U/L、标准差 3.4U/L、变异系数 10.3%，变异系数设定显然是不符合要求的，大大超出了 6%，这就会导致质控图检出误差灵敏度下降，从而出现假在控。我们需要重新计算合适的标准差并绘制正确的质控图。我们看到原始质控图中各批次结果均匀分布在靶值线两侧，提示 ALT 靶值设定是基本合适的，而以 6% 变异系数要求计算得出 ALT（靶值 33.0U/L）的设定标准差不应超过 1.98U/L。基于此我们重新绘制质控图（图 2-8-2）后再判断，是否有失控发生及所违背质控规则便迎刃而解了。通过正确设定标准差并绘制质控图后发现，图中存在一次失控发生，违背了 2-2s 的质控规则。

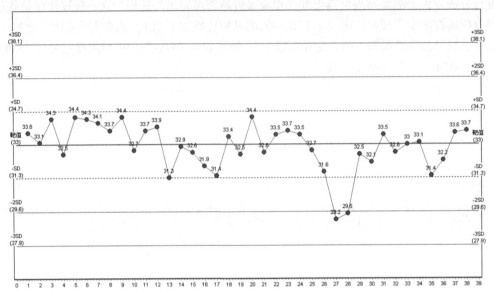

图 2-8-2　重新绘制的质控图

3. 失控处理应分为三步，即原因分析、纠正措施及总结验证。

首先，我们应能答出质控规则所对应的误差类型（1-3s 对随机误差敏感，2-2s 对系统误差敏感）以便明确初步自查方向。生化室内失控原因复杂繁多，其中试剂、校准品、质控品、仪器及人为原因位列前五。发生随机误差时应考虑给单次检测带来偶然误差的主要方面，如质控品不足、变化或人员操作不当等；发生系统误差时应考虑到仪器状态变化、试剂开瓶时间过长或批号变更等。

其次，再结合检测系统的具体情况进行原因查找和问题消除。发生随机误差时，可首先考虑重复检测或更换质控品后重新检测；发生系统误差时，应先通过日常记录单确认仪器状态、环境温湿度是否发生重要变化，然后排查试剂开瓶时间、批号变更及定标周期等信息，必要时更换试剂并重新定标。

最后，为便于总结分析，我们应当详细记录失控原因及所进行的处理措施；此外基于实验室风险管理的角度我们还应在失控发生后对同批次临床样本的结果进行验证，避免错误报告发出。

【相关检验基础知识】

1.《实验诊断学》教材中质量管理相关章节。

2. 相关国家卫生行业标准，如 WST641—2018《临床实验室定量测定室内质量控制指南》。

3. ISO15189 实验室评审相关要求，如 CNAS-CL02-A003：2018《医学实验室质量和能力认可准则在临床化学检验领域的应用说明》。

（周　允　曹永彤）

病例 9　一例严重高钙血症典型患者病例分析

【本例要点】

高钙血症一经确诊，应鉴别原因。如果甲状旁腺激素（PTH）测定值高且尿钙高，则支持为原发性甲状旁腺功能亢进症；如果 PTH 测定值低，则需根据病史、体征、各种实验室检查及影像学检查仔细筛查原发恶性肿瘤病灶。高钙血症最常见的原因为原发性甲状旁腺功能亢进症和恶性肿瘤，占总致病因素 90% 以上。临床表现重症、急性的，很可能是恶性肿瘤。

【病例概况】

一、病史

1. 主诉　患者，女，50 岁，出现持续性骨痛，以腰背部为主，2 个月前体检发现血钙升高。

2. 现病史　患者 1 年前反复胃灼热、腹胀，2 个月前体检发现血钙升高，曾有泌尿系结石病史。目前出现持续性骨痛，以腰背部为主。

3. 查体　体温 36.4℃，血压 106/60mmHg，脉搏 72 次/分，呼吸 22 次/分。周身骨均有压叩痛，甲状腺不大，心肺及肝脾无异常。

4. 相关实验室、影像学或其他检查

（1）实验室检查：见表 2-9-1。

表 2-9-1　实验室检查结果

项目名称	英文缩写	检验结果	高低	单位	参考区间
钙	Ca	3.08	↑（高）	mmol/L	2.25~2.75
磷	P	0.63	↓（低）	mmol/L	0.85~1.51
肌酐	Crea	70		μmol/L	41~73
尿酸	UA	335		μmol/L	155~357
碱性磷酸酶	ALP	601	↑（高）	U/L	50~135
24 小时尿钙	24hUCa	11.9	↑（高）	mmol/24h	2.5~7.5
24 小时尿磷	24hUP	29.2	↓（低）	mmol/24h	32.3~38.4
甲状旁腺激素	PTH	2295	↑（高）	pg/ml	10~69

（2）骨密度：见图 2-9-1。

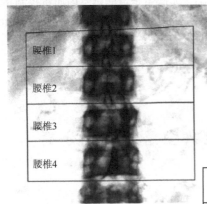

正位脊柱　骨密度

骨密度仪参考：$L_1 \sim L_4$（骨密度）

区域	骨密度[1]（g/cm²）	年轻成人[2]		与同年龄正常人群[3]	
		（%）	T-值评分	（%）	Z-值评分
腰椎1	0.701	69	−2.6	74	−2.0
腰椎2	0.735	68	−2.9	72	−2.4
腰椎3	0.854	77	−2.1	82	−1.5
腰椎4	0.797	73	−2.4	77	−1.9
$L_1 \sim L_2$	0.719	68	−2.8	73	−2.2
$L_1 \sim L_3$	0.766	71	−2.6	77	−2.0
$L_1 \sim L_4$	0.775	72	−2.6	77	−1.9
$L_2 \sim L_3$	0.796	72	−2.5	78	−1.9
$L_2 \sim L_4$	0.796	72	−2.5	77	−2.0
$L_3 \sim L_4$	0.824	75	−2.3	80	−1.8

图 2-9-1　骨密度检查

（3）双手 X 线检查：见图 2-9-2。

（4）甲状旁腺 B 超：见图 2-9-3。

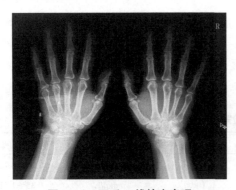

图 2-9-2　双手 X 线检查表现

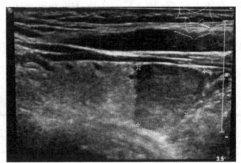

图 2-9-3　甲状旁腺 B 超表现

（5）甲状旁腺核素显影：见图 2-9-4。

二、诊断

1. 初步诊断　由于本例患者出现持续性骨痛，并进行正位脊柱的骨密度检查，发现 T 值为 −2.3～−2.9，初步诊断为骨质疏松。血钙水平为 3.08mmol/L，诊断为高钙血症。

2. 诊断依据

（1）首先明确患者有高钙血症，并且尿钙升高。检查 PTH 水平，发现 PTH 明显升高，提示高钙血症是由原发性甲状旁腺功能亢进症引起。

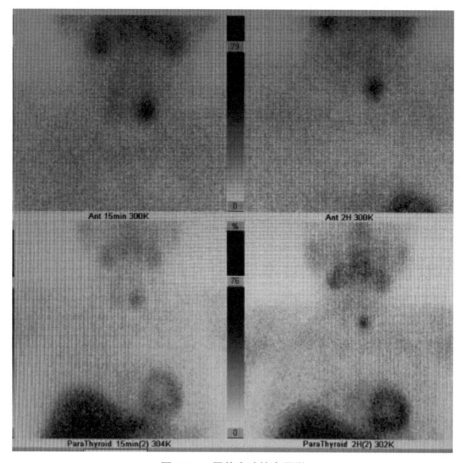

图 2-9-4 甲状旁腺核素显影

（2）进行双手 X 线检查，提示双手骨质疏松，指骨和月骨异常改变，发现指骨有骨膜下吸收，这是典型的原发性甲状旁腺功能亢进症骨 X 线检查表现，进一步提示本例患者患有原发性甲状旁腺功能亢进症。

（3）甲状腺 B 超发现甲状腺左叶下极下方有实性结节，甲状旁腺核素显像检查可见甲状腺左叶下极下方有放射性增高结节，考虑为甲状腺旁腺功能性结节，符合原发性甲状旁腺功能亢进症诊断。

（4）本例患者行甲状旁腺瘤切除术，术中发现甲状腺左叶下极下方实性肿物。术后病理检查最后确诊为甲状旁腺腺瘤，其引起原发性甲状旁腺功能亢进，进而引起高钙血症。

3. 鉴别诊断　明确患者有高钙血症同时存在高尿钙时，应检查 PTH 水平，以判断高钙血症是否由 PTH 介导。如果 PTH 水平处于正常范围上限或升高，提示原发性甲状旁腺功能亢进症。同时进行甲状旁腺的影像学检查，以明确是否有甲状旁腺的病变。如果 PTH 测定值低，则需考虑恶性肿瘤病灶、结节病和维生素 D 中毒等原因引起高钙血症。

三、治疗

手术切除甲状旁腺瘤。

【临床思维分析】

首先确定高钙血症是否确实存在。需多次重复进行血钙测定，以除外实验室误差及止血带绑扎时间过长等人为因素造成的高钙血症；还需注意患者是否有脱水及血浆白蛋白浓度升高。

高钙血症需鉴别原因。如果 PTH 测定值低，则需根据病史、体征、各种实验室检查及影像学检查，仔细筛查恶性肿瘤等病因。如果 PTH 测定值高，还需进一步测定 24 小时尿钙水平或钙清除率/肌酐清除率比值，若 24 小时尿钙水平升高或比值>0.01，可初步明确原发性甲状旁腺功能亢进症（PHPT）的诊断；若 24 小时尿钙水平降低或比值<0.01，需考虑家族性低尿钙高钙血症。高钙血症的诊疗流程见图 2-9-5。

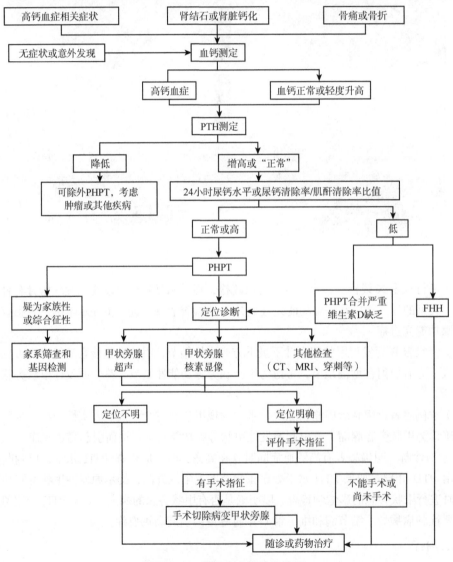

图 2-9-5　高钙血症的诊疗流程

PTH. 甲状旁腺激素；PHPT. 原发性甲状旁腺功能亢进症；FHH. 家族性低尿钙高钙血症

【相关检验基础知识】

1. **血清钙** 参考范围为 2.25～2.75mmol/L。血清中约 50% 的钙与蛋白质结合，主要是白蛋白。因此具有低或高血清白蛋白水平的患者，其总血清钙浓度检测结果可能不能准确地反映真实的血钙浓度。增加的蛋白质结合可导致血清总钙浓度升高，血清离子钙浓度保持不变。临床发现血钙结果异常时，应考虑白蛋白的影响，并进行校正。

血清钙校正值（mmol/L）＝血钙测定值（mmol/L）＋0.02×［40–血清白蛋白浓度（g/L）］

血清钙校正值（mg/dl）＝血钙测定值（mg/dl）＋0.8×［4–血清白蛋白浓度（g/dl）］

2. **血游离钙** 参考范围为（1.18±0.05）mmol/L。血游离钙更敏感，不受白蛋白水平影响。血游离钙不作为确诊高钙血症常规检查项目，但有助于多次检查血清钙正常而临床疑诊血钙水平的判断。

（张　茜）

病例 10　透析患者急诊白蛋白结果异常病例分析

【本案要点】

1. 溴甲酚绿法测透析患者血浆白蛋白可能会导致结果假性降低。

2. 透析患者体内肝素浓度低（1U/ml）不会对检查结果造成影响，但是体内肝素浓度高（17U/ml）会造成结果明显降低。

3. 促凝的血清对溴甲酚绿法没有影响，但是肝素锂抗凝血浆对溴甲酚绿法有影响。

4. 溴甲酚紫方法测定透析患者急诊生化（使用肝素锂抗凝血浆），白蛋白的值不受影响。

【病例概况】

患者，女，61岁，于夜间在内科急诊就诊，诊断为腹胀、双下肢水肿、肾功能不全。急查血液生化，送检肝素锂抗凝血，检测使用的是湿化学方法机器罗氏 Cobas8000 c701 原装试剂，测得白蛋白为 15.7g/L，重测为 16.6g/L。再用干化学方法机器（西门子）复查白蛋白为 27.5g/L。

【临床思维分析】

湿化学和干化学测定的结果相差如此之大，谁更可信呢？

因为之前笔者查阅 Meng 教授发表的文章发现，使用急诊绿管抽血（肝素锂抗凝），对溴甲酚绿法测肾功能不全患者的白蛋白会降低 10U 左右。考虑到此患者为肾功能不全患者，且白蛋白较低，又重新在干化学机器（西门子）上复查白蛋白为 27.5g/L。两次结果的确差了 10U，最后按干化学复查结果出的报告。因此，在遇到肾功能不全患者检测血浆白蛋白时，出报告一定要再三思量。

借用 Meng 教授已发表的 SCI 文章来解释笔者值班遇到的情况：透析患者的急诊绿帽（肝素锂抗凝）血浆的白蛋白（溴甲酚绿法）测定结果明显假性降低。

Meng 教授发现我们普遍使用的溴甲酚绿方法测白蛋白，在透析患者做急诊生化时（使用肝素锂抗凝血浆），白蛋白的值会发生明显降低，而血清（促凝）结果正常。另外，溴甲酚紫方法测定透析患者急诊生化，白蛋白的值不受影响。

【相关检验基础知识】

1. 绿色帽盖采血管　肝素抗凝管，采血管内添加有肝素，适用于血液流变学、红细胞脆性试验、血气分析、血细胞比容试验、普通生化测定。肝素具有抗凝血酶的作用，可延长标本凝血时间，不适用于血凝试验。过量的肝素会引起白细胞聚集，不能用于白细胞计数。因其可使血片染色后背景呈淡蓝色，故也不适用于形态学检查。

2. 浅绿色帽盖采血管　血浆分离管，在惰性分离胶管内加入肝素锂抗凝剂，可达到快速分离血浆的目的，是电解质检测的最佳选择，也可用于常规血浆生化测定和重症监护室（ICU）等急诊血浆生化检测。

（冯　杰）

参 考 文 献

Meng QH，Krahn J，2008. Lithium heparinised blood-collection tubes give falsely low albumin results with an automated bromcresol green method in haemodialysis patients. Clin Chem Lab Med，46（3）：396-400.

病例 11　一例假性肌酐降低原因分析

【本例要点】

苯磺酸钙对肌氨酸氧化酶法测定肌酐有负干扰，是肾功能不全患者用药后结果变化过大的原因，建议服用羟苯磺酸钙的肌酐结果在临床评价时需要加以注意，有条件时选用其他原理的肌酐测定法（苦味酸法）复核。

作为检验工作者，应该了解影响生化检验结果的药物，从而采取预防措施，确保生化检测结果的准确性。

【病例概况】

一、病史

1. 主诉　患者，女，80岁，蛋白尿伴尿中泡沫40年，肌酐高2年，乏力、食欲缺乏半个月。

2. 现病史　1979年患者妊娠期发现尿蛋白（++++），尿中伴有泡沫，肾功能不详，无发热、皮疹，无关节疼痛等不适，口服中药治疗（约2年），复查尿蛋白+～++。1981年至今患者口服药物治疗（具体不详），尿蛋白维持在+～++，2年前患者查血肌酐120μmol/L左右，尿中有泡沫，夜尿次数增多，2～6次/晚，尿流变细，尿急，无双下肢水肿，口服药物治疗，血肌酐维持在120～250μmol/L。半个月前患者自觉乏力、食欲缺乏，无发热、恶心、呕吐等不适，1天前就诊于社区医院查血肌酐144μmol/L，现为求进一步检查及治疗入住肾内科。患者自发病以来，无皮疹、光过敏及关节疼痛等不适。患者目前精神可，进食差，睡眠良好，大便正常，尿量减少，尿急。

3. 相关实验室检查　2019年1月22日肾功能检查结果（表2-11-1）。

表 2-11-1 2019 年 1 月 22 日肾功能检查结果

项目名称	英文缩写	检验结果	前次结果（2019 年 1 月 17 日）	高低	单位	参考区间
尿素	BUN	13.3	15.21 ↑	↑（高）	mmol/L	1.7～8.2
肌酐	CREA	73.1	184.9 ↑		μmol/L	25.0～133.0

2019 年 1 月 22 日回报结果后，患者的主管医师打电话质疑肌酐的检测结果不准确，患者尿素下降不明显而为何肌酐下降到了原来的 50%？

二、诊断

本例患者诊断为慢性肾脏病 4 期。

三、治疗

给予改善循环、降压、降糖、降蛋白尿等治疗。

【临床思维分析】

1. 复查 将 2019 年 1 月 17 日和 22 日 2 天的标本取出，重新检测尿素和肌酐，排除偶然误差造成的检测错误（表 2-11-2）。

表 2-11-2 重新检测结果

项目	2019 年 1 月 22 日标本	2019 年 1 月 17 日标本
尿素（mmol/L）	13.0	14.72
肌酐（μmol/L）	72.5	181.3

2. 查看反应曲线 查看 2019 年 1 月 17 日和 22 日的肌酐反应曲线均无异常。

3. 准确度和精密度评估 查找 AU5800 全自动生化分析仪的质控，质控水平 2 和水平 3 均在控。然后使用朗道的质控品对尿素和肌酐进行重复测定，重复检测 10 次，进行精密度评估，结果发现尿素和肌酐的变异系数（CV）均满足检测的要求（表 2-11-3）。

表 2-11-3 变异系数分析

项目	验证变异系数	京津冀互认项目变异系数要求
尿素	2.0%	≤3.0%
肌酐	2.8%	≤4.0%

4. 查阅文献 通过查阅近年来的文献，我们发现存在药物对肌氨酸氧化酶法检测肌酐的负干扰，相关文献主要如下。

（1）余久如，潘桂红，鞠萍，等. 羟苯磺酸钙对肌氨酸氧化酶法检测肌酐的干扰[J]. 中华检验医学杂志，2013，36（2）：161-164.

（2）宋亚男，朱蓓，高飞，等. 羟苯磺酸钙对肌氨酸氧化酶法评估肾功能的影响[J]. 中南医学科学杂志，2019（3）：250-254.

（3）史玲玲，安淑霞，董林. 维生素 C 对苦味酸法及肌氨酸氧化酶法测定肌酐结果的干扰分析[J]. 国际医药卫生导报，2018，24（14）：2141-2143.

（4）张锡波，何慧君，叶旭鑫，等. 羟苯磺酸钙对干化学和湿化学酶法检测肌酐的干扰分析[J]. 医药前沿，2019，009（031）：244-245.

通过文献，我们了解到羟苯磺酸钙具有还原性，可以与肌氨酸氧化酶法反应过程中的过氧化氢反应，导致产物量降低，从而使肌酐检测结果偏低。但是，不同仪器系统对药物的抗干扰性能不尽相同，且在相同的药物浓度时，传统湿化学即 AU5800 全自动生化分析仪受羟苯磺酸钙等的干扰更加明显，干化学法受干扰的程度会相对较低。这是由于干化学反应中的干片中最上层为扩散层，可以过滤掉一部分干扰化学反应的物质。建议口服羟苯磺酸钙的肌酐结果在临床评价时需要加以注意，有条件时选用其他原理的肌酐测定法（苦味酸法）复核。

5. 处理措施

（1）与主管医师沟通，患者 2019 年 1 月 17 日开始口服羟苯磺酸钙分散片，每天 2 次。

（2）在强生 Vitros 350 全自动干式生化分析仪上进行重新检测肌酐结果为 113μmol/L（酶法）。

（3）送外院采用苦味酸的方法进行重新检测肌酐结果为 156μmol/L。

（4）再次与临床沟通，向主管医师阐明是患者服用的羟苯磺酸钙分散片对肌酐的检测产生干扰，建议医师以后注意药物对肌酐酶法产生的负干扰。

【相关检验基础知识】

肌酐（creatinine）是人体肌肉中肌酸或磷酸肌酸代谢的产物。肌酐的排出量相对恒定，不受食物蛋白质含量及尿量的影响，而与人体肌肉含量、性别及年龄有关。若肾功能受损，肌酐的正常排泄受阻碍，致使血清中肌酐含量增加，血清中肌酐含量升高意味着肾功能受到损害，因此血清肌酐是肾功能的重要指标。

临床上血清肌酐的检测方法主要有碱性苦味酸法和酶法。苦味酸法的主要缺点是特异性差，血中丙酮、丙酮酸、叶酸、抗坏血酸、葡萄糖、乙酰乙酸等都能与碱性苦味酸反应生成红色的物质，因而被称为"非肌酐色原"或"假肌酐"，此外，一些头孢类药物如甲氧噻吩头孢菌素也可与苦味酸反应显色而引起正干扰。而酶法的特异性好，不必用碱性试剂，更适合用于自动分析，但是成本比较高。

但是近年来也发现一些药物对肌氨酸氧化酶法检测肌酐存在干扰，如酚磺乙胺和羟苯磺酸钙，原因可能与酚磺乙胺和羟苯磺酸钙的还原性有关，它们消耗了肌氨酸氧化酶法反应中的过氧化氢，产物量减少，造成肌氨酸氧化酶法检测肌酐的结果假性降低。相比于 AU5800 全自动生化分析仪检测肌酐，强生 Vitros 350 全自动干式生化分析仪上的干片可以过滤掉部分干扰酶法反应的物质，因此，受干扰程度会相对较低。

（王　兵）

病例 12　一例典型急性心肌梗死病例分析

【本例要点】

心肌梗死是一种临床急危重症疾病，作为一名检验科人员，我们不仅要熟识各种心肌损伤标志物的临床意义，还要掌握疾病不同阶段中各指标的变化趋势，这样在工作中才能做到胸有成竹，更好地配合临床，服务于广大患者。

【病例概况】

一、病史

1. 主诉　患者，男，43 岁，间断胸痛气短伴大汗 1 周。

2. 现病史　患者于 2017 年 2 月 5 日睡醒后出现胸骨后胀痛，可放射至背部，持续 2～3 分钟，休息后可自行缓解；近 1 周来出现爬楼后喘憋气短。2017 年 2 月 13 日患者于中午休息时上述症状再次发作，伴大汗，持续 40～60 分钟不缓解，遂就诊于笔者所在医院急诊科。

3. 既往史　无特殊。否认高血压、糖尿病、肾炎、冠心病等病史。

4. 个人史　吸烟史 20 余年，2 包/天。

5. 查体　体温 35.5℃，脉搏 69 次/分，呼吸 18 次/分，血压 97/61mmHg；心肺腹查体未见明显异常。

6. 相关实验室检查　入院急查心电图：窦性心律、ST-T 异常（Ⅰ、aVL、V_2～V_5 导联）；心肌梗死三项[肌钙蛋白 Ⅰ（cTnI）、肌酸激酶同工酶（CK-MB）、肌红蛋白（MYO）]：未见异常；血脂四项：甘油三酯 2.08mmol/L↑。

二、诊断

1. 初步诊断

（1）冠心病、不稳定型心绞痛、急性心肌梗死？

（2）高脂血症。

2. 诊断依据

（1）中年男性，吸烟史 20 余年。

（2）间断胸痛气短 1 周；此次发病持续 40～60 分钟不缓解，伴大汗。

（3）心肌梗死三项未见异常。

（4）心电图可见 ST-T 异常（Ⅰ、aVL、V_2～V_5 导联）。

3. 鉴别诊断

（1）急性心肌梗死：不稳定型心绞痛的发病机制类似急性心肌梗死，但两者治疗原则有所不同，因此需要鉴别。不稳定型心绞痛胸痛发生常有诱因，持续时间短（一般 15 分钟以内），硝酸甘油可显著缓解；急性心肌梗死时胸痛常无诱因，疼痛程度更剧烈，持续时间可达数小时甚至 1～2 天，硝酸甘油作用较差或无效。不稳定型心绞痛心肌损伤标志物可不升高或轻微升高，心电图无变化或暂时性 ST 段和 T 波改变；而急性心肌梗死时心肌损伤标志物往往成倍升高，心电图呈现特征性和动态性改变（ST 段抬高，T 波倒置，出现 Q 波）。

（2）主动脉夹层：胸痛一开始即达到高峰，常放射至胸、腹、腰、背部和下肢，两上肢血压和脉搏可有明显差别。无血清心肌损伤标志物升高。

（3）急性肺栓塞：典型症状为胸痛、咯血、呼吸困难和休克，常伴有右心负荷急剧增加的临床表现，如发绀、颈静脉充盈、肝大、下肢水肿等。肺动脉计算机体层摄影血管造影（CTA）可检出肺动脉大分支血管的栓塞。

（4）其他疾病引起的心绞痛：严重的主动脉瓣狭窄或关闭不全、风湿性冠状动脉炎、肥厚型心肌病、主动脉炎等，根据既往病史及其他临床表现可进行鉴别。

4. 进一步检查

（1）监测血清心肌损伤标志物的动态变化：见表 2-12-1。

表 2-12-1　血清心肌损伤标志物的动态变化

	距离出现症状时间	肌钙蛋白I（0.00～0.023ng/ml）	肌酸激酶同工酶（0.0～7.2ng/ml）	肌红蛋白（23～112ng/ml）
2017 年 2 月 13 日 13：37	1 小时	<0.481ng/ml	0.563ng/ml	<21ng/ml
2017 年 2 月 14 日 09：15	21 小时	2.1ng/ml↑	209ng/ml↑	274ng/ml↑
2017 年 2 月 14 日 14：12	25.5 小时	2.8ng/ml↑	188ng/ml↑	126ng/ml↑
2017 年 2 月 16 日	68 小时	1.3ng/ml↑	12ng/ml↑	38ng/ml
2017 年 2 月 20 日	7 天	0.481ng/ml↑	0.563ng/ml	<21ng/ml

（2）定期复查心电图

1）心电图（2017 年 2 月 14 日）：ST-T 弓背抬高（Ⅱ、Ⅲ、aVF 导联）、T 波倒置。

2）心电图（2017 年 2 月 16 日）：较前无明显变化。

5. 该患者最终诊断

（1）冠心病、急性下壁心肌梗死。

（2）高脂血症。

三、治疗

1. 入院时给予阿司匹林、氯吡格雷双联抗血小板，单硝酸异山梨酯缓释片、曲美他嗪抗心肌缺血治疗。

2. 急性下壁心肌梗死诊断明确后（2017 年 2 月 14 日），立即给予心电监护、吸氧、低分子肝素钙抗凝、加强抗血小板、营养心肌、降脂等治疗，择期完善冠状动脉造影。

3. 2017 年 2 月 21 日进行手术：冠状动脉造影＋经皮腔内冠状动脉成形术（PTCA）＋冠状动脉支架手术。

冠状动脉造影：左主干无狭窄；左前降支近中段 40%～50% 弥漫性狭窄病变，对角支 50%～60% 狭窄病变；左回旋支近段 75% 狭窄，钝缘支近段 60%～70% 弥漫狭窄病变，自钝缘支发出后完全闭塞；右冠近中段硬化斑块形成，狭窄程度 40%～50%，后降支中远段弥漫浸润性病变，狭窄最重处约 99%。

处置：于回旋支病变处植入药物支架 2 枚。

复查造影：支架内无残余狭窄，主支及边支心肌梗死溶栓治疗试验（TIMI）血流分级 3 级。

4. 2017 年 2 月 24 日病情稳定，出院；继续口服抗凝、降脂等药物治疗；1 个月后门诊复查。

【临床思维分析】

对于急性缺血性胸痛和疑似急性心肌梗死的患者，临床医师应根据患者缺血性胸痛病史及描记心电图、急查心肌损伤标志物的检测结果，迅速、准确作出诊断与鉴别诊断，同时对其危险度进行评估。

典型的 ST 段抬高型心电图改变可诊断急性心肌梗死，在血清标志物检测结果报告前即可开始紧急处理。如心电图表现无决定性诊断意义，早期血液化验结果为阴性，但临床表现高度可疑，则应以血清心肌标志物监测急性心肌梗死。推荐入院即刻、2~4 小时、6~9 小时、12~24 小时采血，要求尽快回报结果。如本病例入院时心电图仅表现为 ST-T 段异常（Ⅰ、aVL、V$_2$~V$_5$ 导联），心肌梗死三项未见异常，但患者临床表现为典型的心绞痛症状，立即收住院，监测心肌损伤标志物浓度改变。在后续监测过程中心肌损伤标志物（cTnT/cTnI、CK-MB、MYO）出现成倍升高，心电图也发展至 ST-T 段弓背抬高（Ⅱ、Ⅲ、aVF 导联）、T 波倒置。可以明确诊断急性心肌梗死。

对于胸痛超过 6 小时、心电图未出现特征性改变及血清心肌损伤标志物结果为阴性的患者，属于急性心肌梗死低危人群，结合患者临床表现考虑其他诊断。

此外，部分心肌梗死患者心电图不表现 ST 段抬高，而表现为其他非诊断性心电图改变，常见于老年人及有心肌梗死病史的患者，因此，血清心肌损伤标志物浓度的测定对诊断心肌梗死有重要价值。

【相关检验基础知识】

1. 心肌梗死发生后心肌损伤标志物的变化趋势　结合本例患者，入院急诊查心肌梗死三项（cTnI、CK-MB、MYO）未见异常，此时距离出现胸痛症状约 1 小时。结合心肌损伤标志物的代谢动力学特点：cTnI 在发病后 3~6 小时开始升高，CK-MB 在发病后 3~8 小时开始升高，MYO 在发病后 0.5~2 小时开始升高。为明确诊断应继续监测血清心肌损伤标志物浓度变化。

距离胸痛 21 小时时复查心肌梗死标志物，cTnI、CK-MB、MYO 均出现成倍升高；胸痛 25.5 小时时 cTn 持续升高，而 CK-MB、MYO 呈下降趋势，符合各指标出现的峰值时间。

距离胸痛 68 小时时，复查 cTn、CMMB 明显下降，此时 MYO 已恢复基线水平；MYO 分子量较小，出现心肌梗死时最先升高，也最早恢复至正常水平。7 天后再次复查时，CK-MB 也恢复正常，此时查高敏 cTn 仍呈升高状态。这是由于 CK-MB 在胸痛出现后 2~3 天恢复正常水平。而 cTn 可维持升高 7~10 天。

只有掌握了各个指标的代谢动力学特点，结合出现胸痛的时间，才能准确地判断病情，作出准确的诊断。

常用的心肌损伤标志物代谢动力学特点见表 2-12-2。

表 2-12-2　常用的心肌损伤标志物代谢动力学特点

蛋白种类	分子量	出现时间	峰值时间	维持时间
cTnI	22.5kDa	3~6 小时	12~24 小时	7~10 天
cTnT	39.7kDa	3~6 小时	12~96 小时	7~14 天
CK-MB	86kDa	3~8 小时	12~24 小时	48~72 小时
MYO	17.8kDa	0.5~2 小时	6~9 小时	12~24 小时
H-FABP	15kDa	0.5~2 小时	6~9 小时	12~24 小时

H-FABP.心肌型脂肪酸结合蛋白

2. 心肌损伤标志物项目选择与联合应用

（1）原则："确诊标志物" + "早期标志物"。

（2）确诊标志物典型代表：cTn、CK-MB；早期标志物典型代表：超敏 cTn、MYO、心肌型脂肪酸结合蛋白（H-FABP）。

3. 心肌损伤标志物在心肌再灌注后监测再梗死时的应用　cTn、CK-MB 半衰期相对较长，不能敏感地反映心肌再次损伤的情况；MYO 半衰期较短，可确定再梗死的诊断和发生时间，是理想的监测再梗死的指标。

4. 心肌损伤标志物在溶栓疗效评估中的应用　2010 年急性 ST 段抬高型心肌梗死诊断和治疗指南中提出：血管再通的间断判定指标包括心肌损伤标志物峰值前移——TnT（I）峰值提前至发病 12 小时内，CK-MB 酶峰提前到 14 小时内。

（李新月　朱美财）

病例 13　肝功能异常病例分析

【本例要点】

1. 紧密结合临床分析实验室检查结果。
2. 横向 + 纵向分析实验室检查结果。
3. 注意与临床的沟通技巧。

【病例概况】

一、病史

1. 主诉　腹胀、食欲缺乏 1 月余，加重伴皮肤瘙痒、黄染 1 周。

2. 现病史　患者近 1 个月无诱因感全身乏力，腹胀明显，伴食欲缺乏；无恶心、呕吐，无腹痛，无发热，无心悸，头痛，近 1 周无明显诱因出现皮肤瘙痒，皮肤及巩膜发黄，尿色深黄色，无血尿、排尿困难，无呕血、黑便。

3. 查体　体温、脉搏、呼吸、血压均正常。一般状况较差，消瘦，皮肤干燥，面色晦暗，无光泽，面部及上胸部可见蜘蛛痣，皮肤及巩膜黄染。心肺无明显异常。腹部膨隆，腹软无压痛，肝脾触诊不满意，移动性浊音阳性，肠鸣音 3～4 次/分，正常，无亢进，双下肢水肿。

4. 相关实验室、影像学或其他检查

（1）血常规：见表 2-13-1。

表 2-13-1　血常规

项目名称	英文缩写	检验结果	高低	单位	参考区间
白细胞	WBC	15.0	↑（高）	10^9/L	3.5～9.5
红细胞	RBC	3.8		10^{12}/L	女：3.8～5.1
血红蛋白	HGB	100	↓（低）	g/L	女：115～150
血细胞比容	HCT	34	↓（低）	%	女：35～45
平均红细胞体积	MCV	82.9		fl	82～100
平均红细胞血红蛋白量	MCH	29.5		pg/cell	27～34

续表

项目名称	英文缩写	检验结果	高低	单位	参考区间
平均红细胞血红蛋白浓度	MCHC	355	↑（高）	g/L	316~354
红细胞体积分布宽度（CV）	RDW-CV	12.9		%	0~15.0
红细胞体积分布宽度（SD）	RDE-SD	39.4		fl	39.0~46.0
血小板	PLT	136		10^9/L	125~350

（2）生化检查：见表 2-13-2。

表 2-13-2 生化检查

项目名称	英文缩写	检验结果	高低	单位	参考区间
总蛋白	TP	50.0	↓（低）	g/L	65~85
白蛋白	ALB	20.0	↓（低）	g/L	40~55
总胆红素	TBIL	161	↑（高）	μmol/L	0.0~23.0
直接胆红素	DBIL	50	↑（高）	μmol/L	0.0~8.0
总胆汁酸	TBA	200.0	↑（高）	μmol/L	0~10
丙氨酸转氨酶	ALT	243	↑（高）	U/L	9~50
天冬氨酸转移酶	AST	386	↑（高）	U/L	15~40
碱性磷酸酶	ALP	470	↑（高）	U/L	45~125
γ-谷氨酰转移酶	GGT	98	↑（高）	U/L	10~60
乳酸脱氢酶	LDH	375	↑（高）	U/L	120~250
前白蛋白	PAB	12.0	↓（低）	mg/dl	120~250
胆碱酯酶	CHE	2880	↓（低）	U/L	4000~11000
甲胎蛋白	AFP	105.00	↑（高）	ng/dl	0~20

（3）胸水生化检测：见表 2-13-3。

表 2-13-3 胸水生化检测

项目名	结果	单位	参考区间
氯	100.9	mmol/L	99~110
葡萄糖	5.68	mmol/L	3.9~6.1
总蛋白	47.00	g/L	
乳酸脱氢酶	230	U/L	120~250
腺苷脱氨酶	9.00	U/L	

（4）免疫八项：见表 2-13-4。

表 2-13-4 免疫八项

项目名	结果	高低	单位	参考区间
乙肝表面抗原	250.00	↑（高）	U/ml	0.0~0.05
乙肝表面抗体	0.00		mU/ml	0.0~10.0

续表

项目名	结果	高低	单位	参考区间
乙肝 e 抗原	1000.00	↑（高）	S/CO	0.0～1.0
乙肝 e 抗体	11.00		S/CO	1.0～999.0
乙肝核心抗体	10.00	↑（高）	S/CO	0.0～1.0
丙型肝炎病毒抗体	0.10		S/CO	0.0～1.0
梅毒螺旋体特异性抗体	0.00		S/CO	0.0～1.0
HIV P24 抗原/抗体	0.10		S/CO	0.0～1.0

（5）胸水常规检测：见表 2-13-5。

表 2-13-5 胸水常规检测

项目名	结果	单位	参考区间
颜色	黄色		
透明度	浑浊		
比重	1.010		漏出液<1.018，渗出液>1.018
Rivalta 反应	阳性		漏出液阴性，渗出液阳性
细胞总数	1102	10^6/L	
白细胞计数	102	10^6/L	漏出液<100，渗出液>500
多核细胞	17	%	
单个核细胞	82	%	

二、诊断

1. **初步诊断** 慢性乙型肝炎、肝硬化、肝癌？腹水合并感染。

2. **诊断依据** 慢性乙型肝炎，肝硬化，腹水合并感染，患者中年男性，临床表现为腹胀，食欲缺乏 1 月余，加重伴皮肤瘙痒、黄染 1 周，入院查体体温、脉搏、呼吸、血压均正常。一般状况较差，消瘦，皮肤干燥，面色晦暗，无光泽，面部及上胸部可见蜘蛛痣，皮肤及巩膜黄染。心肺无明显异常。腹部膨隆，腹软无压痛，肝脾触诊不满意，移动性浊音阳性，肠鸣音 3～4 次/分，正常，无亢进，双下肢水肿；入院时实验室检查示 TP 和 ALB 降低，GLB 增高，A/G 比值倒置；ALT、AST、ALP、γ-GT 均增高，表明有肝细胞损伤和胆汁淤积；TBIL 及 DBIL 均增高，为肝细胞性黄疸。乙型肝炎病毒标志物检查表明有乙型肝炎病毒感染并有传染性；甲胎蛋白升高需考虑为慢性乙型肝炎性肝硬化，同时需警惕原发性肝癌？腹水检查结果，需考虑肝硬化和肝癌腹水合并感染？

3. **鉴别诊断** 肝癌：患者老年男性，慢性病程，有慢性乙型肝炎病史，病史中有腹胀、食欲缺乏、黄疸、腹水和消瘦的临床表现，实验室检查甲胎蛋白升高，故需考虑肝癌的鉴别诊断。

4. **进一步检查** 入院后建议进一步完善乙型肝炎病毒 DNA，尿胆红素，尿胆原（鉴别黄疸类型），凝血功能，前白蛋白（PAB），大便常规，α-L-岩藻糖苷酶（AFU），AFP 亚型（鉴别其升高原因是肝癌还是肝硬化），CEA（排除转移性肝癌），腹水检测，血清腹水白蛋白梯度（SAAG），腹水病理，肝胆系统影像学检查，以协助诊断。动态追踪本病例入院后的检查，影像学检查提示肝脏呈弥漫性改变、脾大、门静脉扩张，未见明显的占位性病变，腹水病理未见癌细胞，进一步支持肝硬化的诊断，目前无肝癌的诊断依据，因患者有慢性乙型肝炎病史，建议患者每隔 6 个月定期行肝胆 B 超动态观察。

5. **该患者最终诊断**　慢性乙型肝炎、肝硬化、腹水合并感染。

三、治疗

本病例采取保肝、退黄、补蛋白、抗感染治疗。

【临床思维分析】

1. 血常规提示为贫血和感染。

2. 血液生化免疫检查

（1）TP 和 ALB 降低，GLB 增高，A/G 比值倒置。

（2）ALT、AST、ALP、γ-GT 均增高，表明有肝细胞损伤和胆汁淤积。

（3）TBIL 及 DBIL 均增高，提示肝细胞性黄疸。

（4）乙型肝炎病毒标志物检查表明有乙型肝炎病毒感染并有传染性。

（5）甲胎蛋白升高，需考虑为慢性乙型肝炎性肝硬化和原发性肝癌？

（6）腹水检查结果需考虑肝硬化、腹水合并感染，需鉴别癌性腹水？

【相关检验基础知识】

1. ALT 和 AST 两者一起分析的临床意义

（1）转氨酶的半衰期很短。AST 为 17 小时，ALT 为 47 小时。

（2）慢性病毒性肝炎及自身免疫性肝炎，AST 和 ALT 升高在 20 倍以内；其中慢性丙型肝炎常表现为持续轻度升高（5 倍以内），慢性乙型肝炎多为反复、波动性升高。

（3）肝硬化患者正常或轻度升高，一般为正常值的 2～4 倍。

（4）AST/ALT<1：肝细胞损害时。

（5）AST/ALT>1：常见于各种原因的肝硬化；在慢性病毒性肝炎，常提示纤维组织增生或肝硬化进展；在急性肝炎后期，提示重症肝炎倾向，若>2，则预后不佳。

（6）AST/ALT>2 且 AST 水平在 300U/L 以内：常提示酒精性肝脏疾病；其他全身性疾病，心肌损害等也可出现 AST/ALT>1 或 2。

（7）AST/ALT>3，且 AST 大于 500U/L 时：提示循环障碍如左心衰竭，或肝脏恶性肿瘤。

2. 反映肝脏合成和储备功能

（1）ALB 合成的唯一器官就是肝，因此肝细胞破坏、合成能力降低都可以引起 ALB 降低，ALB 的半衰期为 21 天，ALB 降低可提示最近 21 天肝脏的合成功能降低，长期 ALB 降低（30g/L 以下）最常见影响就是组织水肿，常见于双下肢、眼睑等处，时间长以后，就形成腹水。

（2）前白蛋白是白蛋白的前体，所以前白蛋白比白蛋白更能灵敏反映肝细胞的合成能力。前白蛋白、ALB 降低提示肝脏合成蛋白质的能力减弱。

3. 胆红素测定的意义　见表 2-13-6。

表 2-13-6　胆红素测定的意义

类型	TBIL（μmol/L）	DBIL/TBIL
溶血性黄疸	<85.5	<20%
肝细胞性黄疸	17.1～171	20%～50%
阻塞性黄疸	>171	>50%

4. **腹水** 是肝硬化最突出的表现。腹水形成是多种因素作用的结果，主要原因是门静脉高压和血浆白蛋白降低，渗出液与漏出液的区别见表 2-13-7。

表 2-13-7 渗出液与漏出液的区别

鉴别项目	渗出液	漏出液
外观	不定，可为脓性、血性、乳糜性、浆液性等	淡黄，浆液性
透明度	大多混浊	透明或微浊
比重	>1.018	<1.018
凝固	能自凝	不自凝
黏蛋白定性	阳性	阴性
蛋白含量	>30g/L	<25g/L
白细胞计数	>0.5×10⁹/L	<0.1×10⁹/L
细胞分类	急性感染时以中性粒细胞为主，慢性感染时以淋巴细胞为主	以淋巴细胞、间皮细胞为主
细菌	可找到病原菌（有感染时）	一般无细菌
肿瘤细胞	反复检查可见到肿瘤细胞（恶性腹水）	无
病因	70%炎性、恶性腹水	肝硬化腹水、心源性腹水、肾源性腹水

（王 凡）

病例 14 急性黄疸病例分析

【本例要点】

1. 胆红素升高，判断发生黄疸，需要对黄疸的类型加以鉴别。
2. 肝脏酶学指标升高，提示有肝细胞损伤。
3. 患者的主诉符合急性肝炎的特点。
4. 尿胆素原、尿胆红素的变化特点。
5. 考虑急性肝炎，黄疸类型为肝细胞性黄疸。

【病例概况】

一、病史

1. **主诉** 患者，男，15 岁，发热、食欲缺乏、恶心 2 周，皮肤黄染 1 周。

2. **现病史** 患者 2 周前无明显诱因出现发热，体温达 38℃，无发冷和寒战，不咳嗽，但感全身不适、乏力、食欲缺乏、恶心、右上腹部不适，偶尔呕吐，曾按上感和胃病治疗未见好转。1 周前皮肤出现黄染，尿色较黄，无皮肤瘙痒，大便正常，睡眠稍差，体重无明显变化。既往体健，无肝炎和胆石症史。无药物过敏史。无输血史。无疫区居留史。

3. **查体** 体温 37.5℃，脉搏 80 次/分，呼吸 20 次/分，血压 120/75mmHg，皮肤略黄，无出血点，浅表淋巴结未触及，巩膜黄染，咽（-），心肺（-），腹平软，肝肋下 2cm，质软，轻压痛和叩击痛，脾侧位触及，腹水征（-），下肢无水肿。

4. 实验室检查

（1）血红蛋白 126g/L，白细胞 5.2×10^9/L，中性粒细胞百分比 65%，淋巴细胞百分比 30%，单核细胞百分比 5%，血小板 200×10^9/L，尿蛋白（－），尿胆红素（＋），尿胆原（＋），大便颜色加深，隐血（－）。

（2）生化检查：ALT 156U/L，AST 85U/L，TBIL 64.2μmol/L，DBIL 33.5μmol/L。

二、诊断

1. 初步诊断　黄疸原因待查，急性肝炎可能性大。

2. 诊断依据

（1）发热，全身不适，乏力，食欲缺乏，恶心呕吐，右上腹不适等黄疸前期表现，1 周后出现黄疸。

（2）查体发现皮肤、巩膜黄染，肝脾大，肝区有压痛和叩击痛。

（3）实验室检查：尿胆红素和尿胆原均阳性。

3. 鉴别诊断　应当与溶血性贫血、胆道系统疾病等容易引起黄疸的其他疾病进行鉴别诊断。

4. 进一步检查

（1）进一步完善肝功能检查、酶学检查、直接抗球蛋白试验、网织红细胞计数、肿瘤标志物、胆汁酸检测。

（2）肝炎病毒学检查。

（3）其他嗜肝细胞病毒学检查。

（4）腹部 B 超或影像学检查。

5. 该患者最终诊断　急性肝炎、肝细胞性黄疸。

三、治疗

嘱患者卧床休息，给予高热量、高蛋白、高糖、低脂肪、丰富维生素饮食。针对原发疾病进行治疗，由病毒性肝炎引起者，要进行抗病毒治疗；由酒精引起的，则需戒酒；由药物原因引起的，则应避免再服用引起肝功能损伤的药物。

【临床思维分析】

黄疸是由于胆色素代谢障碍导致血胆红素浓度增高，引起巩膜、黏膜、皮肤及其他组织和体液黄染的现象。黄疸一般不会单独出现，往往会伴随腹痛、发热、皮肤瘙痒、食欲缺乏。

血液中红细胞都是有寿命的，当它们到达生命的末期，就会消亡，然后释放出含铁血红素，转化成间接胆红素，间接胆红素进入肝细胞内结合葡萄糖醛基生成直接胆红素，间接胆红素和直接胆红素合起来统称为总胆红素。这些胆红素随胆汁进入肠道，在肠道正常菌群的作用下转化为胆素原，一部分转化为粪胆素，就是我们的粪便产生颜色的部分，它们经肠道排出体外，另外的部分通过肝肠循环再回到血液中，正常人血清中总胆红素的浓度小于 17.1μmol/L。

当患者发生肝细胞损伤时，肝细胞将间接胆红素转化为直接胆红素的能力下降，另外由于肝细胞病变，肝脏内的胆管被压迫，使得胆红素进入肠道有一定障碍，两方面因素的综合作用使得患者出现黄疸的症状，而且这种黄疸兼有溶血性黄疸和梗阻性黄疸的特点。此时检测患者的血清，发现患者的总胆红素升高，间接胆红素和直接胆红素都有明显升高。

肝细胞性黄疸时皮肤黏膜呈浅黄或金黄色，少数伴有皮肤瘙痒，肝功能指标升高。

【相关检验基础知识】

了解胆红素的正常代谢流程，掌握黄疸的鉴别诊断（表 2-14-1）。

表 2-14-1　黄疸的鉴别诊断

项目	溶血性黄疸	肝细胞性黄疸	胆汁淤积性黄疸
总胆红素（TBIL）	增加	增加	增加
直接胆红素（DBIL）	正常	增加	明显增加
DBIL/TBIL	<15%～20%	>30%～40%	>50%～60%
尿胆红素	－	＋	＋＋
尿胆原	增加	轻度增加	减少或消失
ALT、AST	正常	明显增高	可增高
ALP	正常	增高	明显增高
GGT	正常	增高	明显增高
PT	正常	延长	延长
血浆蛋白	正常	白蛋白降低，球蛋白升高	正常

（孔　卓）

病例 15　尿蛋白检测结果为何不一致？
——探究其背后"真相"

【本例要点】

不同检测项目的检测目的不同，各有利弊。作为日常检测指标的标本需易得，作为监测的指标要稳定性强。合理选择送检项目，以免误导临床判断。检验科住院医师在日常工作中要多关注细节，及时发现问题、解决问题，加强临床沟通。

【病例概况】

一、病史

1. 主诉　患者，女，28 岁，间断腹痛 2 年余，诊断系统性红斑狼疮 1 年余。

2. 现病史　患者于 2 年前无明显诱因出现阵发性腹部疼痛，伴呕吐，停止排便、排气，不伴腹胀，就诊于外院，考虑"肠梗阻"，行腹腔镜置管引流术，病情好转后出院。患者 1 年前再次出现脐上部疼痛，急诊行"引流术"治疗后，收入消化内科。此次发病伴一过性发热，不伴腹泻。患者入院后完善相关检查，并行肾穿刺活检术，确诊为系统性红斑狼疮、狼疮肾炎、假性肠梗阻。病程中患者无皮疹、光过敏，无明显脱发，无口腔溃疡，无关节疼痛，无口干、眼干等症状。目前于笔者所在医院风湿免疫科门诊随诊。

近 1 年随诊过程中，患者无明显不适主诉。门诊随诊时，每月复查尿常规、24 小时尿蛋白、血常规、生化；每 2～3 个月复查红细胞沉降率、ANA、狼疮五项、抗 dsDNA 抗体。

3. 相关实验室、影像学或其他检查

（1）血常规（2019 年 6 月 18 日）：见表 2-15-1。

表 2-15-1 血常规（2019 年 6 月 18 日）

项目名称	英文缩写	检验结果	高低	单位	参考区间
白细胞	WBC	6.89		10^9/L	3.5～9.5
淋巴细胞百分比	LY%	18.7	↓（低）	%	20.0～50.0
单核细胞百分比	MO%	9.0		%	3.0～10.0
中性粒细胞百分比	NE%	72.2		%	40.0～75.0
嗜酸性粒细胞百分比	EO%	0.0	↓（低）	%	0.4～8.0
嗜碱性粒细胞百分比	BA%	0.1		%	0.0～1.0
淋巴细胞绝对值	LY#	1.29		10^9/L	1.10～3.20
单核细胞绝对值	MO#	0.62	↑（高）	10^9/L	0.10～0.60
中性粒细胞绝对值	NE#	4.97		10^9/L	1.80～6.30
嗜酸性粒细胞绝对值	EO#	0.00	↓（低）	10^9/L	0.02～0.52
嗜碱性粒细胞绝对值	BA#	0.01		10^9/L	0.00～0.06
红细胞	RBC	4.44		10^{12}/L	女：3.8～5.1
血红蛋白	HGB	143		g/L	女：115～150
血细胞比容	HCT	40.7		%	女：35～45
平均红细胞体积	MCV	91.7		fl	82～100
平均红细胞血红蛋白量	MCH	32.2		pg	27～34
平均红细胞血红蛋白浓度	MCHC	351		g/L	316～354
红细胞体积分布宽度（CV）	RDW-CV	11.5		%	0～15.0
红细胞体积分布宽度（SD）	RDE-SD	38.3	↓（低）	fl	40.0～53.0
血小板计数	PLT	246		10^9/L	125～350
平均血小板体积	MPV	9.5		fl	6.8～13.5
血小板比容	PCT	0.23		%	0.11～0.27
血小板体积分布宽度	PDW	10.3		fl	9.0～17.0
大血小板比例	P-LCR	20.8		%	

（2）血常规（2019 年 7 月 23 日）：见表 2-15-2。

表 2-15-2 血常规（2019 年 7 月 23 日）

项目名称	英文缩写	检验结果	高低	单位	参考区间
白细胞	WBC	4.24		10^9/L	3.5～9.5
淋巴细胞百分比	LY%	29.2		%	20.0～50.0
单核细胞百分比	MO%	12.0	↑（高）	%	3.0～10.0
中性粒细胞百分比	NE%	58.3		%	40.0～75.0
嗜酸性粒细胞百分比	EO%	0.0	↓（低）	%	0.4～8.0
嗜碱性粒细胞百分比	BA%	0.5		%	0.0～1.0
淋巴细胞绝对值	LY#	1.24		10^9/L	1.10～3.20

续表

项目名称	英文缩写	检验结果	高低	单位	参考区间
单核细胞绝对值	MO#	0.51		10^9/L	0.10～0.60
中性粒细胞绝对值	NE#	2.47		10^9/L	1.80～6.30
嗜酸性粒细胞绝对值	EO#	0.00	↓（低）	10^9/L	0.02～0.52
嗜碱性粒细胞绝对值	BA#	0.02		10^9/L	0.00～0.06
红细胞	RBC	4.05		10^{12}/L	女：3.8～5.1
血红蛋白	HGB	130		g/L	女：115～150
血细胞比容	HCT	37.6		%	女：35～45
平均红细胞体积	MCV	92.8		fl	82～100
平均红细胞血红蛋白量	MCH	32.1		pg/	27～34
平均红细胞血红蛋白浓度	MCHC	346		g/L	316～354
红细胞体积分布宽度（CV）	RDW-CV	11.6		%	0～15.0
红细胞体积分布宽度（SD）	RDE-SD	39.4	↓（低）	fl	40.0～53.0
血小板	PLT	227		10^9/L	125～350
平均血小板体积	MPV	9.6		fl	6.8～13.5
血小板比容	PCT	0.22		%	0.11～0.27
血小板体积分布宽度	PDW	10.8		fl	9.0～17.0
大血小板比例	P-LCR	21.5		%	

（3）生化检查（2019年6月18日）：见表2-15-3。

表 2-15-3　生化检查（2019年6月18日）

项目名称	英文缩写	检验结果	高低	单位	参考区间
丙氨酸转氨酶	ALT	7		U/L	7～40
天冬氨酸转氨酶	AST	17		U/L	13～35
γ-谷氨酰转肽酶	GGT	23		U/L	7～45
碱性磷酸酶	ALP	52		U/L	35～100
乳酸脱氢酶	LDH	200		U/L	109～245
α-羟丁酸脱氢酶	HBD	137		U/L	72～182
肌酸激酶	CK	48		U/L	43～165
总蛋白	TP	73		g/L	65.0～85.0
白蛋白	Alb	43.2		g/L	40.0～55.0
尿素	Urea	2.17	↓（低）	mmol/L	2.80～7.20
肌酐	CRE	56		μmol/L	45～84
尿酸	UA	324		μmol/L	155～357
高密度脂蛋白胆固醇	HDL-C	1.47		mmol/L	1.03～1.55
低密度脂蛋白胆固醇	LDL-C	3.66		mmol/L	1.90～4.10
总胆固醇	TC	5.73		mmol/L	2.90～6.20
甘油三酯	TG	2.83	↑（高）	mmol/L	0.45～1.70

项目名称	英文缩写	检验结果	高低	单位	参考区间
葡萄糖	Glu	4.61		mmol/L	3.30~6.10
总胆红素	TBIL	12.3		μmol/L	3.0~21.0
直接胆红素	DBIL	3.4		μmol/L	0.0~7.0
钙	Ca	2.43		mmol/L	2.20~2.65
无机磷酸盐	IP	1.30		mmol/L	0.81~1.45
白蛋白/球蛋白	A/G	1.45			1.20~2.40
估算肾小球滤过率	eGFR	122.24		ml/（min·1.73m²）	

（4）生化检查（2019年7月23日）：见表2-15-4。

表 2-15-4 生化检查（2019年7月23日）

项目名称	英文缩写	检验结果	高低	单位	参考区间
丙氨酸转氨酶	ALT	8		U/L	7~40
天冬氨酸转氨酶	AST	21		U/L	13~35
γ-谷氨酰转肽酶	GGT	24		U/L	7~45
碱性磷酸酶	ALP	46		U/L	35~100
乳酸脱氢酶	LDH	185		U/L	109~245
α-羟丁酸脱氢酶	HBD	138		U/L	72~182
肌酸激酶	CK	41	↓（低）	U/L	43~165
总蛋白	TP	73/74.8		g/L	65.0~85.0
白蛋白	Alb	43.2/41.8		g/L	40.0~55.0
尿素	Urea	2.34	↓（低）	mmol/L	2.80~7.20
肌酐	CRE	57		μmol/L	45~84
尿酸	UA	336		μmol/L	155~357
高密度脂蛋白胆固醇	HDL-C	1.39		mmol/L	1.03~1.55
低密度脂蛋白胆固醇	LDL-C	3.40		mmol/L	1.90~4.10
总胆固醇	TC	5.29		mmol/L	2.90~6.20
甘油三酯	TG	1.61		mmol/L	0.45~1.70
葡萄糖	Glu	4.63		mmol/L	3.30~6.10
总胆红素	TBIL	12.6		μmol/L	3.0~21.0
直接胆红素	DBIL	3.4		μmol/L	0.0~7.0
钙	Ca	2.23		mmol/L	2.20~2.65
无机磷酸盐	IP	1.03		mmol/L	0.81~1.45
白蛋白/球蛋白	A/G	1.27			1.20~2.40
估算肾小球滤过率	eGFR	121.67		ml/（min·1.73m²）	

（5）尿常规（2019年6月18日）：见表2-15-5。

表 2-15-5 尿常规（2019 年 6 月 18 日）

项目名称	英文缩写	检验结果	高低	单位	参考区间
（干化学）比重	SG	1.025			1.003～1.030
（干化学）葡萄糖	GLU	阴性			阴性
（干化学）蛋白	PRO	+	↑（高）		阴性
（干化学）酸碱度	PH	6.0			4.5～8.0
（干化学）酮体	KET	阴性			阴性
（干化学）尿胆原	UBG	阴性			阴性
（干化学）隐血	BLD	+	↑（高）		阴性
（干化学）白细胞酯酶	LEU	++	↑（高）		阴性
（干化学）亚硝酸盐	NIT	阴性			阴性
（干化学）胆红素	BIL	阴性			阴性
（尿流式）白细胞	WBC	56	↑（高）	/μl	0～14
（尿流式）红细胞	RBC	20		/μl	0～24
（尿流式）完整红细胞百分比		68.7		%	
（尿流式）细菌	BACT	230		/μl	0～930
（尿流式）酵母样菌	YST	0		/μl	0
（尿流式）结晶数量	X，TAL	0		/μl	0～100
（镜检）结晶类别	X，TAL	/			
（尿流式）精子	SPERM	0		/μl	0
（尿流式）小圆上皮细胞	SRC	21.1	↑（高）	/μl	0.0～3.2
（尿流式）上皮细胞	EC	47	↑（高）	/μl	0～23
（尿流式）黏液丝	MUS	5.99		/μl	
（镜检）管型类别 1	CAST1	未见		个/LPF	
（镜检）管型类别 2	CAST2	未见		个/LPF	
其他	other	未见			

（6）尿常规（2019 年 7 月 23 日）：见表 2-15-6。

表 2-15-6 尿常规（2019 年 7 月 23 日）

项目名称	英文缩写	检验结果		单位	参考区间
（干化学）比重	SG	1.024			1.003～1.030
（干化学）葡萄糖	GLU	阴性			阴性
（干化学）蛋白	PRO	++	↑（高）		阴性
（干化学）酸碱度	PH	6.0			4.5～8.0
（干化学）酮体	KET	阴性			阴性
（干化学）尿胆原	UBG	阴性			阴性
（干化学）隐血	BLD	+	↑（高）		阴性
（干化学）白细胞酯酶	LEU	阴性			阴性
（干化学）亚硝酸盐	NIT	阴性			阴性

续表

项目名称	英文缩写	检验结果	单位	参考区间
（干化学）胆红素	BIL	阴性		阴性
（尿流式）白细胞	WBC	3	/µl	0～14
（尿流式）红细胞	RBC	14	/µl	0～24
（尿流式）完整红细胞百分比		80.8	%	
（尿流式）细菌	BACT	36	/µl	0～930
（尿流式）酵母样菌	YST	0	/µl	0
（尿流式）结晶数量	X，TAL	0	/µl	0～100
（镜检）结晶类别	X，TAL	/		
（尿流式）精子	SPERM	0	/µl	0
（尿流式）小圆上皮细胞	SRC	2.2	/µl	0.0～3.2
（尿流式）上皮细胞	EC	9	/µl	0～23
（尿流式）黏液丝	MUS	1.17	/µl	
（镜检）管型类别1	CAST1	未见	个/LPF	
（镜检）管型类别2	CAST2	未见	个/LPF	
其他	other	未见		

（7）24小时尿蛋白定量（2019年6月18日）：见表2-15-7。

表 2-15-7　24 小时尿蛋白定量（2019 年 6 月 18 日）

项目名称	英文缩写	检验结果	高低	单位	参考区间
总蛋白（尿）	U-TP	0.080		g/L	
24 小时尿蛋白		0.19	↑（高）	g/d	0.03～0.14
尿量		2400		ml	

（8）24小时尿蛋白定量（2019年7月23日）：见表2-15-8。

表 2-15-8　24 小时尿蛋白定量（2019 年 7 月 23 日）

项目名称	英文缩写	检验结果	高低	单位	参考区间
总蛋白（尿）	U-TP	0.050		g/L	
24 小时尿蛋白		0.10		g/d	0.03～0.14
尿量		2100		ml	

（9）免疫相关指标：见表2-15-9。

表 2-15-9　免疫相关指标

项目名称	英文缩写	检验结果	高低	单位	参考区间
红细胞沉降率	ESR	42（2018 年 7 月 11 日）	↑（高）	mm/h	女：0～20
		3（2019 年 6 月 18 日）			
		4（2019 年 7 月 23 日）			

项目名称	英文缩写	检验结果	高低	单位	参考区间
补体 3	C3	0.597（2019 年 6 月 18 日）	↓（低）	G/L	0.79～1.52
补体 4	C4	0.131（2019 年 6 月 18 日）	↓（低）	G/L	0.16～0.38
抗核抗体		1∶40 斑点	↑（高）		阴性
抗双链 DNA 抗体	dsDNA	10（2019 年 6 月 18 日）		U/ml	0～25
抗 ENA 抗体-SSA（60kDa）		+	↑（高）		阴性
Ro-52		++	↑（高）		阴性
抗核小体抗体		5.29		RU/ml	0～20
抗髓过氧化物酶抗体		37.27（2019 年 4 月 9 日）	↑（高）	RU/ml	0～20
抗蛋白酶 3 抗体		0.75（2019 年 4 月 9 日）		RU/ml	0～20

（10）相关影像学或其他检查：无。

二、诊断

1. 初步诊断

（1）系统性红斑狼疮。

（2）狼疮肾炎。

2. 诊断依据　患者为青年女性，因间断腹痛入院，发病过程中伴一过性发热，实验室检查 ESR↑，C3、C4↓，ANA+，SSA+，抗 dsDNA+，24 小时尿蛋白定量↑，尿常规蛋白+。于笔者所在医院住院期间进行了肾穿刺活检，故系统性红斑狼疮、狼疮肾炎诊断明确。

三、治疗

患者现口服泼尼松 20mg，每天 1 次，羟氯喹（HCQ）200mg，每天 2 次，霉酚酸酯（MMF）1.0g，每天 2 次，治疗原发病。

【临床思维分析】

患者自随诊以来，血常规、生化检查结果都大致正常，此处选取了最近 2 次（6 月 18 日和 7 月 23 日）的结果。总体来看，肝功能、肾功能、血脂相关指标都是正常的。

6 月 18 日患者随诊时尿常规结果：尿常规干化学报告蛋白（+），隐血（+），白细胞酯酶（++），尿常规尿流式报告中显示有较多的白细胞、上皮细胞、小圆上皮细胞。考虑可能为炎症影响。24 小时尿蛋白稍高于参考范围上限，两者结果是一致的。

患者 7 月 23 日的尿液检测结果显示：尿常规干化学报告蛋白（++），隐血（+）。24 小时尿蛋白 0.1g/d，为阴性。此时就出现了疑问，两者结果为何会"不一致"呢？是不是都可信呢？当面对不一致的结果时，应该以哪一个为准？怎么解决这些问题呢？

分析原因：①检测是否有误；②标本的留取方式，是否受污染？药物、增强 CT 造影剂等都可对检测结果产生影响；③仪器是否运行正常，该项目定标通过，质控在控，样本检测曲线正常吗？

首先，分别复查本次尿常规和 24 小时尿蛋白的标本，得到的复测结果和发出报告结果一致。

其次，我们电话咨询了患者尿标本的留取情况，得知尿常规标本为早晨在门诊留的晨尿。在标本的留取过程中就存在一些因素会干扰干化学检测结果。如留取的是否为清洁中段尿？患者为 28 岁女性，尿隐血（＋），是否有经期污染的影响？患者是否服用过某些药物影响检测？近期有无注射造影剂？留取时使用的是否为医院提供的干燥洁净的容器？询问后患者表示非经期，留取的是清洁中段尿。而 24 小时尿液的留取方式则不同：患者应于计时开始时（如早上 8：00）排空尿液，收集此后 24 小时全部尿液于一清洁干燥带盖的大容器中。充分混匀后量取 10ml 倒入带盖尿管内送检，并标注 24 小时总尿量。询问患者表示 24 小时尿液也是按照要求留的。

接下来考虑：是不是检验中存在的问题呢？尿常规中蛋白的检测方法是利用 pH 指示剂的误差原理的干化学法。尿液中蛋白质与试纸条模块内 pH 指示剂在酸性环境下发生反应使 pH 指示剂变色，仪器 60 秒后读取模块颜色判读尿液中蛋白质的含量。这是一种半定量检测，对白蛋白敏感，对球蛋白、B-J 蛋白、糖蛋白敏感度较差。患者蛋白（＋＋）的大致含量约为 1g/L。24 小时尿蛋白检测用的是终点比色法，试剂为邻苯三酚红钼。其显色稳定、对比色杯染色弱、对球蛋白与白蛋白的反应性一致、可以自动化，近年来被广泛应用于人尿蛋白定量。尿液中蛋白质与试剂中含钼酸盐离子的邻苯三酚红在酸性条件下反应，形成蓝色复合物，颜色深浅与蛋白含量成正比，反应终点仪器 600nm 波长比色，通过测定吸光度进而计算出尿液中蛋白含量。本例患者测定值为 0.05g/L，尿量 2.1L，24 小时尿蛋白为 0.1g。

检测仪器是否错误？查看该生化项目的定标曲线，正常。该项目测定的线性范围为 0.03～1.5g/L，该样本测定值 0.05 落在线性范围内。回顾当天该项目的质控结果，在控。说明当天检测仪器的性能良好。查看此标本检测时反应曲线。比色杯中加入标本时测定吸光度作为第一点，数值为 1517，随后加入试剂，仪器搅拌棒混匀，使反应充分，仪器读取第 9、10 个点的吸光度值取平均数计算样本蛋白浓度。观察反应曲线，加入试剂后曲线呈下降趋势，表示试剂的稀释作用大于蛋白生成颜色的变化，样本中确实蛋白含量极低，曲线读取时间前后曲线平稳，证明该样本检测无问题，结果可信（图 2-15-1）。

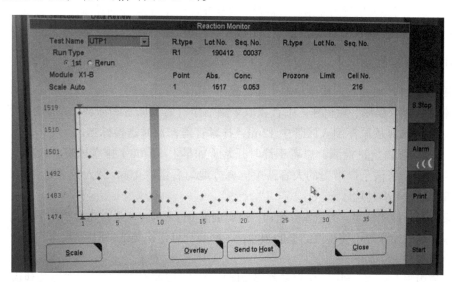

图 2-15-1　标本检测时反应曲线

回顾该患者随诊 1 年以来 24 小时尿蛋白的结果，患者每次检测尿量相差不多，近期 24 小时尿蛋白含量呈下降趋势。结合生化肾功能相关指标无异常，故认为此次结果落在参考值范围内是正常的，可信的。而回顾患者 1 年以来尿常规干化学法的蛋白测定结果，依据试剂盒说明，可将定性检测结果大致量化。显示尿常规干化学法结果受样本留取方式的影响，趋势波动大。晨尿较为浓缩，其中各种物质成分含量高，易于有形成分检出，故蛋白含量一定是较高的。两者检测目的不同，样本留取不同，就会造成此类"不一致"的结果（图 2-15-2）。

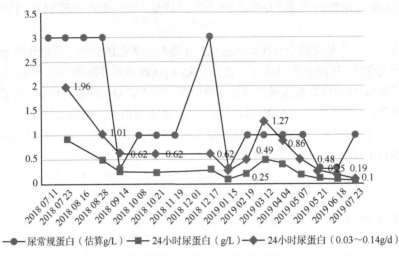

图 2-15-2　1 年内蛋白检测结果

尿常规干化学法是一种筛检试验，样本留取方便，检测灵敏度高，特异性相对差，目的是在于不漏检。24 小时尿蛋白定量，样本留取复杂，干扰相对较小，检测灵敏、稳定，更适用于监测治疗效果。

回顾患者随诊 1 年以来其他免疫相关检测指标，显示治疗有效，可以支持 24 小时尿蛋白阴性的结果。秉着对患者负责的原则，嘱患者再次复查尿常规和 24 小时尿蛋白。8 月 23 日门诊复查，患者尿常规蛋白（−）和 24 小时尿蛋白 0.08g/d，两者结果一致，并且与疾病发展趋势相符合。

【相关检验基础知识】

尿常规与 24 小时尿蛋白检测目的不同，故标本留取方式不同。

尿常规：留取晨尿、随机尿。患者领取干燥洁净有盖的尿管和尿杯，在尿杯中留取清洁中段尿，再将尿液从尿杯倒入尿管中 12ml，拧紧管盖，及时送检标本。

24 小时尿蛋白定量检测：患者于计时开始（如早上 8：00）排空尿液，收集此后 24 小时全部尿液于一清洁干燥带盖的大容器中。充分混匀后量取 10ml 倒入带盖尿管内，送检，并于管身标注 24 小时总尿量。

污染可影响检测结果。大量血红蛋白、造影剂高分子物质、4 级铵化合物的消毒剂、pH＞8 的碱性尿、高浓缩尿等可使检测结果假阳性；某些药物可使检测结果假阴性。

检测原理和方法如下。

尿常规中蛋白检测：利用 pH 指示剂误差原理检测。尿液中蛋白质与试纸条模块内 pH 指示剂在酸性环境下发生反应，使 pH 指示剂变色。仪器 60 秒后读取模块颜色判读尿中蛋白质的含量。其为半定量检测，对白蛋白敏感，对球蛋白、B-J 蛋白、糖蛋白敏感度较差。

24 小时尿蛋白检测：终点比色法。尿液中蛋白质与试剂中含钼酸盐离子的邻苯三酚红在酸性条件下反应，形成蓝色复合物，颜色深浅与蛋白含量成正比。反应终点仪器 600nm 波长比色，通过测定吸光度进而计算出尿液中蛋白含量。定量检测，结果稳定。

（张 维 赵 磊 贾 玫）

病例 16 谁送的"糖"

【本例要点】

1 型糖尿病多见于儿童和青少年，"三多一少"症状比较明显；而 2 型糖尿病多发生于成年人，常被称为"富贵病"，多数是后天生活习惯不合理、饮食不规律使得胰岛功能损害而引发的胰岛素相对缺乏造成的，并且临床数据显示，80%的 2 型糖尿病患者都是肥胖者。成人晚发自身免疫性糖尿病（LADA）患者虽然也是成年人，但并不是"真正的" 2 型糖尿病，而是 1 型糖尿病的一种，因为临床表现的特征介于 1 型糖尿病和 2 型糖尿病之间，又有学者称为 1.5 型糖尿病。

【病例概况】

一、病史

1. **主诉** 患者，男，38 岁，口干、多饮、多食 3 个月，消瘦、多尿 1 个月。

2. **现病史** 患者为公司职员，自 3 个月前开始出现口干、多饮、多食，以为工作劳累未予以更多关注。1 个月前出现多尿症状，1 个月内体重减轻 3kg，故来医院就诊。既往体健，无手术及外伤史。无药物过敏史。

3. **查体** 无明显异常。

4. **相关实验室、影像学或其他检查**

（1）实验室检查：见表 2-16-1。

表 2-16-1 实验室检查

项目名称		英文缩写	检验结果	高低	单位	参考区间
血生化检查（主要参数）	丙氨酸转氨酶	ALT	20		U/L	9～50
	总蛋白	TP	78.6		g/L	65～85
	白蛋白	ALB	45.6		g/L	40～55
	葡萄糖	GLU	13.16	↑（高）	mmol/L	3.92～6.16
	尿素	Urea	82.5		mmol/L	3.1～8.0
	肌酐	Cr	30.0	↓（低）	μmol/L	41～111
	总胆固醇	CHOL	5.0		mmol/L	3.9～5.2
	甘油三酯	TG	1.9	↑（高）	mmol/L	0.57～1.7
	糖化血红蛋白	HbA1c	9.1	↑（高）	%	4.0～6.0

续表

项目名称		英文缩写	检验结果	高低	单位	参考区间
免疫学检查	谷氨酸脱羧酶自身抗体	GADA	阳性	↑（高）		阴性
	胰岛细胞自身抗体	ICA	阳性	↑（高）		阴性
	胰岛素	Ins	3.2	↓（低）	U/L	4～15.6

（2）相关影像学或其他检查

1）心电图：大致正常，窦性心律。

2）腹部 B 超：胆、胰、脾、肾未见异常，轻度脂肪肝。

二、诊断

1. 初步诊断

（1）糖尿病。

（2）成人晚发自身免疫性糖尿病？

2. 诊断依据

（1）口干、多饮、多食、消瘦症状。

（2）空腹葡萄糖 13.16mmol/L、糖化血红蛋白 9.1%。

（3）谷氨酸脱羧酶自身抗体（＋）、胰岛细胞自身抗体（＋）。

3. 鉴别诊断

（1）2 型糖尿病：一般是中年以上发病，发病主要是胰岛素抵抗引起的，机体的组织、器官不能很好地利用胰岛素。

（2）甲状腺功能亢进：甲状腺激素 T_3、FT_3、T_4、FT_4 水平升高，TSH 水平下降。

（3）胰岛 B 细胞瘤。Whipple 三联征：①周期性发作性昏迷和精神症状，每天多在空腹或劳动后发作；②发作时血糖低于 2.8mmol/L；③口服或静脉注射葡萄糖后，症状可立即消失。B 超或者 CT 有阳性体征。

（4）其他代谢性疾病。

4. 进一步检查　口服糖耐量试验、胰岛素释放试验等。

5. 该患者最终诊断　成人晚发自身免疫性糖尿病。

三、治疗

早期使用胰岛素治疗。

【临床思维分析】

遇到糖尿病患者，一般先明确糖尿病分型，1 型、2 型、成人晚发自身免疫性糖尿病（LADA），除了空腹血糖、糖化血红蛋白检查，进一步完善 OGTT、胰岛素释放试验等检查。

【相关检验基础知识】

成人晚发自身免疫性糖尿病的进展在临床上分为两个阶段。

1. 非胰岛素依赖期　临床表现貌似 2 型糖尿病，但三多一少症状较典型 2 型糖尿病明显，发病 6 个月内无酮症，血浆 C 肽水平较低，血糖短期内可用饮食和（或）口服降糖药控制。

2. **胰岛素依赖期**　自起病后半年至数年后，出现胰岛 B 细胞功能进行性损伤，患者出现口服降糖药继发失效，最终依靠胰岛素治疗，并出现酮症倾向。

谷氨酸脱羧酶自身抗体的存在提示胰岛 B 细胞遭到破坏及部分功能丧失。对 1 型糖尿病的预测、诊断和治疗具有重要意义。

胰岛细胞自身抗体是一类在胰岛细胞损伤时产生的多克隆混合型抗体，胰岛细胞自身抗体的存在是胰岛 B 细胞遭到破坏的重要证据。

（王　炜　苏建荣）

第三章

临床免疫学检验

病例1 获得性免疫缺陷综合征的实验室诊断

【本例要点】

1. 本病例主要考察对人类免疫缺陷病毒（HIV）实验室诊断的理解，包括 HIV 抗原/抗体检测的流程及结果分析，注意区分三代试剂和四代试剂区别，初筛和确证实验的区别，以及确证实验待确认的原因。

2. 常用指标：抗原抗体、核酸、CD4$^+$ T 细胞检测。

（1）抗原抗体：核酸、抗原、抗体，窗口期1、2、3周左右。

（2）核酸：确诊依据（＞5000cps/ml）。

（3）CD4$^+$ T 细胞：HIV 感染和获得性免疫缺陷综合征（AIDS）的分期和判断疗效的主要检测指标。

抗原抗体阳性，确证实验不确定或阴性的原因（极早期、假阳性、不产生抗体）。

【病例概况】

一、病史

1. 主诉 5 天前开始出现周身不适，乏力。

2. 现病史 患者，男，41 岁，自觉发热，无明显咳嗽、咳痰，自觉口干，头晕，无流涕打喷嚏，于 5 天前开始出现周身不适，乏力咽痛，当天体温 37.3℃，无畏寒、寒战；咽部红肿；外院血常规提示白细胞 3.8×10^9/L[参考范围（4.0～10.0）×10^9/L]、血小板 75×10^9/L[参考范围（100～300）×10^9/L]。

3. 查体 咽部红肿。

4. 相关实验室检查、影像学或其他检查 乙型肝炎五项、丙型肝炎抗体、梅毒抗体、HIV 抗原/抗体。其中 HIV 抗原/抗体：初筛强阳性，复检两种四代试剂均强阳性，HIV 抗体确证实验：不确定；无胸部 X 线片及胸部 CT 检查结果。

二、诊断

1. 初步诊断 病毒感染待查。

2. 诊断依据 实验室指标，其中 HIV 抗体初筛强阳性，确证实验待确认，需随访。

3. 鉴别诊断 其他病毒感染，需做其他相关病毒抗体或抗原检测。

4. 进一步检查 CD4$^+$ T 淋巴细胞、HIV 核酸、HIV 抗体随访复诊。

5. 该患者最终诊断 HIV 感染。

三、治疗

按疾病规范治疗。

【临床思维分析】

HIV 诊断试剂目前有三代和四代，四代试剂可以检测 P24 抗原和 HIV 抗体，初筛强阳性，确证实验待确认最大可能是处于 HIV 感染早期，所以需要 2~4 周随访。此外还可能是假阳性，但是假阳性一般初筛弱阳性。

【相关检验基础知识】

1. HIV 实验室诊断指标

（1）抗原抗体检测（血清学检测）。

（2）核酸检测（病原学检测）。

（3）CD4+ T 淋巴细胞检测（免疫学检测）。

2. HIV 感染/AIDS 的诊断原则

（1）HIV/AIDS 的诊断原则是以实验室检测为依据，结合临床表现和参考流行病学资料综合进行。

（2）HIV 抗体和病原学检测是确诊 HIV 感染的依据。

（3）流行病学史是诊断急性期和婴幼儿 HIV 感染的重要参考。

（4）CD4+ T 淋巴细胞检测和临床表现是 HIV 感染分期诊断的主要依据。

（5）AIDS 的指征性疾病是 AIDS 诊断的重要依据。

3. HIV 抗体假阳性反应的原因

（1）其他反转录病毒、分枝杆菌、疟原虫等的感染：丙型肝炎病毒、梅毒、人类嗜 T 淋巴细胞病毒（HTLV）的不完全抗体；HIV 的表面糖蛋白序列与山羊关节炎—脑炎病毒的核苷酸序列具有同源性；分枝杆菌和 HIV 的序列相似性可能是引起交叉反应的原因。

（2）疾病：WB 试验不确定和假阳性结果可能与受检者本身的身体状况有关，如自身免疫性疾病、肾衰竭、透析、类风湿因子、黄疸、多克隆丙种球蛋白、恶性肿瘤、泌尿系统性疾病等。

（3）妊娠：如果没有相关的流行病学危险因素，孕产妇确证试验的不确定结果多数是由非特异性免疫反应所引起的。

（4）疫苗接种：流感疫苗、风疹疫苗、HIV 疫苗。

（周剑锁）

病例 2　一例临床用药导致的异常甲状旁腺激素结果分析

【本例要点】

1. 当临床医师反映检测结果与临床预期不符时，应从分析前、分析中、分析后环节入手，对检测结果进行分析。

2. 检验结果不是孤立的数值，应同时结合患者的临床症状、体征、治疗等因素综合解读，才能保证结果准确。

3. 检验科应与临床建立密切的沟通，帮助临床正确解读检测结果，也是保证结果准确性的重要一环。

【病例概况】

一、病史

1. 主诉　患者，女，49岁，食欲缺乏、乏力1个月，加重1天。

2. 现病史　1月余前患者骨折后开始出现食欲缺乏，伴间断剑突下隐痛不适、恶心、口苦、乏力，伴大便干燥，4～5天1次，无明显反酸、胃灼热，无呕吐、呕血，无便血、黑便，无明显腹胀，无发热，曾服用多潘立酮片（吗丁啉）等药物无明显缓解。1天前上述症状较前加重，为求进一步诊疗入院。

3. 既往史　患者1月余前患者在雪地摔倒导致右踝关节外踝骨折、距骨后缘撕脱性骨折，行石膏固定及服用钙片和中药治疗。胆囊息肉病史15年，未给予特殊治疗。

4. 相关实验室、影像学或其他检查

（1）实验室检查：见表3-2-1。

表3-2-1　实验室检查

项目名称	英文缩写	检验结果	高低	单位	参考区间
钙	Ca	3.66	↑（高）	mmol/L	2.03～2.60
全段甲状旁腺激素	PTH	670.01	↑（高）	pg/ml	15～88

（2）甲状腺彩超：甲状腺左侧叶后下方可见囊实性团块，以实性为主，边界清晰，包膜完整，大小3.5cm×2.3cm×2.5cm，血流信号丰富；考虑甲状腺左侧叶下后方囊实性团块。

二、诊断

1. 初步诊断　原发性甲状旁腺功能亢进症。

2. 诊断依据　患者有食欲缺乏、间断上腹部隐痛、乏力等高钙血症的临床表现。既往1月余前患者有雪地中摔倒导致外踝骨折病史。同时结合辅助检查结果发现血钙升高，全段甲状旁腺激素升高。甲状腺彩超提示甲状腺左侧叶下后方囊实性团块，大小3.5cm×2.3cm×2.5cm。

3. 鉴别诊断

（1）多发性骨髓瘤：可有局部或全身骨痛、骨质破坏等临床表现，实验室检查可见特异性免疫球蛋白增高、红细胞沉降率增快、血尿轻链κ和λ增高，骨髓可见肿瘤细胞。可完善免疫固定电泳、血尿轻链等检测以鉴别。

（2）结节病：表现为高血钙、高尿钙、低血磷和碱性磷酸酶增高（累及肝引起），与甲状旁腺功能亢进症表现相似，但无普遍性脱钙，有血浆球蛋白升高。血PTH正常或降低。可通过胸部X线片进行鉴别诊断。

（3）甲状腺功能亢进：由于过多的甲状腺激素使骨吸收增加，约20%的患者有轻度高钙血症，尿钙也增多，伴有骨质疏松。本例患者查体时未见明显甲状腺功能亢进症状，可完善甲状腺功能检测以鉴别。

三、治疗

行甲状旁腺部分切除术。病理提示甲状旁腺腺瘤。

【临床思维分析】

术后 5 天内检测 PTH、血钙和血磷共 7 次。7 次检测结果显示 PTH 波动较大，除 2017 年 3 月 16 日 14：00 和 3 月 18 日 8：00 两次结果在参考范围内以外，其余均偏低，见表 3-2-2。

表 3-2-2 患者 7 次 PTH、血钙检测结果

检测时间	检验结果			
	Ca（mmol/L）	高低	PTH（pg/ml）	高低
3 月 16 日 14：00	2.49		34.8	
3 月 16 日 23：00	2.32		5.2	↓（低）
3 月 17 日 5：00	2.27		6.5	↓（低）
3 月 17 日 10：00	2.23		10.2	↓（低）
3 月 18 日 8：00	2.02	↓（低）	28.8	
3 月 19 日 8：00	2.38		5.9	↓（低）
3 月 20 日 11：00	2.35		5.4	↓（低）

按照临床的预期，患者在 3 月 16 日行甲状旁腺部分切除术后，PTH 水平应该明显下降，才能说明手术成功。术后 2～3 天常规给予葡萄糖酸钙预防低血钙发生，停药后 PTH 恢复正常，并维持在正常水平。

本例患者的 PTH 在术中监测的结果为 34.8pg/ml，说明手术成功，但在随后的监测中，其 PTH 水平仅在停药后第 1 天（3 月 18 日）检测时恢复到正常，此后 2 次检测都维持在较低的水平，令临床医师感到非常疑惑，于是给检验科打电话进行咨询。

一、分析思路

1. 分析前 医嘱、患者、标本采集。
2. 分析中 仪器、试剂、质控。
3. 分析后 结果传输、审核、解释。

二、分析步骤

1. 分析前 检验科标本都采用条码管理，不存在患者信息识别错误。通过与临床沟通，也确认不存在抽错血的情况。同时标本也不存在溶血、黄疸、浑浊等现象。

2. 分析中 本实验室采用化学发光法对全段 PTH 进行测定，查询当天室内质控结果在控，复查标本结果与前次一致，排除了实验室测定原因造成的偶然误差。

3. 分析后 当天样本数据传输也未见异常，表明检验结果是真实可靠的。

为明确检验结果与临床预期不符的原因，我们又仔细查询了患者的病例，发现患者术后一直静脉滴注葡萄糖酸钙注射液，3 月 16 日和 3 月 17 日均为上午和下午各给予 1g 葡萄糖酸钙注射液立即静脉滴注，3 月 18 日和 3 月 19 日改为 2g 立即葡萄糖酸钙注射液静脉滴注（表 3-2-3）。

表 3-2-3 患者葡萄糖酸钙用药时间与血钙、磷相关性

检测时间及给药时间	检验结果				给药剂量葡萄糖酸钙
	英文缩写	高低	英文缩写	高低	
	Ca（mmol/L）		PTH（pg/ml）		
3 月 16 日 14：00	2.49		34.8		
3 月 16 日 23：00	2.32		5.2	↓（低）	
3 月 17 日 5：00	2.27		6.5	↓（低）	
3 月 17 日 10：00	2.23		10.2	↓（低）	
3 月 17 日 16：00					1g 静脉滴注
3 月 18 日 8：00	2.02	↓（低）	28.8		
3 月 18 日 9：00					2g 静脉滴注
3 月 19 日 8：00	2.38		5.9	↓（低）	
3 月 19 日 9：00					2g 静脉滴注
3 月 20 日 11：00	2.35		5.4	↓（低）	

从表 3-2-3 可见患者的 PTH 水平与静脉滴注葡萄糖酸钙之间有着密切的相关性。用药后检测的 PTH 水平明显降低。而且通过查找资料，我们发现血钙的升高对 PTH 的分泌具有负反馈调节作用，因此考虑 18 日以后的 PTH 降低与使用葡萄糖酸钙有关。

为了证实这一推测，我们与临床医师进行了细致的沟通。在交流过程中发现本例患者于 18 日早上查房时曾自述口唇发麻，主管医师考虑可能存在低血钙，因此对症给予了补钙治疗。而正是这两次的用药导致此后 2 天 PTH 异常降低。

找到原因之后，临床随即停药，并在 3 天后再次复查 PTH。此时的 PTH 已经恢复至正常水平（表 3-2-4），这进一步证实了我们此前的推测。

表 3-2-4 停用葡萄糖酸钙后 PTH 的变化

检测时间及给药时间	检验结果				给药剂量葡萄糖酸钙
	英文缩写	高低	英文缩写	高低	
	Ca（mmol/L）		PTH（pg/ml）		
3 月 16 日 14：00	2.49		34.8		
3 月 16 日 23：00	2.32		5.2	↓（低）	
3 月 17 日 5：00	2.27		6.5	↓（低）	
3 月 17 日 10：00	2.23		10.2	↓（低）	
3 月 17 日 16：00					1g 静脉滴注
3 月 18 日 8：00	2.02	↓（低）	28.8		
3 月 18 日 9：00					2g 静脉滴注
3 月 19 日 8：00	2.38		5.9	↓（低）	
3 月 19 日 9：00					2g 静脉滴注
3 月 20 日 11：00	2.35		5.4	↓（低）	
3 月 23 日 9：00	2.13		47.0		

至此,我们从检验前、检验中、检验后各环节入手排查问题,明确了 PTH 异常降低的原因。并通过细致耐心的沟通,顺利解答了临床的疑惑。

【相关检验基础知识】

甲状旁腺功能亢进症为甲状旁腺组织原发病变致甲状旁腺激素(parathyroid hormone,PTH)分泌过多导致的一组临床症候群。临床表现包括高钙血症、肾钙重吸收和尿磷排泄增加、肾结石、肾钙质沉着症和以皮质骨为主的骨吸收增加等。病理类型以单个甲状旁腺腺瘤最常见,少数为甲状旁腺增生或甲状旁腺癌。

PTH 具有调节体内钙的代谢并维持钙磷平衡的功能,通过促进肾小管对钙的重吸收,减少钙从尿中排泄,同时可通过活化维生素 D_3 间接使肠道吸收的钙增加,导致高钙血症和低磷血症。而反过来,高血钙对 PTH 分泌又存在负反馈调节。

甲状旁腺功能亢进症的首选治疗方案就是手术治疗,但手术治疗会存在出现并发症的风险。这些风险包括颈部手术的并发症、甲状腺功能减退、暂时性低钙血症、低镁血症和高钙血症持续及高钙血症复发。其中以术后低钙血症最为常见,轻者表现为手足唇面部发麻,重者则会出现手足搐搦。导致低钙血症的原因主要有两方面,一方面是骨饥饿和骨修复作用,另一方面是术后出现的甲状旁腺功能降低。前者是由于术后血中 PTH 浓度骤降,大量钙迅速沉积于脱钙的骨中,以至血钙降低。后者是由于术后剩余的甲状旁腺组织因过去长期受到高血钙的抑制而功能降低尚未恢复,这种抑制多数为暂时性的。低血钙症状可出现于手术后 24 小时内,大部分患者在术后 1~2 个月血钙可恢复到正常水平。因此,临床会常规在术后给予补钙,预防低钙血症发生。

(何美琳　梁国威)

病例 3　肿瘤标志物检测的影响因素及相关病例分析

【本例要点】

通过分析检验前、检验中、检验后各个环节,利用排除法查找原因及对体检者第二次采集的标本进行检测,我们发现检验中、检验后基本没有影响检测结果的因素,而检验前环节中,体检者自身存在影响检测结果的因素,之后在第二次检测时该影响因素消除可能是导致体检者肿瘤标志物升高后恢复正常的原因。

【病例概况】

一、病史

1. 主诉　发现肿瘤标志物升高 1 周。

2. 现病史　体检者赵某于 2019 年 2 月 26 日于笔者所在医院体检科采血检测肿瘤标志物,其中糖类抗原 72-4(CA72-4)结果为 19.11U/ml,细胞角蛋白 19 片段(CYFRA21-1)结果为 4.36ng/ml,均高于参考范围上限。该体检者于 2019 年 3 月 1 日在外院抽血重新检测,CA72-4 结果为 7.31U/ml,CYFRA21-1 结果为 1.41ng/ml,较 3 天前有所回落。体检者为寻找肿瘤标志物升高及回落的原因,来笔者所在医院咨询。

3. 相关实验室检查　见表3-3-1。

表3-3-1　相关实验室检查

项目名称	英文缩写	检验结果	高低	单位	参考区间
胃泌素释放肽前体	PROGRP	39.88		pg/ml	0～65.70
鳞状细胞癌相关抗原	SCC	1.51		ng/ml	0～2.70
甲胎蛋白	AFP	3.19		ng/ml	0～7.00
癌胚抗原	CEA	4.01		ng/ml	0～5.00
糖类抗原19-9	CA19-9	<0.60		U/ml	0～27.00
糖类抗原125	CA125	11.86		U/ml	0～35.00
总前列腺特异性抗原	TPSA	0.88		ng/ml	0～4.00
游离前列腺特异性抗原	FPSA	0.278		ng/ml	0～0.934
总前列腺特异性抗原/游离前列腺特异性抗原	FPSA/TPSA	0.32			
糖类抗原72-4	CA72-4	19.11	↑（高）	U/ml	0～6.90
细胞角蛋白19片段	CYFRA21-1	4.36	↑（高）	ng/ml	0～3.30
神经元特异性烯醇化酶	NSE	11.73		ng/ml	0～19.68

二、诊断

1. 初步诊断　肿瘤标志物升高。

2. 诊断依据　CA72-4结果为19.11U/ml，CYFRA21-1结果为4.36ng/ml。

【临床思维分析】

间隔3天，体检者肿瘤标志物检测结果有较大差异，我们从检验前、检验中、检验后三方面寻找可能影响检测结果的原因，具体分析如下。

（一）检验前

1. 标本因素　标本中添加抗凝剂可使CYFRA21-1水平升高，唾液污染也可致CYFRA21-1假阳性升高。我们采用促凝管而非抗凝管采集标本，流水线工作模式也基本可排除唾液污染。

2. 患者因素

（1）影响CA72-4检测结果的因素

1）生物素（某些复合维生素、胶原蛋白等保健品）>5mg/d可造成CA72-4升高。

2）保健品如灵芝孢子粉、燕窝等会使CA72-4升高。

3）药物如秋水仙碱、奥美拉唑、非甾体抗炎药、糖皮质激素等会使CA72-4升高。

4）某些食物（如豆角）会使CA72-4升高。

5）吸烟、饮酒刺激可引起胃肠道功能紊乱，会使CA72-4升高。

（2）影响CYFRA21-1检测结果的因素

1）唾液污染可致CYFRA21-1升高。

2）非甾体抗炎药（如布洛芬）会使CYFRA21-1升高。

3）生物素（某些复合维生素、胶原蛋白等保健品）>5mg/d可造成CYFRA21-1升高。

4）吸烟如导致肺部发生良性病变，可导致CYFRA21-1升高。

经过和体检者沟通，得知他在第一次采血前一天晚上参加朋友聚会，存在吸烟、饮酒、吃辣椒等影响因素，可能是导致其 2 项肿瘤标志物升高的影响因素。第二次采血前 3 天，该体检者不存在这些影响因素，可能导致检测结果回落。

（二）检验中

1. 检测环境 通过查看温度、湿度、电压、纯水供应等记录，确认检测环境正常。

2. 检测系统 检测仪器无故障，正常进行维护保养，检测试剂在有效期及上机稳定期内。

为判断第一次检测时是否存在检测系统异常导致结果差异，最好对第一次采集的标本进行复检，但体检者第一次采血的标本已经超过保存期，无法再次检测。我们联系该体检者第二次采血的医院，标本尚在保存期，我们对该标本进行检测，CA72-4 结果为 7.68U/ml，CYFRA21-1 结果为 1.38ng/ml，并在另外第三家医院进行检测，CA72-4 结果为 8.02U/ml，CYFRA21-1 结果为 1.30ng/ml。三家医院对第二次采血检测的结果一致。

3. 质量保证 第一次检测期间，室内质控在控，室间比对结果一致。

（三）检验后

结果是从仪器自动传输到 LIS 系统，通过仔细核对仪器上原始结果、中间体结果及 LIS 结果，传输过程没有差错。

【相关检验基础知识】

实验室的全面质量管理：通过检验前、检验中、检验后的全面质量管理进行临床检验的监控，探讨影响因素，尽可能减少检验误差，提高检验结果的准确性，更好地服务于临床。

（马瑞敏 吕 虹）

病例 4 抓住"真凶"而还糖类抗原 19-9 清白

【本例要点】

回顾本例病例，如果临床医师在患者住院的时候将 CA19-9 检测结果与临床不符的情况及时反馈给检验医师，就能更早地明确 CA19-9 升高的原因，消除患者的心理负担。为了避免以后出现类似的情况，更早地识别免疫检测中的干扰，我们从以下几个方面进行了改进。

1. 对相关科室的临床医师进行《检验常见干扰因素及应对措施》培训，提升临床医师对干扰结果的识别能力。以便遇到与临床不符的结果时，知道可能的因素有哪些，而不是简单的归结于检验科结果不准。

2. 对检验人员进行《检验常见干扰因素及应对措施》培训，同时要求大家熟悉各自平台的特点，哪些项目易受内源性抗体的干扰出现假阳性，哪些项目容易出现钩状效应出现假阴性，哪些项目容易受药物干扰等。只有自己掌握了相关知识，当临床反馈的时候，才能够想到合适的方案解决问题，而不是简单回应我们已经复测了。

3. 加强临床与检验人员的沟通。本例病例有其迷惑性，患者 CA19-9 检查逐年升高，且在三家医疗机构（两个检测系统）检测均高，使得临床医师对检验结果深信不疑。另外，检验医师看不见患者的临床资料，且患者多次历史结果均高，在笔者所在医院门诊就诊时患者诊断包含胆管扩张，审核报告时不会怀疑结果有错。只有加强临床医师与检验人员的沟通，才能及时解决患者的问题。建议通过建立临床与检验科的沟通交流群，临床科室安排专门负责人，参加临床会诊、病例讨论和查房等多样化的沟通模式，促进大家的交流。

【病例概况】

一、病史

1. 主诉　CA19-9进行性升高4年。

2. 现病史　2015年患者体检发现CA19-9略高，后逐年升高，2018年6月体检CA19-9＞700U/ml，后患者就诊于北京某医院，肿瘤标志物结果显示CA19-9＞7000U/ml，余正常；1周后复查CA19-9 5361U/ml。血尿便常规、肝肾功能基本正常。自身抗体、风湿三项及甲状腺功能均正常；腹部CT：①肝门区胆管壁轻度增厚伴部分肝内胆管分支轻度扩张；②胆总管普遍扩张伴十二指肠降段肠壁相对较厚；③横结肠较长范围肠壁增厚伴局部肠腔狭窄。内镜逆行胰胆管造影（ERCP）：可见胆总管显影，略扩张，未见结石影。内镜诊断：胆总管扩张。其他检查未见异常（影像学或其他检查）。出院后患者定期来笔者所在医院门诊随诊，多次检测CA19-9结果为558.3U/ml、164.1U/ml、153.5U/ml。现为进一步明确升高原因再次入院。

3. 查体　神志清楚，精神可，皮肤、巩膜无黄染；心肺听诊无异常；腹部平软，无压痛、反跳痛，Murphy征阴性，肝区无叩痛，移动性浊音阴性。

4. 相关实验室、影像学或其他检查

（1）外院结果：结肠镜，大致正常。胃镜，非萎缩性胃炎。上腹部增强MRI，胰腺正常，胆总管轻度扩张，请结合临床。甲状腺超声，甲状腺右叶囊实性结节。下腹部增强MRI，右侧卵巢黄体囊肿，盆腔少量积液；胆总管壶腹部管壁增厚逐渐强化，可能为炎症，建议1个月后MRI复查。胸部CT，右肺中叶条索影、条带状致密影，考虑陈旧性病变。

（2）笔者所在医院结果：入院后CA19-9检测结果见表3-4-1。

表3-4-1　入院后CA19-9检测结果

项目名称	英文缩写	检验结果	高低	单位	参考区间
血清糖类抗原19-9	CA19-9	154	↑（高）	U/ml	＜27

二、诊断

1. 初步诊断　CA19-9升高原因待查。

2. 诊断依据　①患者，女，42岁。②2015年体检发现CA19-9略高，后逐年升高，2018年体检CA19-9＞700U/ml，复测CA19-9＞7000U/ml。③完善各项检查，未见明显异常。上腹部增强MRI：胰腺正常，胆总管轻度扩张，请结合临床；ERCP提示胆总管扩张，但不能解释CA19-9显著升高。

3. 鉴别诊断　①胆管癌：CA19-9可有明显升高。但患者有黄疸、尿便异常、肝功能异常等表现。影像学检查也有明确提示。本例患者上腹部增强MRI和ERCP均未发现胆管癌表现，可排除。②胰腺癌：早期临床表现不明显，部分患者可出现上腹部饱胀不适、疼痛。晚期会出现黄疸、腹痛、消瘦等症状。腹部 MRI 和 ERCP 可协助诊断。本例患者上腹部增强 MRI 和 ERCP 提示胰腺均正常，可排除该诊断。

4. 进一步检查　见【临床思维分析】。

5. 该患者最终诊断　CA19-9 假性升高。

【临床思维分析】

1. 分析思路　CA19-9 升高的原因可以从两个方面分析。一是患者本身 CA19-9 高，但一直没有找到证据；二是检验因素导致升高。为了明确本例患者的 CA19-9 升高是否由检验因素导致，我们对整个检验过程进行了梳理，排除了分析前、分析后的因素，以及分析中仪器、试剂和质控方面的因素，考虑内源性干扰的可能性大。

2. 分析结果验证　为了验证这一推测，我们主要从以下几个方面进行验证。

（1）梯度稀释：结果见表 3-4-2。

表 3-4-2　CA19-9 倍比稀释回收率

项目	原倍	2 倍稀释	4 倍稀释	8 倍稀释
患者 CA19-9	140.7U/ml	146.46U/ml（104%）	156.6U/ml（111%）	158.88U/ml（113%）
对照 CA19-9	119.7U/ml	132.14U/ml（110%）	140.04U/ml（117%）	160.8U/ml（134%）

一般情况下稀释后结果呈非线性变化，但本例结果稀释后基本呈线性，不排除内源性抗体的结合能力强，亲和力不随稀释而变化，需要进行进一步验证。

（2）其他系统分析检测：本例患者在外院 A 平台检测结果多次在 5000～7000U/ml，但出院 1 周后未进行任何治疗的情况下在笔者所在医院 B 平台上检测结果为 558U/ml。2019 年 12 月最后一次在笔者所在医院检测结果为 154U/ml。随后我们将该血样分别送到 C、D、E 三个平台检测（表 3-4-3），结果显示在 C、D、E 三个平台上检测结果均正常，与 B 平台结果差异明显。提示在 B 平台检测时存在对 CA19-9 的干扰因素。

表 3-4-3　CA19-9 多系统分析检测结果

	B 平台	C 平台	D 平台	E 平台
糖类抗原 19-9（CA19-9）（U/ml）	154	7.7	6.8	8.78
参考值（U/ml）	0～27	0～30	0～35	0～35

（3）特异或非特异的"阻断"干扰物：随后，我们用聚乙二醇（PEG）对本例患者的血清进行沉淀，发现 CA19-9 于沉淀前在笔者所在医院 B 平台检测结果为 140.7U/ml，而在外院 A 平台检测结果为 2150.64U/ml，与 2018 年 6 月检测结果类似（表 3-4-4）。而 PEG 沉淀后在两个系统检测均正常，分别为 15.48U/ml 和 10.59U/ml。同时做的对照血清和质控品在 PEG 沉淀前后结果没有明显变化，考虑本例患者血清中确实存在内源性干扰，可干扰 A 和 B 平台的 CA19-9 检测，但不影响 C、D、E 平台 CA19-9 的检测，其中对 A 平台的影响更明显。

表 3-4-4 干扰分析——非特异 PEG 沉降

	原倍（U/ml）	PEG 沉降后（U/ml）
患者 CA19-9（B 平台）	140.7	15.48
患者 CA19-9（A 平台）	2150.64	10.59
对照血清 CA19-9（B 平台）	119.7	136.5
CA19-9 质控 1（B 平台）	25.39	28.98
CA19-9 质控 2（B 平台）	107.3	108.12

【相关检验基础知识】

内源性干扰抗体是临床免疫检测中一类重要的干扰物质，它可桥接捕获抗体与标记抗体导致检测结果假性升高，也可直接结合抗体的可变区或高变区，借助空间位阻阻遏抗原与抗体的特异性反应并诱发检测结果假性下降。尤其是近些年免疫治疗（单克隆抗体）的迅速发展，以及城市中饲养宠物的人员增多，内源性干扰越来越受医务人员的重视。目前研究较多的内源性干扰抗体包括嗜异性抗体、抗动物抗体和自身抗体。

（赵　伟）

病例 5　胆道梗阻致糖类抗原 19-9 异常升高一例

【本例要点】

1. 系统性红斑狼疮（SLE）首发症状不显著，病程复杂，在诊疗过程中需仔细做好诊断与鉴别诊断。

SLE 引起的肝损害主要表现为肝大、黄疸、肝功能异常及血清中可存在多种自身抗体等。其中，肝大占 10%～32%，多在肋下 2～3cm，少数可明显肿大。红斑狼疮引起黄疸的原因很多，主要有溶血性贫血、合并病毒性肝炎、胆道梗阻及急性胰腺炎等。

2. 对肿瘤标志物 CA19-9 "莫名" 升高无法解释，说明对肿瘤标志物的认识不够全面，并且存在误区。

（1）肿瘤标志物，除了对疾病的诊断定位、临床分期、疗效观察及预后判断有参考意义；重要的临床价值在于跟踪观察治疗效果，即对恶性肿瘤的复发或转移作出早期诊断；肿瘤标志物在良性疾病中也有提示作用。

（2）肿瘤标志物应用方面常见的认识误区

1）对肿瘤标志物的过分依赖。

2）肿瘤标志物检测结果异常就可以诊断相关肿瘤，肿瘤标志物阴性就可以排除相关肿瘤。

3）肿瘤标志物的检测有助于肿瘤的早期诊断和筛查。

4）由于大部分肿瘤标志物既无器官特异性，又无肿瘤特异性，在许多良性疾病情况下，其也可以出现血清浓度异常，一般肿瘤标志物在癌变初期敏感性很低，所以通常除了对特定的高危人群以外，肿瘤标志物应用于大范围无症状人群的肿瘤筛查意义不大。

5）肿瘤标志物只限于肿瘤方面的诊治。

6）大量现代研究发现，肿瘤标志物除了可以辅助恶性肿瘤进行诊断、监测、疗效观察、判断预后等，还可以应用于良性疾病的诊断和监测。

【病例概况】

一、病史

1. **主诉** 患者，女，48岁，因颜面水肿1个月，干咳伴喘憋20天入院。

2. **现病史** 患者于1个月前劳累后出现颜面部水肿，以晨起为著，伴口干、口腔溃疡，无尿频、尿急、尿痛、尿少，无食欲缺乏、表情淡漠，无胸闷、气短，无脱发、光过敏、雷诺现象，到北京某医院就诊，查血尿便常规、肝肾功能未见明显异常。20余天前患者出现干咳、无痰，该医院急诊考虑"急性呼吸道感染"，给予输液治疗（具体不详）5天，效果欠佳，逐渐出现尿量减少、喘憋、不能平卧及发热，体温最高38.6℃，胸部X线片示中等量胸水。患者遂于笔者所在医院急诊就诊，CT示胸水、肺炎、腹水，血液检查白细胞11.2×10⁹/L，中性粒细胞百分比89%，红细胞沉降率25mm/h，血清C反应蛋白1.2mg/dl，总胆红素25.8μmol/L，丙氨酸转氨酶62U/L，其他指标均正常。先后给予莫西沙星、头孢米诺、阿奇霉素、氨曲南抗感染及利尿等对症治疗，效果仍欠佳，并逐渐出现腹胀、双下肢凹陷性水肿，因喘憋明显而放左侧胸水420ml，胸水白蛋白45g/L，未查及结核分枝杆菌、其他细菌、真菌、肿瘤细胞。血ANA（+）、SSA（+）、SSB（+），考虑免疫性疾病，于2011年3月9日收入风湿免疫科。患者自发病以来，精神正常，食欲欠佳，睡眠较差，小便量较前明显减少。

3. **既往史** 患者自幼好发口腔溃疡、口舌干燥，急性结膜炎后眼干燥伴畏光、分泌物多5年，在笔者所在医院诊断为"干眼症"；1个月前曾腹泻2天，后自行好转；有剖宫产手术史，无外伤、输血史，青霉素及美罗培南（倍能）皮试阳性。

4. **相关实验室、影像学或其他检查** 入院后进行了血常规、尿常规、血生化、血清肿瘤标志物、降钙素原等实验室检查。结果如下：白细胞12.6×10⁹/L，中性粒细胞百分比86%，红细胞沉降率18mm/h，血清C反应蛋白2.5mg/dl，总胆红素37.8μmol/L，丙氨酸转氨酶84U/L，降钙素原1.26ng/ml，CEA 6.8ng/ml，CA19-9 150.4U/ml。患者自入院后9天内进行了4次血尿常规、生化、免疫相关项目检测，其中血清CA19-9结果变化明显差异较大。结果见图3-5-1。

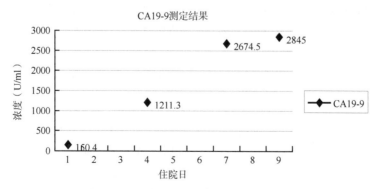

图3-5-1 患者4次血清CA19-9测定结果

胸部 CT、腹部增强 CT、盆腔增强 CT、妇科查体和宫颈刮片、骨髓活检病理异常表现如下：腹部增强 CT 显示肝脏Ⅷ段低密度灶，肝外胆管扩张，腹水、腹膜增厚。

二、诊断

1. **初步诊断**　多浆膜腔积液查因，SLE 可能性大；肺炎。

2. **诊断依据**　血 ANA（+）、SSA（+）、SSB（+）。

3. **鉴别诊断**　恶性肿瘤。

三、治疗

入院后患者诉憋喘、腹胀明显，不能平卧，伴干咳、无痰。给予甲泼尼龙 200mg 静脉滴注，每天 1 次，连用 3 天，改为甲泼尼龙 40mg 静脉滴注每天 1 次。给予头孢曲松钠（罗氏芬）2g 静脉滴注每天 1 次。同时给予补蛋白利尿、抽胸水和腹水等处理以缓解症状，其中第一次抽腹水为 800ml，色淡黄，第二次为 1500ml，色深黄，第三次 1300ml，为血性。抽右侧胸水 1 次，量 800ml，色淡黄。4 天后患者体温逐渐下降，低于 37.5℃。但胸水、腹水继续快速增长，持续低蛋白血症，双下肢水肿明显加重。

复查血常规示白细胞计数 19.92×10⁹/L、中性粒细胞百分比 92%、血小板 82×10⁹/L，生化检查示 ALB 29g/L、CRE 105μmol/L、AST 38U/L，C 反应蛋白 14.9mg/dl，降钙素原 4.30ng/ml，血 CA19-9＞1000U/ml。胸部 CT：右肺下叶前基底段条形致密影，考虑不除外炎症；右侧胸水明显吸收，左侧胸水增多；左下舌叶实变，考虑压迫心肺膨胀不全；心包少量积液，双侧胸壁软组织模糊；胸水。腹部 CT（2011 年 3 月 7 日）：胃窦部胃壁增厚，腹壁腹膜局呈污垢样改变。

给予甲泼尼龙 40mg 静脉滴注每天 1 次×4 天，之后给予甲泼尼龙（美卓乐）24mg 每天 1 次维持。给予头孢哌酮钠舒巴坦钠（舒普生）+甲硝唑磷酸二钠（佳尔纳）抗感染。患者症状仍无缓解，并逐渐出现躯干部散在紫癜，舌面血疱，气促加重。腹部增强 CT：肝脏Ⅷ段低密度灶，腹水、腹膜增厚，较前进展，不除外网膜饼形成，双侧胸水较前增多，右侧胸壁皮下积液，胃窦部胃壁增厚，胆囊萎缩，第 8 胸椎椎体血管瘤。盆腔增强 CT：盆腔积液。胃镜提示反流性食管炎。妇科查体和宫颈刮片未发现异常。骨髓涂片显示骨髓增生活跃。骨髓活检病理：造血组织增生活跃（占 80%），主要为巨核系增生及不同时期的粒细胞增生。免疫组化：MPO（++），HbA（+），CD117（散在+），CD235（+），CD61（++），CD138（散在+）。特染：网染（++）。血涂片提示"核右移"。多次放腹水，送检结核分枝杆菌、其他细菌、真菌、病理均为阴性。血胆红素轻度升高，抗球蛋白试验阳性。尿相差显微镜检查：为变形红细胞。复查血 CA19-9 2674.5U/ml，腹水 CA19-9 140.3U/ml。血常规：白细胞计数（5～10）×10⁹/L、血小板 11×10⁹/L（最低）、血红蛋白 75g/L（最低）。

停用抗生素，间断输血浆和血小板，继续给予美卓乐 24mg 每天 1 次维持。病情仍进展。

【临床思维分析】

1. **患者一般情况总结**　患者入院第 1 天测定血清 CA19-9 水平为 150.4U/ml。临床给予甲泼尼龙、罗氏芬、补蛋白、利尿等对症治疗，并抽胸水、腹水缓解症状。

第 4 天测定血清 CA19-9 水平为 1211.3U/ml，较上次测定值增加 7 倍多。临床继续给予甲泼尼龙、美卓乐、舒普生、佳尔纳等药物对症治疗。腹部增强 CT 显示肝脏Ⅷ段低密度灶，肝外胆管扩张，腹水、腹膜增厚，较前进展。

之后治疗以对症治疗为主。

第 7 天测定血清 CA19-9 水平较上次测定值增加 1 倍多。

第 9 天测定血清 CA19-9 水平较上次测定值变化不大。

2. 患者 4 次血清 CA19-9 测定结果见图 3-5-1。由于患者有胸水、腹水，不排除肿瘤，所以入院第 1 天测定血清 CA19-9 水平。

（1）第 1 天为 150.4U/ml。

（2）第 4 天测定血清 CA19-9 水平为 1211.3U/ml，较上次测定值增加 7 倍多。

（3）第 7 天测定血清 CA19-9 水平为 2674.5U/ml，较上次测定值增加 1 倍多。

（4）第 9 天测定血清 CA19-9 水平为 2845U/ml，较上次测定值变化不大。

3. 本例患者是否有临床证据支持 CA19-9 升高 患者通过腹部 CT 等影像学检查，以及胸水、腹水脱落细胞学检查，均未发现证据支持肿瘤诊断。

本例患者主治医师已通过多种方式排除了患者患恶性肿瘤的可能，且排除患者患胰腺炎等良性炎症的可能。

4. 问题 患者诊断为系统性红斑狼疮（SLE），各项辅助检查结果也支持这一诊断。排除恶性肿瘤的可能。为何 SLE 患者血清 CA19-9 水平高出参考值范围那么多呢？

5. 问题分析的一般思路

（1）什么是肿瘤标志物？

（2）CA19-9 这项肿瘤标志物的一般特征是什么？

（3）本例患者是否有临床证据支持 CA19-9 升高？

（4）CA19-9 检测的仪器和项目的一般情况怎么样？

（5）与临床医师沟通。

【相关检验基础知识】

1. 肿瘤标志物 通常是指与恶性肿瘤有关的能用生物化学或免疫化学方法进行定量测定的，并能在临床肿瘤学方面提供有关诊断预后或治疗监测信息的一类物质。

肿瘤标志物是由肿瘤细胞直接产生或由非肿瘤细胞经肿瘤细胞诱导后合成的物质。检测血液中或其他体液中的肿瘤标志物（体液肿瘤标志物）及细胞内或细胞表面的肿瘤标志物（细胞肿瘤标志物），根据其浓度有可能对肿瘤的存在、发病过程和预后作出诊断。

2. 从理论上讲，理想的肿瘤标志物应该具有如下特点。

（1）100%的肿瘤特异性（在良性病变中不会被检出）。

（2）100%的器官特异性（仅为单一癌变实体所分泌）。

（3）100%的敏感度（在仅有极少量肿瘤细胞的情况下即可检出）。

但是，这种肿瘤标志物目前并不存在。

3. 从临床实际应用考虑，能作为肿瘤标志物的物质必须具备下列条件。

（1）在恶性肿瘤患者血中有明显的异常存在。

（2）具有高敏感度，即它在血清中的浓度能对癌变的发生做出及时和敏感的反应。

（3）低惯性，即它的血中浓度变化与恶性肿瘤的生长消退及转移存在定量的比例关系。

（4）高特异性，即检出恶性病变假阳性率极低。

总体说来，特异性和敏感度的高低是衡量一个肿瘤标志物临床价值大小的最主要的标准。

4. 肿瘤标志物检测的影响因素

（1）检测方法的影响：对同一样本使用不同生产商提供的检测试剂盒可得到不同的结果，即使各检测方法使用基本相同的抗体也是如此。如需要改变检测方法，则建议在一段时间内同时使用两种方法，或将旧方法检测的样本预先冻存，再用新方法检测。

（2）生物变量的影响：产生肿瘤标志物的肿瘤细胞的总数量、肿瘤质量、肿瘤的扩散和分级；肿瘤标志物的合成速度、释放程度、分解速度；肿瘤标志物的表达；非分泌型肿瘤；肿瘤的血供；肿瘤组织的坏死程度。因此，其不适宜用于对无症状个体进行筛查。

（3）其他因素的影响：若样本被唾液污染，CA19-9 浓度将会升高；接受鼠免疫球蛋白作为免疫闪烁显像诊断或免疫治疗的患者，体内会产生人抗鼠免疫球蛋白抗体（HAMA）。这是使用单克隆鼠抗体的检测系统可能产生假阳性结果的原因。这些嗜异性抗免疫球蛋白抗体也可出现于接受新鲜细胞治疗的患者体内，从而使肿瘤标志物的水平假性升高。嗜异性抗体在健康人中很少出现。目前这些 HAMA 的来源还不清楚。

（4）年龄对于肿瘤标志物的浓度有显著影响。

5. CA19-9 这项肿瘤标志物的一般特征　CA19-9 是一种糖蛋白肿瘤抗原，胚胎期主要分布于正常胎儿的胰腺、胆囊、肝、肠等处，在成年期，则其在胰、胆管中少量生成，一般在分泌液，如唾液、胰液、乳汁中 CA19-9 含量较高，而在正常血清中 CA19-9 含量较低，通常＜10μg/ml。

CA19-9 在恶性肿瘤中的意义：CA19-9 是胰腺癌的肿瘤标志，敏感度达 82%。标志物浓度和肿瘤体积之间无相关性。然而，几乎所有 CA19-9 水平极高，即超过 10 000U/ml 的患者都存在远处转移。但是，CA19-9 不能用于胰腺癌的早期诊断。

在肝胆管癌中，CA19-9 敏感度可达 50%～75%。CA19-9 在胃癌中的应用曾经仅次于癌胚抗原（CEA）。在结直肠癌应用中 CA19-9 的检测有所帮助。

6. CA19-9 检测的仪器和项目的一般情况　回顾分析 CA19-9 检测系统的近期性能数据。CA19-9 检测系统在检测当月未进行新批号校准，日室内质控 CV 均＜5%。且当 CA19-9 测定值＞1000U/ml 时，仪器自动稀释。因此本例患者 4 次测定结果波动不是由系统误差和偶然误差所致。

7. CA19-9 在良性疾病中的意义　CA19-9 升高也可见于一些良性疾病，具体如下。

（1）CA19-9 升高也可见于胃肠道及肝的各种良性及感染性疾病（大于 500U/ml，尽管大部分在 100U/ml）和胰腺纤维囊肿病。

（2）由于其仅仅通过胆汁排泄，有时若微量胆汁淤积，就能导致 CA19-9 水平明显升高。

但是需要注意：在未发生，或只限于感染或胆汁淤积征象时，若 CA19-9 水平持续升高，特别提示胰腺恶性疾病。

8. 启发

（1）在本病例中，CA19-9 在 SLE 中异常升高偶发，这与 SLE 病程中并发的各个系统疾病有关，与 SLE 病程进展有关。

（2）本病例 SLE 病程中发生胆道梗阻，使得胆汁排泄受阻，引起 CA19-9 水平异常升高。

（3）经过系统抗炎并激素治疗，本病例胆管炎得到控制，2 周后 CA19-9 降至正常水平。

（4）肿瘤标志物的应用，在良性疾病中也有广泛的空间。

（谢志贤）

病例 6 系统性红斑狼疮病例分析

【本例要点】

实验室自身抗体检测为系统性红斑狼疮诊断提供了重要的依据,并且加做抗 dsDNA 抗体两项检测[间接荧光法（IIF）＋酶联免疫吸附法（ELISA）]为尽早诊断争取了时间。

【病例概况】

一、病史

1. **主诉** 发热伴皮疹 20 余天。

2. **现病史** 患者 20 余天前于欢乐谷游玩后出现发热,体温最高达 39.3℃,伴畏寒,无寒战,无打喷嚏、流鼻涕,无恶心,无腹痛、腹泻症状,就诊于北京市某医院,给予口服中药治疗（具体药物不详）,症状未见好转。2 周前患者开始间断出现皮疹,皮疹突出于皮肤表面,略红,大小 3～4mm,顺序依次为右手臂、双下肢、膝关节、左手背、左右前臂、左右肘关节,皮疹不消退。患者就诊于笔者所在医院皮肤科,考虑疱疹,给予卤米松软膏、喷昔洛韦乳膏局部涂抹,泛西洛韦抗病毒治疗后,皮疹较前略好转。但患者仍发热,体温波动于 37～39.3℃,有新发皮疹,伴咽喉部疼痛、咳嗽,偶有咳痰,偶有肌肉关节疼痛感。遂以"发热待诊"收入感染科。

3. **相关实验室、影像学及其他检查**（表 3-6-1）

（1）自身抗体谱:核均质 1∶10 000,抗 dsDNA 抗体（＋＋＋）,抗核小体抗体（＋＋＋）,抗组蛋白抗体（＋＋＋）,抗中性粒细胞胞质抗体阳性 1∶320,核周型甲醛敏感,抗蛋白酶 3 抗体阴性,抗髓过氧化物酶抗体阴性。补体 C3 0.472g/L,C4 0.151g/L。抗 dsDNA 抗体的间接免疫荧光和 ELISA 检查,结果是抗 dsDNA 抗体（荧光）阳性 1∶100,抗 dsDNA 抗体（ELISA）阳性 973.05U/ml。

表 3-6-1 实验室检查结果

项目名称	英文缩写	检验结果	高低	单位	参考区间
自身抗体谱	ANA	核均质 1∶10 000	↑（高）		＜1∶100
抗核小体抗体	NUC	阳性（＋＋＋）	↑（高）		阴性
抗组蛋白抗体	Histone	阳性（＋＋＋）	↑（高）		阴性
抗中性粒细胞胞质抗体	ANCA	阳性 pANCA 1∶320	↑（高）		＜1∶10
补体 C3	C3	0.472	↓（低）	g/L	0.900～1.800
补体 C4	C4	0.151	↓（低）	g/L	0.100～0.400
抗双链 DNA 抗体（间接荧光法）	dsDNA	阳性 1∶100	↑（高）		＜1∶10
抗双链 DNA 抗体（酶联免疫吸附法）	dsDNA	阳性 973.05	↑（高）	U/ml	＜1∶100
白细胞	WBC	3.47	↓（低）	10^9/L	3.5～9.5
血钠	Na	134.8	↓（低）	mmol/L	135.0～145.0
血钾	K	3.49	↓（低）	mmol/L	3.50～5.30
血钙	Ca	1.95	↓（低）	mmol/L	2.25～2.68

续表

项目名称	英文缩写	检验结果	高低	单位	参考区间
淋巴细胞绝对值	LY	0.76	↓（低）	10^9/L	0.90～5.20
血红蛋白	HGB	107	↓（低）	g/L	115～150
血细胞比容	HCT	31.2	↓（低）	%	35.00～45.00

（2）血常规（2019年6月23日）：白细胞绝对值 $3.47×10^9$/L↓，中性粒细胞绝对值 $2.3×10^9$/L，血红蛋白121g/L，血小板绝对值 $169×10^9$/L，中性粒细胞百分比66.2%，红细胞绝对值 $4.18×10^{12}$/L。

（3）胸CT：右肺下叶感染，部分机化；纵隔及双侧腋窝多发淋巴结，部分增大；右侧胸膜局部增厚；肝右叶多发钙化灶。

（4）超声心动图：心内主要结构及血流未见明显异常，左心功能正常。

（5）腹部B超：肝内钙化灶。

二、诊断

1. 初步诊断　系统性红斑狼疮。

2. 诊断依据　患者为青年女性，急性病程，3周前全身关节疼痛，后发热伴皮疹，使用泼尼松20mg后体温下降。ANA阳性，抗dsDNA抗体阳性，补体下降，多关节痛，血白细胞下降，SLE诊断成立。

3. 鉴别诊断

（1）肺炎：各种肺炎因病原体不同而临床特点各异，但大部分起病急伴发热，咳嗽、咳痰明显。胸部X线片表现为密度较均匀的片状或斑片状阴影，抗菌治疗后体温迅速下降，1～2周阴影有明显吸收。

（2）风湿病：发热为常见症状。无论是结缔组织病患者，还是关节炎性疾病患者，都可表现发热。其常有其他多系统病变的表现或关节肿痛、皮疹等症状，抗核抗体等免疫性指标阳性。

（3）系统性血管炎：多见于老年人，抗核抗体常阴性，多见发热、皮疹，ANCA常阳性，常见肺、肾、神经系统等损害。

三、治疗

激素治疗，可用泼尼松30mg每天1次，羟氯喹0.2g每天2次，钙剂补充治疗。治疗2周后复查免疫指标，若有好转，则可门诊随诊，根据病情激素逐渐减量。

【临床思维分析】

患者为青年女性，急性病程，3周前全身关节疼痛，后间断发热伴皮疹，使用泼尼松20mg后体温下降。实验室检查ANA阳性，抗dsDNA抗体阳性，补体下降，多关节痛，血白细胞下降，系统性红斑狼疮诊断成立。

【相关检验基础知识】

ANA检测可作为SLE诊断的筛查试验，抗dsDNA抗体可用于SLE的诊断及疗效判断，特异性高，效价随病情缓解而下降。抗Sm抗体也可用于诊断，但与疾病活动无关，特异性高。

抗核小体抗体对于 SLE 诊断的特异性高。

（邵春青　郑　磊）

病例 7　系统性硬化症病例分析

【本例要点】

抗核抗体检查对自身免疫性疾病的诊断、鉴别诊断、治疗及预后判断具有很重要的意义。

【病例概况】

一、病史

1. 主诉　胸闷、气短、四肢关节肿痛 5 个月。

2. 现病史　患者四肢关节肿痛，呈游走性，以双手指间关节肿痛为著，严重时不能持物，双手及面部皮肤增厚变硬，伴双手指遇冷后皮肤红白交替、麻木僵硬，有饮水多、口干、眼干症状，无低热、红斑、皮疹、瘀斑、瘀点、脱发及光过敏。

3. 相关实验室、影像学及其他检查

（1）相关实验室检查（表 3-7-1）：白蛋白轻度降低，红细胞沉降率正常，肿瘤标志物正常，甲状腺功能正常。抗核抗体筛查：核颗粒型 1∶3200，抗 SSA 抗体（+++），抗 SCL-70 抗体（+++），抗 RO-52 抗体（+++）。

表 3-7-1　相关实验室检查结果

项目名称	英文缩写	检验结果	高低	单位	参考区间
白蛋白	ALB	33.2	↓（低）	g/L	35.0～55.0
红细胞沉降率	ESR	12		mm/60min	0～20
抗核抗体筛查试验	ANA	核颗粒型 1∶3200	↑（高）		<1∶100
ENA	SSA	阳性（+++）	↑（高）		阴性
	RO-52	阳性（+++）	↑（高）		阴性
	SCL-70	阳性（+++）	↑（高）		阴性

（2）心电图：大致正常。

（3）腹部超声：肝囊肿，胆囊息肉样病变。

（4）下肢静脉彩超：双侧下肢深静脉血流通畅，双侧大隐静脉小腿段血栓形成。

二、诊断

1. 初步诊断　系统性硬化症（硬皮病）。

2. 诊断依据　患者面部、肢端肿胀，双手及面部皮肤增厚变硬；双手指遇冷后皮肤红白交替、麻木僵硬。实验室检查：抗核抗体。核颗粒型 1∶3200，抗 SCL-70 抗体（+++）。

【临床思维分析】

系统性硬化症（硬皮病）是一种以皮肤各系统胶原纤维硬化为特征的结缔组织疾病。本病属于自身免疫性疾病范畴，可以通过自身抗体的检查来证实。系统性硬化症的特异性抗体有抗着丝点抗体和抗 SCL-70 抗体，凡是具有系统性硬化症临床表现，血清学检查查到上述自身抗体，即可诊断为系统性硬化症。本病患者抗核抗体筛查：核颗粒型 1 : 3200，抗 SSA 抗体（+++），抗 SCL-70 抗体（+++），抗 RO-52 抗体（+++），具有典型的临床表现，可以确诊为系统性硬化症。

【相关检验基础知识】

系统性硬化症（systemic sclerosis，SS）是一种累及微血管和广泛结缔组织的自身免疫性疾病，临床上除皮肤硬化外，还可出现血管、肺、消化道、肾脏和心脏等器官系统损害。虽然系统性硬化症的病因目前尚不明确，但已经确认此类患者由于免疫系统异常激活常产生多种特异性自身抗体，如抗拓扑异构酶 I 抗体（又称抗 SCL-70 抗体）、抗着丝点抗体（ACA）、抗 RNA 多聚酶抗体家族（ARA）、抗 PM-SCL 抗体及抗 Ku 抗体等。

（邵春青　沈立松）

病例 8　副肿瘤性小脑变性病例分析

【本例要点】

神经元抗原谱抗体 IgG 检测可以为副肿瘤综合征的诊断提供依据。

【病例概况】

一、病史

1. **主诉**　头晕、视物成双、语言不清 4 个月。

2. **现病史**　患者 4 个月前逛公园时突发头晕，为眩晕感，视物上下晃动，改变体位头晕加重，伴恶心、呕吐，呕吐物为胃内容物，非喷射状，有耳鸣及双耳闷胀感，症状持续，半个月后患者出现言语不清，口角流涎，无饮水呛咳及吞咽困难，45 天前患者出现幻听，听到有哭的声音，不让家属开电扇，怕电扇搅住头发。

3. **相关实验室、影像学或其他检查**

（1）相关实验室检查（表 3-8-1）：脑脊液蛋白轻度增高，脑脊液 IgG 指数 1.26mg/ml，鞘内 24 小时 IgG 合成率 75.2，脑脊液周围神经脱髓鞘抗体阴性（北京协和医院）；血及脑脊液神经元抗原谱抗体 IgG（抗 YO 抗体）（+++），其余阴性；血肿瘤标志物，CA125 333.51U/ml，余无异常。

表 3-8-1　相关实验室检查

项目名称	英文缩写	检验结果	高低	单位	参考区间
脑脊液免疫球蛋白	CSF-IgG	1.26	↑（高）	mg/ml	0.000～0.019
鞘内 24 小时 IgG 合成率	24h/IgG	75.2	↑（高）		−10.00～10.00

续表

项目名称	英文缩写	检验结果	高低	单位	参考区间
神经元抗原谱抗体 IgG（血）	抗 YO 抗体	阳性（+++）	↑（高）		阴性
神经元抗原谱抗体 IgG（脑脊液）	抗 YO 抗体	阳性（+++）	↑（高）		阴性
血肿瘤标志物	CA125	333.51	↑（高）	U/ml	0.00～35.00
补体 C4	C4	0.445	↑（高）	g/L	0.100～0.400

（2）PET 检查（2016 年 4 月 1 日）：胃窦部胃壁弥漫性增厚伴十二指肠球部受累，代谢异常活跃，腹膜后多发肿大淋巴结，代谢异常活跃，考虑恶性可能性增大，胃癌伴淋巴结转移。

（3）PET 检查（2016 年 6 月 16 日）：腹膜后多发肿大淋巴结，较前进展，恶性不除外，建议行腹腔淋巴结活检定性。

（4）胃镜：慢性浅表性胃炎，十二指肠降部多发白斑，淋巴管扩张？十二指肠球炎，取幽门前区小弯活检病理示浅层黏膜慢性炎，窦小弯活检病理示慢性萎缩性胃炎伴肠化，灶性淋巴细胞浸润，未见典型胃底腺。

（5）头颅 MRI：脑白质脱髓鞘变性（2016 年 3 月 9 日），脑白质多发慢性缺血灶（2016 年 3 月 21 日）。

二、诊断

1. 初步诊断　副肿瘤性小脑变性。

2. 诊断依据

（1）定位诊断

1）小脑及其联系纤维：患者存在眩晕、语言不清，可见构音障碍，四肢共济差，考虑小脑及其联系纤维受损。

2）边缘系统：幻听，有恐惧感，考虑边缘系统受累。

3）脑干：口角流涎，视物成双，可见右侧口角低垂，水平眼震，锥体束征阳性，考虑内侧纵束、锥体束及皮质脑干束受累。结合头颅 MRI 第四脑室异常信号固定位置。

（2）定性诊断：副肿瘤性小脑变性。老年女性，急性起病，有小脑性共济失调、边缘系统及脑干受累的症状及体征，结合血及脑脊液抗 YO 抗体阳性，脑脊液蛋白轻度增高，PET 提示腹膜后高代谢，考虑远隔转移，经静脉注射免疫球蛋白（IVIG）治疗无效，故考虑副肿瘤性小脑变性可能增大。

3. 鉴别诊断

（1）NMO 谱系疾病

支持点：NMO 谱系疾病可出现眩晕及眼震、头痛等症状，头颅 MRI 表现为毗邻脑室的异常信号。

不支持点：NMO 谱系疾病很少出现视神经和脊髓以外的症状，如果出现，症状也较轻微，或者只是主观感受，一般发生较晚。

（2）Wernick 脑病

支持点：有共济失调及精神障碍。

不支持点：无酗酒史，饮食正常。MRI 可见乳头体异常信号。

（3）脑膜癌病

支持点：中年以上，有肿瘤病史，出现脑神经损害症状，影像学检查未见颅内占位性病变。

不支持点：脑脊液压力升高，脑神经及脊神经可广泛受累，脑脊液细胞学检查可发现肿瘤细胞。MRI 增强可见脑膜、蛛网膜下腔或室管膜腺线样或结节样强化。

（4）晚发性遗传性共济失调

支持点：晚发性遗传性共济失调有小脑损伤症状。

不支持点：晚发性遗传性共济失调有脑干和脊髓损伤的症状，常合并心脏改变、血糖升高、血丙酮酸升高，脊柱畸形及弓形足等先天畸形，脑脊液正常，基因及肿瘤抗体检查有助于鉴别。

三、治疗

1. 神经内科一级护理，告病重，留陪 1 人，加强看护。

2. 完善淋巴结活检等检查，积极寻找肿瘤原发灶，予以对症支持及免疫抑制治疗。

【临床思维分析】

副肿瘤性小脑变性又称亚急性小脑变性，是累及中枢神经系统最多见的副肿瘤综合征，见于多种恶性肿瘤，最多见于小细胞肺癌、卵巢癌、乳腺癌及淋巴瘤。本病的发生与自身免疫有关，可检出多种对癌细胞及小脑浦肯野细胞起交叉反应的抗体，如抗 YO、Hu、Tr 抗体等，以抗 YO 抗体最具特异性。患者神经元抗原谱抗体 IgG 检测提示血及脑脊液抗 YO 抗体（+++），高度提示本病。

结合患者临床表现，急性起病，病程呈进行性进展，有典型的小脑受损表现，伴有构音障碍和眼震，出现大脑与周围神经受损的表现，可发生于肿瘤的任何阶段。

【相关检验基础知识】

神经元抗原谱抗体 IgG 检测可检测血清或脑脊液抗 Hu、YO、Ri、PNMA2、CV2、Amphiphysin 6 种神经元胞内抗体，为神经系统副肿瘤综合征的诊断提供实验室依据。

（邵春青　马秀敏）

病例 9　慢性乙型肝炎病例分析

【本例要点】

1. 明确乙型肝炎病毒五项（俗称两对半）的临床意义。

2. 临床结果符合诊断。

3. 检验结果符合临床同时需要补充相应检测

（1）血液学一般检查提示有贫血和感染表现。

（2）临床化学检查提示患者肝细胞损伤不明显，需要定期复查患者 HBV-DNA 病毒载量和患者肝功能情况。

（3）免疫学检查提示患者为乙型肝炎病毒感染且具有强烈传染性。

【病例概况】

一、病史

1. **主诉** 体检发现胆囊占位 1 月余。

2. **现病史** 患者有乙型肝炎病史，定期行肝胆超声体检，1 个月前患者常规检查时发现胆囊底部可见局限性低回声，内可见点状强回声，后方伴"彗星尾"征，考虑腺肌症可能。患者自发病以来无明显腹痛、腹泻等不适，不伴发热、寒战，无恶心、呕吐，无尿频、尿急等。现患者为求进一步诊治，来笔者所在医院门诊，门诊以"胆囊占位性病变"收入院。患者自发病以来精神可，食欲可，大小便正常，体重无明显减轻。

3. **查体** 体温 36.1℃，脉搏 52 次/分，呼吸 18 次/分，血压 123/66mmHg。患者发育良好，营养中等，神志清楚，步态正常，自主体位，查体合作。全身皮肤黏膜色泽正常，无苍白、发绀、黄染，无出血点、紫癜及皮疹。全身浅表淋巴结无肿大，未及皮下结节。头颅无畸形，眼睑无水肿，睑结膜无充血、苍白，巩膜无黄染，角膜透明，双侧瞳孔等大正圆，直接、间接对光反射灵敏，调解及辐辏反射存在。咽无充血，扁桃体无肿大。颈无抵抗，气管居中，甲状腺无肿大。胸廓双侧对称，肋间隙无增宽或变窄，无桶状胸、鸡胸及漏斗胸。双侧呼吸动度一致，未触及胸膜摩擦感，胸骨无压痛，双肺叩诊呈清音。双肺呼吸音清，未闻及干湿啰音，未闻及胸膜摩擦音。心前区未见异常隆起或凹陷，未触及震颤和心包摩擦感。叩诊心界无扩大。心音有力，心率 52 次/分，各瓣膜听诊区未闻及病理性杂音及额外心音，未闻及心包摩擦音。腹部平坦，腹式呼吸存在，未见胃肠型及蠕动波。腹软，无肌紧张，全腹无压痛及反跳痛，未触及包块，肝、脾肋下未触及，Murphy 征阴性。腹部叩诊呈鼓音，肝区叩击痛（-），脾区叩击痛（-），移动性浊音（-）。肠鸣音 3 次/分。肛门未查。

4. **相关实验室、影像学或其他检查**

（1）相关实验室检查：见表 3-9-1～表 3-9-4。

表 3-9-1　乙型肝炎五项

项目名	结果	高低	单位	参考区间
乙肝表面抗原	>250.00	↑（高）	U/ml	0.0～0.05
乙肝表面抗体	2.49		mU/ml	0.0～10.0
乙肝 e 抗原	10.13	↑（高）	S/CO	0.0～1.0
乙肝 e 抗体	2.06		S/CO	1.0～999.0
乙肝核心抗体	8.24	↑（高）	S/CO	0.0～1.0

表 3-9-2　凝血功能检查

项目名	结果	单位	参考区间
凝血酶原时间活动度	92.5	%	70.0～120.0
国际标准化比值	1.04		0.8～1.2
凝血酶原时间	12.3	s	11.0～15.0
凝血酶时间	16.8	s	14.0～21.0
活化部分凝血活化酶时间	27	s	25.0～43.5
纤维蛋白原定量	230.2	mg/dl	180.0～350.0
D-二聚体定量	0.2	mg/L FEU	<0.55

表 3-9-3　生化检查结果

项目名称	检验结果	高低	单位	参考区间
丙氨酸转氨酶	15		U/L	5～40
总胆红素	10.4		μmol/L	3.42～23.34
直接胆红素	3.5		μmol/L	0.0～8.24
总蛋白	58.3	↓（低）	g/L	60.0～80.0
白蛋白（溴甲酚绿法）	34.9	↓（低）	g/L	35.0～55.0
球蛋白	20.4		g/L	25.0～35.0
白/球比例	1.71			1.5～2.5
碱性磷酸酶	30	↓（低）	U/L	40.0～150.0
γ-谷氨酰转肽酶	6	↓（低）	U/L	7.0～50.0
天冬氨酸转氨酶	20		U/L	8～40
肌酸激酶	203	↑（高）	U/L	24.0～195.0
乳酸脱氢酶	124		U/L	109.0～245.0
胆碱酯酶	6.6		kU/L	5.0～12.0

表 3-9-4　血常规检查结果

项目名称	结果	高低	单位	参考区间
白细胞计数	3.61		10^9/L	3.50～9.50
红细胞计数	4.52		10^{12}/L	3.80～5.10
血红蛋白	121		g/L	115～150
血细胞比容	36.4		%	35.0～45.0
红细胞平均容量	80.5	↓（低）	fl	82.0～100.0
红细胞平均血红蛋白量	26.8	↓（低）	pg	27.0～34.0
红细胞平均血红蛋白浓度	332		g/L	316～354
红细胞体积分布宽度-SD	46.2		fl	37.0～51.0
红细胞体积分布宽度-CV	15.7	↑（高）	%	0.0～14.9
血小板计数	152		10^9/L	125～350
血小板平均体积	11.9		fl	7.2～13.2
血小板体积分布宽度	15.9	↑（高）	fl	9.0～13.0
大血小板比率	40.8		%	13.0～43.0
血小板比积	0.18		%	0.18～0.22
中性粒细胞绝对值	1.3	↓（低）	10^9/L	1.80～6.30
淋巴细胞绝对值	1.96		10^9/L	1.10～3.20
单核细胞绝对值	0.28		10^9/L	0.10～0.60
嗜酸性粒细胞绝对值	0.04		10^9/L	0.02～0.52
嗜碱性粒细胞绝对值	0.03		10^9/L	0.00～0.06
中性粒细胞百分比	36	↓（低）	%	40.0～75.0
淋巴细胞百分比	54.3	↑（高）	%	20.0～50.0
单核细胞百分比	7.8		%	3.0～10.0

续表

项目名称	结果	高低	单位	参考区间
嗜酸性粒细胞百分比	1.1		%	0.4～8.0
嗜碱性粒细胞百分比	0.8		%	0.0～1.0

（2）相关影像学或其他检查

1）肝胆胰脾双肾彩超（2020年8月5日）：胆囊大小正常，胆囊底部可见局限性低回声，范围约1.1cm×0.8cm，边界清，内可见点状强回声，后方伴"彗星尾"征，内未见明显血流信号，余壁不厚，光滑，内未见异常回声，肝内外胆管未见扩张。诊断意见：胆囊底部局限性低回声——胆囊占位、乙型肝炎携带者可能。

2）腹部CT增强扫描（2020年9月9日）：胆囊底部囊壁呈结节状增厚，边缘清晰，相邻胆囊壁形态未见改变，周围脂肪组织结构清晰；增强后可见结节呈环状明显强化，胆囊内未见异常高密度影。胆总管未见扩张。

二、诊断

1. 初步诊断 胆囊占位、乙型肝炎携带者。

2. 诊断依据

（1）胆囊腺肌症：患者有乙型肝炎病史，定期行肝胆超声体检，1个月前患者常规检查时发现胆囊底部可见局限性低回声，内可见点状强回声，后方伴"彗星尾"征，考虑胆囊占位可能。结合患者病史及检查，考虑胆囊占位合并乙型肝炎携带者可能性大。

（2）乙型肝炎携带者：病史提供，诊断明确。

3. 鉴别诊断

（1）胆结石：部分患者与肝内胆管先天性异常有关。患者常自幼年既有腹痛、寒战、发热、黄疸反复发作的病史。反复发作期可出现多种肝功能异常，间歇期碱性磷酸酶上升；久病不愈可致肝叶分段发生萎缩和肝纤维化，并发症多且较严重。胆造影可显示肝内胆管扩张而无肝外胆管扩张，肝管内有小透亮。超声下结石表现为高振幅回声及声后阴影。超声检查未能发现结石并不能排除胆石症的诊断。本例患者无典型反复发作，此诊断可能性小，必要时行磁共振胆管造影（MRCP）进一步检查以排外。

（2）胆囊癌：该疾病患者会出现右上腹疼痛，由于胆囊癌多与胆囊结石炎症并存，故疼痛性质与结石性胆囊炎相似，开始为右上腹不适，继之出现持续性隐痛或钝痛，有时伴阵发性剧痛，并向右肩放射，一般胆囊癌患者会有消化不良症状，这是胆囊功能不足以对脂肪物质进行消化所致，本例患者暂不考虑该诊断。

（3）急性胆管炎：患者多有腹痛、高热、寒战、黄疸等表现。查体可有上腹部压痛，化验可有肝功能异常，胆红素升高，B超可发现胆囊胆管结石、胆管增宽等，但本例患者无明确黄疸，无发热、脉速等急性重症感染表现，无右肩部的明显放射痛，此诊断可能性小，必要时行腹部CT、MRCP、ERCP等检查进一步排外。

（4）胆囊壁胆固醇结晶：属于胆结石前期症状，胆囊所分泌的胆固醇由于溶解度的改变，胆汁中的胆固醇含量超过了胆汁酸和磷脂溶解胆固醇的能力，胆汁中部分胆固醇不能溶解在胆汁中，就会析出胆固醇结晶。患者胆囊内无高密度影，暂不考虑该诊断。可行磁共振胆管造影（MRCP）进一步检查以排外。

4. **进一步检查**　完善常规检查（包括尿常规、便常规）及影像学检查，补充乙型肝炎病毒DNA 检测、肿瘤标志物筛查。必要时加做甲型肝炎、戊型肝炎等肝炎性标志物检测。

5. **该患者最终诊断**　胆囊占位合并乙型肝炎病毒复制活跃期。

三、治疗

手术治疗，抑制病毒复制，保肝治疗。

【临床思维分析】

1. 充分了解并认识乙型肝炎五项意义及患者乙型肝炎标志物检测结果。

2. 密切关注检查结果，及时诊治相关内科疾病。

3. 与高年资医师沟通，制订合理的治疗方案。

4. 及时向患者及其家属交代病情。

5. 虽然患者肝功能正常，未见明显肝细胞损伤标志，但是患者乙型肝炎病毒复制活跃，需要保肝治疗，定期复测肝功能和乙型肝炎病毒载量。

【相关检验基础知识】

1. **乙肝表面抗原（HBsAg）**　是乙型肝炎病毒的外壳物质，HBsAg 阳性往往提示有完整的病毒颗粒存在。

2. **乙肝表面抗体（HBsAb）**　是乙型肝炎病毒（HBV）自然感染人恢复期出现的抗体，此时 HBsAg 往往已自然消失。它的存在提示人对乙型肝炎有了抵抗力，是体内对乙型肝炎病毒的免疫和保护性抗体。

3. **乙肝 e 抗原（HBeAg）**　产生于病毒内部，可分泌到血液中，乙肝 e 抗原阳性提示病毒有活动，而且是具有传染性的指标。乙肝 e 抗原通常在乙型肝炎病毒感染后，表面抗原阳性同时，或其后数天便可测得阳性。

4. **乙肝 e 抗体（HBeAb）**　是人体针对乙肝 e 抗原产生的一种蛋白质，阳性结果提示病毒的传染性变弱，病情已处于恢复阶段，乙肝 e 抗体阳性在抗原转阴后数月出现。但另一种情况可能是乙型肝炎病毒发生了变异，此时血清中无 HBeAg，但可产生抗-HBe，出现这种情况就需要检查乙型肝炎病毒 DNA 以便判定是否还有病毒存在。

5. **乙肝核心抗体（HbcAb）**　分 IgM 和 IgG 两种。抗 HBc-IgM 阳性提示病毒活动，有传染性；抗 HBc-IgG 阳性提示以往感染，无传染性，不需要抗病毒治疗。核心抗体一般在表面抗原出现后 3～5 周，乙型肝炎症状出现前便会在血清中检查出来。

（徐东江）

病例 10　甲状腺功能亢进病例分析

【本例要点】

患者青年女性，慢性病程，临床表现为典型甲状腺功能亢进症状，即多食、多汗、消瘦、怕热、闭经、易怒等。查体、辅助检查结果较为典型，治疗效果较好，值得学习分享。本文将从多个角度分析病例，深刻认识甲状腺功能亢进（甲亢）。

【病例概况】

一、病史

1. **主诉**　多食、易怒 1 年，心悸、气短 2 个月余。

2. **现病史**　1 年前患者无明显诱因出现食欲增加，伴食量增多，主食量由约 250g/d 增至约 500g/d，同时出现多汗、易怒、失眠症状，逐渐发现双眼突出，梳头困难，蹲下起身困难，查 TT_3 5.6nmol/L，TT_4 182.5nmol/L，FT_3 9.5pmol/L，FT_4 38.5pmol/L，TSH 0.003mU/L，给予口服他巴唑 10mg，每天 3 次。规律服药后上述症状较前缓解，半年前自行停药。2 个月前再次出现上述症状，伴有明显心悸、气短，劳累后加重，休息后缓解，夜间偶有憋醒。出现大便次数增加，约 2 次/天，大便成形，为黄软便。患者患病以来，食欲增加，小便如常，大便次数增加，近半年体重减轻约 8kg。

既往史：既往体健，否认食物、药物过敏史，否认高血压、冠心病、传染病史，否认手术、外伤史，预防接种史不详。

个人史：生于本地，否认疫区接触史，否认吸烟、饮酒史。

月经婚育史：适龄结婚，配偶体健，末次月经 2021 年 1 月 4 日，月经不规律，有血块，痛经，（5～6）/30 天。

家族史：否认遗传性家族史。

3. **体格检查**　体温 37℃，脉搏 110 次/分，呼吸 26 次/分，血压 110/60mmHg，发育正常，消瘦，自主体位，皮肤潮湿，浅表淋巴结未触及肿大，眼球突出。甲状腺Ⅱ度肿大，质软，无结节，两上极可及震颤，可闻血管杂音，无颈静脉怒张。双肺听诊呈清音，未闻及干、湿啰音。心界大，心率 140 次/分，律不齐，第一心音强弱不等，心尖部可闻及 2/6 级收缩期杂音。腹软，无压痛及反跳痛，肝脾肋下未触及，无移动性浊音，肠鸣音正常，约 4 次/分，双下肢不肿，双巴宾斯基征（－）。

4. **辅助检查**

甲状腺功能：TT_3 5.6nmol/L，TT_4 182.5nmol/L，FT_3 9.5pmol/L，FT_4 38.5pmol/L，TSH 0.003mU/L。

血常规：未见异常。

尿常规：未见异常。

二、诊断

1. **初步诊断**　甲状腺功能亢进症——Graves 病。

2. **诊断依据**

（1）病史：患者青年女性，慢性病程，存在多食、多汗、消瘦、怕热、闭经、易怒等症状。

（2）查体：心率增快，脉压大，眼球突出，甲状腺肿大，有震颤及血管杂音。

（3）甲状腺功能：TT_3 5.6nmol/L，TT_4 182.5nmol/L，FT_3 9.5pmol/L，FT_4 38.5pmol/L，数值均升高，TSH 0.003mU/L，数值下降。

（4）口服他巴唑 10mg，每天 3 次，规律服药后症状较前缓解。

3. 鉴别诊断

（1）继发性甲状腺功能亢进症（多结节性甲状腺肿伴甲状腺功能亢进症；毒性结节性甲状腺肿；中毒性结节状甲状腺肿等）。

特征：无眼征；为多结节；甲状腺放射性核素扫描核素分布不均；通过 B 超检查等可与腺瘤鉴别。

（2）单纯性甲状腺肿（非甲状腺毒症疾病）。

特征：无甲亢症状；T_3、T_4 正常；TSH 正常或偏高；摄碘率增高，但高峰不前移；血中甲状腺抗体阴性。

（3）自主性高功能甲状腺腺瘤。

特征：无眼征；多为单一结节；甲状腺放射性核素扫描热结节；周围组织摄碘功能受抑制；B 超发现甲状腺自主性高功能腺瘤的包膜。

（4）冠心病：排除心脏其他器质性疾病后诊断甲状腺功能亢进性心脏病。

特征：冠状动脉造影为诊断冠心病的重要指标。

进一步检查：甲状腺超声：甲状腺呈对称性、均匀或不均匀性肿大。

两侧甲状腺边缘相对不规则，可出现分叶状，包膜欠光滑，边界欠清晰。甲状腺内可呈分叶状回声，上、下甲状腺动脉增粗。

4. 最终诊断　甲状腺功能亢进症。

三、治疗

1. 一般治疗　低碘饮食，戒烟，注意补充足够的热量和营养，包括蛋白质、B 族维生素等。平时不宜喝浓茶、咖啡等刺激性饮料，如出汗多，应保证水分摄入。适当休息，避免情绪激动、感染、过度劳累等，如烦躁不安或失眠较严重，可给予地西泮类镇静药。

2. 抗甲状腺药物治疗

硫脲类：丙硫氧嘧啶（PTU）。

咪唑类：甲巯咪唑（Methimazole，MMI，他巴唑）。

注意事项：治疗过程中可能出现 TSH 升高，可能甲状腺肿大加重、突眼恶化；诱发产生自身抗体粒细胞缺乏症，白细胞低于 $3\times10^9/L$ 或中性粒细胞低于 $1.5\times10^9/L$，应停药；药物性肝功能损害。

3. 控制心力衰竭、利尿、强心、扩血管　β 受体阻滞剂具有迅速减慢心率，缩小脉压，减少心排血量的作用，对于控制心房颤动的心率有明显的效果。由于甲状腺功能亢进症所致的代谢率增加，普萘洛尔应用剂量要相对增大，可 40～60mg 每 6～8 小时 1 次；对于不能使用 β 受体阻断剂者，给予抗心力衰竭的药物治疗，如地高辛和利尿药；心律失常时不能使用胺碘酮。

【临床思维分析】

一、甲状腺功能亢进症诊断标准

1. 高代谢症状和体征。

2. 甲状腺肿大。

3. 血清甲状腺激素水平升高，TSH 水平降低。

具备以上 3 项，并除外非甲状腺功能亢进症性甲状腺毒症，甲状腺功能亢进症诊断即可成立。注意部分不典型甲状腺功能亢进症患者可以表现为单一系统首发突出症状，如心房颤动、腹泻、低钾性周期性麻痹等。淡漠型甲状腺功能亢进症患者高代谢症状可以不明显。少数患者可以无甲状腺肿大。

二、Graves 病诊断

（一）诊断标准

1. 甲状腺功能亢进症诊断成立。

2. 甲状腺弥漫性肿大（触诊和超声检查证实）。

3. 眼球突出和其他浸润性眼征。

4. 胫前黏液性水肿。

5. TRAb、TPOAb 阳性。

在以上标准中，1、2 项为诊断必备条件，3～5 项为诊断辅助条件。

主要症状表现为患者身体各系统的功能均可能亢进，常见有怕热、多汗、皮肤潮湿，也可有低热；易饿，多食，而消瘦；心悸，心率增快，严重者出现心房颤动、心脏扩大及心力衰竭；收缩压升高，舒张压正常或者偏低，脉压增大；肠蠕动增快，常有大便次数增多，腹泻；容易激动、兴奋、多语、好动、失眠、舌及手伸出可有细微颤动；很多患者感觉疲乏、无力、容易疲劳，多有肌肉萎缩，常表现在肢体的近躯干端肌肉受累，神经肌肉的表现常发展迅速，在发病的早期严重，治疗后数月内能迅速缓解。

（二）化验检查

1. 甲状腺功能评估指标（详见下文）。

2. 甲状腺自身抗体（详见下文）。

3. 影像检查

（1）超声检查：Graves 病患者甲状腺弥漫性或局灶性回声减低，在回声减低处，血流信号明显增加，呈"火海征"。甲状腺上动脉和腺体内动脉血液流速增快、阻力减低。甲状腺自主高功能腺瘤患者的甲状腺结节体积一般 $>2.5cm$，边缘清楚，结节内血流丰富。多结节性毒性甲状腺肿患者可见多个甲状腺结节。

（2）^{131}I 摄取率：用于鉴别甲状腺功能亢进症（碘甲状腺功能亢进症除外）和非甲状腺功能亢进症性甲状腺毒症。Graves 病患者 ^{131}I 摄取率升高，多有高峰前移。多结节性毒性甲状腺肿和甲状腺自主高功能腺瘤患者 ^{131}I 摄取率升高或正常。碘甲状腺功能亢进症和非甲状腺功能亢进症性甲状腺毒症患者 ^{131}I 摄取率正常或降低。

（3）甲状腺核素显像：甲状腺自主高功能腺瘤提示为热结节，周围萎缩的甲状腺组织仅部分显影或不显影。多结节性毒性甲状腺肿为多发热结节或冷、热结节。

（4）眼眶 CT/MRI：怀疑浸润性突眼的患者可行 CT 或 MRI 评价眼外肌的大小和密度、眼球位置等，并有助于排除其他病因所致的突眼。

4. 其他检查

（1）心电图和超声心动图：排除其他器质性疾病。

（2）心肌酶谱和肌电图：是否合并心功能问题？

（3）血常规、肝功能、电解质（血 K^+、Na^+、Cl^-）：甲状腺功能亢进症导致的贫血，治疗甲状腺功能亢进症的药物导致的粒细胞减少；甲状腺功能亢进症本身的肝功能损害；抗甲状腺药物的肝功能损害；是否存在低钾（低钾性周瘫）。

【相关检验基础知识】

1. 甲状腺功能评估指标

（1）TSH 测定：临床甲状腺功能亢进症、亚临床甲状腺功能亢进症和非甲状腺功能亢进症性甲状腺毒症患者 TSH 均低于正常值下限。

（2）甲状腺激素测定：在一般情况下，临床甲状腺功能亢进症患者血清 TT_3、FT_3、TT_4、FT_4 均升高，T_3 型甲状腺功能亢进症仅 TT_3、FT_3 升高，亚临床甲状腺功能亢进症患者甲状腺激素水平正常。

由于血清中 TT_4 和 TT_3 主要与甲状腺球蛋白结合，所以 TT_4 和 TT_3 测定受甲状腺球蛋白水平的影响。妊娠、病毒性肝炎等可使甲状腺球蛋白水平升高，血清 TT_4 和 TT_3 水平升高。反之，低蛋白血症、应用糖皮质激素等可使甲状腺球蛋白水平下降，血清 TT_4 和 TT_3 水平下降。FT_3、FT_4 不受甲状腺球蛋白影响，较 TT_3、TT_4 更能直接反映甲状腺功能状态，尤其适用于甲状腺球蛋白水平存在变化的患者。

2. 甲状腺自身抗体

（1）TRAb 测定：Graves 病患者 TRAb 阳性率达 80%～100%，多呈高滴度阳性，对诊断、判断病情活动及评价停药时机有一定意义，并且是预测复发的最重要指标，但无法区分 TSAb 和 TSBAb。

（2）甲状腺过氧化物酶抗体（thyroid peroxidase antibody，TPOAb）和甲状腺球蛋白抗体（thyroglobulin antibody，TgAb）测定：Graves 病患者可见 TPOAb、TgAb 阳性；如同时存在桥本甲状腺炎，TPOAb、TgAb 多呈高滴度阳性。

3. 甲状腺功能检查指标的意义（表 3-10-1）

表 3-10-1　甲状腺功能检查指标的意义

TT_3	TT_4	FT_3	FT_4	TSH	诊断
↑	↑	↑	↑	↓	甲亢
↑	↑	↑	↑	↑	垂体性甲亢
↑	—	↑	—	↓	T_3 型甲亢
—	↑	—	↑	↓	T_4 型甲亢
—	—	—	—	↓	亚临床甲亢
↑	↑	—	—	—	TBG 升高
↓	↓	—	—	—	TBG 降低
↓	↓	↓	↓	↑	甲减
—	—	—	—	↑	亚临床甲减
↓	↓	↓	↓	↓	垂体性甲减

（李　萌）

病例 11　老年患者梅毒抗体阳性病例分析

【本例要点】

检测环节的质量保证是检验医学的根本，重视室内质控和室间质评的操作，保障检测结果的质量才能正确协助临床诊治。

老年人梅毒螺旋体特异性/非特异性抗体低水平阳性结果要结合流行病学史、疾病史、临床指征综合判断，此类情况切勿机械地发放报告，尽可能掌握患者的临床资料。

日常工作中需加强临床沟通，必要情况下须提出检验者的建议，主动向主治医师解读特殊项目的结果，为降低医患矛盾提供检验医学的支持。

【病例概况】

一、病史

1. 主诉　老年医学科患者，89 岁，阴囊皮肤增厚湿润、轻度瘙痒 2 个月。

2. 现病史　1 个月前患者无明显诱因阴囊皮肤出现红色小丘疹，无明显不适，未予以治疗，之后皮疹渐增大且轻度瘙痒。

3. 查体　一般情况好，生殖器除红疹外无明显异常，全身浅表淋巴结未触及肿大。

4. 相关实验室检查　见表 3-11-1。

表 3-11-1　相关实验室检查

项目名称	英文缩写	检验结果	高低	单位	参考区间
梅毒螺旋体抗体	TPAB	48.5/阳性	↑（高）	S/CO	<1
梅毒反应素	TRUST	1：2	↑（高）	-	阴性
抗核抗体	ANA	核颗粒型/1：160	↑（高）	-	阴性
抗双链 DNA 抗体	dsDNA	阳性	↑（高）	-	阴性

梅毒螺旋体抗体检测结果如下：梅毒特异性抗体（电化学发光法）：48.5（S/CO）/阳性；梅毒反应素滴度（TRUST）：1：2。

二、诊断

1. 初步诊断　二期梅毒。

2. 诊断依据　阴囊皮肤增厚湿润；梅毒特异性抗体：48.5（S/CO）/阳性；梅毒反应素滴度：1：2。

3. 鉴别诊断　伤寒或斑疹伤寒、玫瑰糠疹、药疹、花斑癣、脂溢性皮炎、瘤、扁平苔藓、尖锐湿疣、结核性苔藓、点滴状银屑病等。

4. 进一步检查　重新采样检测，梅毒特异性抗体 46.3（S/CO）/阳性，TRUST 滴度 1：2；加做梅毒螺旋体颗粒凝集试验（treponema pallidum particleagglutination assay，TPPA）、梅毒螺旋体蛋白印迹试验（western blot，WB），结果均为阳性；加做快速血浆反应素环状卡片试验（rapid plasmareagincirclecard test，RPR），滴度为 1：2；加做自身抗体检测，抗核抗体为核颗粒型/1：160，dsDNA 抗体结果阳性。

5. 该患者最终诊断　阴囊湿疹。

三、治疗

针对阴囊湿疹对症治疗，2 周后病情临床治愈。随访 1 年，患者梅毒螺旋体特异性抗体和非特异性结果相较本次检测均没有变化。

【临床思维分析】

临床医师最初按照正规驱梅治疗 2 周，效果不明显。家属提出疑问，患者已丧偶 20 多年，一直与子女同住，近 10 多年行动也不便，很少出门，无不洁性生活史，无临床感染症状。诊断梅毒可疑。主治医师质疑阳性结果的准确性。实验室回应主治医师和家属对本病例梅毒抗体结果的质疑做如下处理：①查阅当天梅毒抗体总体检测结果数据，相较以往无明显异常；②查阅当天室内质控结果均在控；③原标本已超过保存期限被处理，重新采样检测，梅毒特异性抗体 46.3（S/CO）/阳性，TRUST 滴度 1∶2；④加做 TPPA、WB，结果均为阳性；⑤加做 RPR，滴度为 1∶2；⑥加做自身抗体检测，抗核抗体为核颗粒型/1∶160，dsDNA 抗体结果阳性。后与主治医师沟通，结合冠心病、糖尿病史和临床表现，主治医师最后认为，患者梅毒螺旋体特异性抗体真阳性，属于既往感染梅毒，可能由于年代久远患者记不清当时确切情况，之后从未进行过梅毒特异性抗体检测；梅毒螺旋体非特异性抗体试验假阳性，临床上并未发现梅毒现症感染的任何证据，梅毒非特异性抗体滴度较低（1∶2），结合自身抗体结果分析认为自身免疫性疾病导致的反应素（抗心磷脂抗体）出现滴度，并非梅毒现症感染导致，梅毒非特异性抗体低滴度阳性结果属于生物学假阳性；患者既往感染梅毒，现为治愈状态，故驱梅治疗无效，结合临床症状重新诊断为阴囊湿疹并对症治疗，2 周后病情临床治愈。随访 1 年，患者梅毒螺旋体特异性抗体和非特异性结果相较本次检测均没有变化。

【相关检验基础知识】

梅毒（syphilis）是由梅毒螺旋体（treponema pallidum，TP）引起的一种慢性、系统性性传播疾病。利用梅毒血清学检查梅毒螺旋体特异性抗体和非特异性抗体是临床诊断梅毒的重要手段之一。根据检测所用抗原不同，梅毒血清学试验分为非梅毒螺旋体血清学试验（梅毒非特异性抗体试验）和梅毒螺旋体血清学试验（梅毒特异性抗体试验）。

梅毒非特异性抗体试验均以心磷脂、胆固醇和磷脂酰胆碱等为抗原检测非特异性抗心磷脂抗体（反应素）（宿主对螺旋体表面的脂质做出的免疫应答），主要包括快速血浆反应素环状卡片试验（rapid plasmareagincirclecard test，RPR）、性病研究实验室试验（venereal disease research laboratory test，VDRL）、不加热血清反应素试验（unheated serum reagin test，USR）和甲苯胺红不加热血清试验（toluidine red unheated serum test，TRUST）。

梅毒特异性抗体试验主要包括荧光螺旋体抗体吸收试验（fluorescent treponemal antibody absorption test，FTA-ABS）、梅毒螺旋体颗粒凝集试验（treponema pallidum particleagglutination assay，TPPA）、梅毒螺旋体血球凝集试验（treponema pallidum hemagglutination assay，TPHA），基因重组 TP 抗原成功制备的基础上发展的检测抗 TP 抗体的酶联免疫吸附试验（enzyme-linked immunosorbent assay，ELISA）和化学发光免疫分析法（chemiluminescence immuno-assay，CLIA）、梅毒螺旋体快速检测试验（rapid test，RT）和梅毒螺旋体蛋白印迹试验（Western blot，WB）等。ELISA 和 CLIA 作为筛查试验，以检测性能佳、适合自动化批量检测、易标准化且原始资料易保存的特点而得到广泛应用。

梅毒抗体检测假阳性的原因：技术性假阳性，由标本的保存不当（如细胞污染或溶血）、试剂质量差或过期及实验室操作错误所造成；生物学假阳性，由于患者有其他疾病或生理状态发生变化，梅毒血清试验出现阳性。

对于老年患者，检测梅毒抗体阳性时需考虑老年人机体功能减退，常合并一些基础疾病；老年患者的标本中含有干扰免疫测定的因素；与人体共生螺旋体可能诱导产生抗特异性抗原的交叉反应抗体；历史遗留等原因。

（梁健伟）

病例 12　检验指标是临床诊疗必不可少的"帮手"
——一例系统性红斑狼疮病例汇报

【本例要点】

与系统性红斑狼疮诊断相关的免疫学指标如下：ANA（＋）；抗心磷脂抗体（＋）或 β_2-GP1（＋）或狼疮抗凝物（＋）；抗 dsDNA 抗体（＋）或 Sm 抗体（＋）；抗核抗体（＋）；C3（↓）和（或）C4（↓）。在本病例中，若单纯依靠临床表现，患者的肠道损伤更符合溃疡性结肠炎表现，但结合免疫学化验指标综合考虑后，最终考虑为狼疮非特异性肠道损伤，明确诊断对患者后续治疗方案的选择至关重要。因此，检验医学检测指标是临床诊疗疾病必不可少的"帮手"，检验科住院医师除了熟知每个指标的检测方法、基本临床意义，还需要多与临床科室沟通，关注最新的临床指南，才能够更深层次理解疾病，进一步帮助临床、解决临床难题。

【病例概况】

一、病史

1. **主诉**　皮疹 6 年余，间断血便 4 年。

2. **现病史**　6 年余前患者无明显诱因出现全身红色斑疹，伴双手指关节肿，颜面部、双下肢水肿，无脱发、口腔溃疡、光过敏，约 1 周后症状自行缓解，就诊于北京某三甲医院，查 ANA 1∶10 000，抗 dsDNA、抗 Sm、抗 SSA、抗 SSB、抗 RNP 抗体阳性，C3 下降，考虑系统性红斑狼疮诊断明确，给予甲泼尼龙 24mg 每天 1 次联合羟氯喹 200mg 每天 2 次口服，激素逐渐减至 5mg 隔日维持，4 年前无明显诱因出现便后滴血，无腹痛、里急后重，外院完善肠镜后考虑结肠炎症可能，给予美沙拉嗪 0.5g 每天 3 次口服，2～3 个月后症状好转，此后仍有间断血便，每年 1 次，自行服用美沙拉嗪即可缓解，1 年前无诱因出现脐周轻中度腹痛，腹泻，为鲜红色血便，每次 200～300ml，4～5 次/天，11 个月前血便加重，6～8 次/天，调整治疗方案为美沙拉嗪 1g 每天 4 次口服联合灌肠，症状无缓解，4 个月前查血红蛋白 40g/L，于外院间断输注红细胞改善贫血，症状反复，2 个月前就诊于北京某三甲医院，完善腹部 CT 及肠镜后考虑溃疡性结肠炎可能性大，系统性红斑狼疮肠道累及不除外，给予美沙拉嗪 1g 每天 4 次口服及灌肠，醋酸泼尼松 40mg 每天 1 次联合羟氯喹 200mg 每天 2 次治疗原发病，辅以补钙、护胃、改善贫血、调节肠道菌群等治疗，后患者血便次数为 2～5 次/天，较前略减少，病程中无口眼干、腮腺肿大、猖獗龋齿，无雷诺现象、张口受限，自发病以来，患者精神、食欲、睡眠好，大便如上述，小便正常，近3个月体重增加5kg。

3. 相关实验室、影像学或其他检查

（1）常规检查

1）血常规：表3-12-1。

表 3-12-1　血常规

项目名称	英文缩写	检验结果	高低	单位	参考区间
白细胞	WBC	8.7		$10^9/L$	3.5～9.5
红细胞	RBC	2.4	↓（低）	$10^{12}/L$	女：3.8～5.1
血红蛋白	HGB	68	↓（低）	g/L	女：115～150
血细胞比容	HCT	22	↓（低）	%	女：35～45
平均红细胞体积	MCV	80.4	↓（低）	fl	82～100
平均红细胞血红蛋白量	MCH	24.7	↓（低）	pg	27～34
平均红细胞血红蛋白浓度	MCHC	307	↓（低）	g/L	316～354
红细胞分布宽度变异系数（CV）	RDW-CV	19.1	↑（高）	%	0～15.0
红细胞体积分布宽度标准差（SD）	RDE-SD	54.7	↑（高）	fl	39.0～46.0
血小板	PLT	522	↑（高）	$10^9/L$	125～350
网织红细胞绝对值	RET#	0.0557		$10^6/\mu l$	0.0240～0.084
网织红细胞百分比	RET%	2.03	↑（高）	%	0.50～1.50

2）生化检查：见表3-12-2。

表 3-12-2　生化检查

项目名称	英文缩写	检验结果	高低	单位	参考区间
丙氨酸转氨酶	LT	27		U/L	7～40
谷草转氨酶	ST	12	↓（低）	U/L	13～35
γ-谷氨酰转肽酶	GT	127	↑（高）	U/L	7～45
总蛋白	P	57.8	↓（低）	g/L	65.0～85.0
白蛋白	Alb	26.5	↓（低）	g/L	40.0～55.0
尿素	Urea	6.8		mmol/L	2.8～7.2
肌酐	CRE	39	↓（低）	μmol/L	45～84
尿酸	UA	155		μmol/L	155～357
白蛋白/球蛋白	A/G	0.85	↓（低）		1.2～2.4
总胆红素	TBIL	2.2	↓（低）	μmol/L	3.0～21.0
直接胆红素	DBIL	1.7		μmol/L	0.0～7.0
估算肾小球滤过率	eGFR	115.51		ml/（min·173m²）	

3）便常规：见表3-12-3。

表 3-12-3 便常规

项目名称	英文缩写	检验结果	高低	单位	参考区间
隐血	-	阳性	-	-	阴性

（2）免疫相关

1）炎症指标：见表 3-12-4。

表 3-12-4 炎症指标

项目名称	英文缩写	检验结果	高低	单位	参考区间
C 反应蛋白	CRP	78.9	↑（高）	mg/L	0.0～10.0
降钙素原	PCT	0.054		ng/ml	<0.500
红细胞沉降率	ESR	85	↑（高）	mm/h	0～20

2）免疫七项：见表 3-12-5。

表 3-12-5 免疫七项

项目名称	英文缩写	检验结果	单位	参考区间
免疫球蛋白 A	IgA	1.8	g/L	0.82～4.53
免疫球蛋白 G	IgG	12.2	g/L	7～16.8
免疫球蛋白 M	IgM	0.859	g/L	0.460～3.040
补体 3	C3	0.929	g/L	0.790～1.520
补体 4	C4	0.194	g/L	0.160～0.380
抗链球菌溶血素 O	ASO	<25.0	U/ml	0.0～116.0
类风湿因子	RF	<20.0	U/ml	0.0～20.0

3）自身抗体谱检测：见表 3-12-6。

表 3-12-6 自身抗体谱检测

项目名称	英文缩写	检验结果	单位	参考区间
抗核抗体	ANA	1：80 斑点	半定量	阴性
抗 ENA 抗体	Sm	阴性		阴性
抗 ENA 抗体	RNP	阳性（++）		阴性
抗 ENA 抗体（60kDa）	SSA	阳性（++）		阴性
抗 ENA 抗体	SSB	阴性		阴性
抗 Jo-1 抗体	-	阴性		阴性
抗膜 DNA 抗体	-	阴性		阴性
核糖体抗体	Rib-P	0.60	RU/ml	0.00～20.00
抗核小体抗体检测	ANuA	0.60	RU/ml	0.00～20.00
抗 SCL-70 抗体		阴性		阴性

4）其他免疫指标：见表 3-12-7。

表 3-12-7　其他免疫指标

项目名称	英文缩写	检验结果	高低	单位	参考区间
抗髓过氧化物酶抗体	ANCA-MPO	0.00		RU/ml	0.00～20.00
抗蛋白酶 3 抗体	ANCA-PR3	91.27	↑（高）	RU/ml	0.00～20.00
抗双链 DNA 抗体	anti-dsDNA	7.5		U/ml	≤25.0
抗心磷脂抗体	ACL	4.2		U/ml	<10.0
β₂-糖蛋白 I 测定	β_2-GPI	1.66		RU/ml	0.00～20.00
狼疮抗凝筛选试验	LAC-S	34.2		s	
狼疮抗凝确认试验	LAC-C	28.5		s	
狼疮抗凝血因子试验	LAC-R	1.03			0.80～1.20
抗人球广谱	AHG	+/-			

（3）感染相关指标：见表 3-12-8。

表 3-12-8　感染相关指标

项目名称	英文缩写	检验结果	高低	单位	参考区间
乙肝表面抗原测定	HBsAg	0.00		U/ml	<0.05 阴性
乙肝表面抗体测定	HBsAb	10.30	↑（高）	mU/ml	<10.00 阴性
乙肝 e 抗原测定	HBeAg	0.44		S/CO	<1.00 阴性
乙肝 e 抗体测定	HBeAb	1.52		S/CO	>1.00 阴性
乙肝核心总抗体测定	HBcAb	1.06	↑（高）	S/CO	<1.00 阴性
丙型肝炎抗体	Anti-HCV	0.07		S/CO	<1.0 阴性
HIV 抗原/抗体	HIV	0.21		S/CO	<1.00 阴性
抗梅毒螺旋体抗体	T.pallidum	0.08		S/CO	<1.00 阴性

肺炎衣原体抗体、肺炎支原体抗体、嗜肺军团菌抗体、结核感染 T 细胞检测（TB.spot）、巨细胞病毒（CMV-DNA）、EB 病毒 DNA（EBV-DNA）、艰难梭菌毒素测定未见异常。

（4）腹部增强 CT（图 3-12-1）：降结肠、乙状结肠、直肠壁增厚水肿，升结肠、横结肠扩张伴内容物积聚，考虑炎性肠病，请进一步检查；肝小囊肿；胆囊切除术后；右肾小囊肿（Bosniak I 级）；子宫肌瘤。

（5）结肠镜：进境至降结肠，患者肠道病变严重，诉疼痛，未勉强继续进境；所见肠黏膜弥漫性充血、水肿、糜烂，大片溃疡形成，附着黄白色黏液及苔，部分黏膜可见血疱形成，于直肠病变处取活检一块。肠镜下诊断：炎性肠病；病理：直肠及少许表浅黏膜上皮急慢性炎。

二、诊断

1. 初步诊断

（1）系统性红斑狼疮。

（2）肠系膜血管炎？

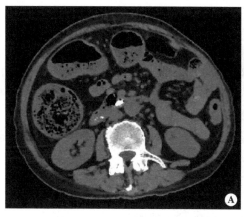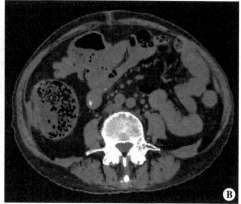

图 3-12-1　腹部增强 CT

（3）溃疡性结肠炎？

2. 诊断依据　患者为中年女性，慢性病程，以皮疹，双手指关节肿，颜面、双下肢水肿，慢性腹泻、血便为主要临床表现，ESR、CRP 升高，ANA 1：80，有抗 RNP、抗 SSA、抗 dsDNA、抗 Sm 抗体阳性，C3 下降；影像学检查提示直肠、降结肠炎症、溃疡，升结肠扩张、结肠广泛肠壁增厚，激素治疗有效。

3. 鉴别诊断

（1）干燥综合征：患者为中年女性，ANA、抗 SSA 阳性，需考虑该诊断可能，但患者无口干、眼干、龋齿，进干食无须水送服，必要时完善抗 α 胞衬蛋白抗体、眼科检查、唾液腺超声等检查，进一步明确诊断。

（2）系统性硬化症：患者为中年女性，出现皮疹、贫血等临床表现，需考虑该诊断可能，但患者无典型张口受限、嘴唇变薄、面具脸及皮肤改变，必要时完善系统性硬化症抗体谱等检查进一步明确诊断。

4. 该患者最终诊断

（1）系统性红斑狼疮、狼疮非特异性肠道损伤（可能）。

（2）溃疡性结肠炎（不除外）。

三、治疗

甲泼尼龙（40mg×9 天）静脉滴注，序贯醋酸泼尼松 40mg 每天 1 次口服、硫酸羟氯喹片（纷乐）200mg 每天 2 次联合环磷酰胺 0.2g 输注治疗原发病，美沙拉嗪缓释颗粒 1g 每天 4 次口服联合美沙拉秦（莎尔福）灌肠液抗炎，辅以补钙、抑酸、抗感染、调节肠道菌群等对症治疗。

【临床思维分析】

患者为中年女性，慢性病程，以皮疹、双手指关节肿起病，后出现腹泻、血便，化验示多抗体阳性，C3 下降，目前考虑系统性红斑狼疮诊断基本明确，根据疾病"一元论"原则，消化道症状考虑狼疮非特异性肠道损伤可能，但由于患者消化系统症状不是典型肠系膜血管炎表现，且目前未发现狼疮累及血液、心脏、肺、神经等器官系统的活动表现，查 CRP、ESR 升高，故考虑溃疡性结肠炎不除外。治疗方面，可在激素基础上加用硫唑嘌呤或环磷酰胺等免疫抑制剂，考虑患者年龄较大，可先给予环磷酰胺输注观察治疗效果。

【相关检验基础知识】

2019 年欧洲抗风湿病联盟（EULAR）和美国风湿病学会（ACR）基于 1997 年 ACR 制定的 SLE 分类标准，共同推出了 2019 年 EULAR/ACR SLE 分类标准，该标准包括 1 条入围标准、10 个方面、18 条标准。将 ANA 阳性作为 SLE 分类诊断的"入围"标准，再依据相关临床表现和免疫学指标的权重进行评分，满足至少一条临床标准，同时总评≥10 分即可考虑诊断 SLE。同时，《2020 中国系统性红斑狼疮诊疗指南》也建议参照此分类标准对 SLE 患者进行诊断。指南中检验医学指标是必不可少的方面，检验医学住院医师有必要对本指南加以学习。

现将诊断标准介绍如下。

1. 进入标准　ANA≥1：80[人喉表皮样癌细胞（HEp-2）处理方法]。
2. 评分标准　见表 3-12-9。

表 3-12-9　评分标准

临床领域或标准	定　义	权重
全身状况	发热，体温>38.3℃	2 分
血液系统	白细胞减少症，<4000/mm³	3 分
	血小板减少症，<100 000/mm³	4 分
	溶血性贫血	4 分
神经系统	谵妄（意识改变或唤醒水平下降，症状发展时间数小时至 2 天，1 天内症状起伏波动，认知力急性或亚急性改变，或习惯、情绪改变）	2 分
	精神异常（无洞察力的妄想或幻觉，但没有精神错乱）	3 分
	癫痫（癫痫大发作或部分/病灶性发作）	5 分
皮肤黏膜	非瘢痕性脱发	2 分
	口腔溃疡	2 分
	亚急性皮肤狼疮	4 分
	急性皮肤狼疮	6 分
浆膜腔	胸水或心包积液	5 分
	急性心包炎	6 分
肌肉骨骼	关节受累（≥2 个关节滑膜炎或≥2 个关节压痛+≥30 分钟的晨僵）	6 分
肾脏	蛋白尿>0.5g/24h	4 分
	肾活检：Ⅱ型或Ⅴ型狼疮性肾炎	8 分
	肾活检：Ⅲ型或Ⅳ型狼疮性肾炎	10 分
抗磷脂抗体	抗心磷脂抗体 IgG>40GPL 单位或抗 β_2-GP1 IgG>40 单位或狼疮抗凝物阳性	2 分
补体	低 C3 或低 C4	3 分
	低 C3 和低 C4	4 分
特异抗体	抗 dsDNA 阳性或抗 Smith 阳性	6 分

如果计分标准可以被其他比 SLE 更符合的疾病解释，该计分标准不计分；标准至少一次出现就足够；SLE 分类标准要求至少包括 1 条临床分类标准及总分≥10 分可诊断；所有的标准，不需要同时发生；在每个记分项，只计算最高分。

（景晨迪　赵　磊　王　辉）

病例 13　抗核抗体、抗双链 DNA 抗体、抗 ENA 抗体的临床解读

【本例要点】

系统性红斑狼疮（SLE）是以免疫性炎症为突出表现的弥漫性结缔组织病。血清中出现 ANA 为代表的多种自身抗体和多系统受累是 SLE 的两个主要临床特征。自身抗体检测对本例患者疾病的鉴别诊断、明确诊断及后续制订规范化治疗方案非常重要。

【病例概况】

一、病史

1. 主诉　患者，女，48 岁，乏力、食欲缺乏 1 个月。

2. 现病史　患者于 1 个月前劳累后出现食欲缺乏、乏力、消瘦、厌食伴上腹不适、体重下降，感恶心；胃镜示胃窦息肉和慢性胃炎伴糜烂，收入消化科治疗。

3. 查体　精神欠佳、消瘦、贫血面容。左上腹压痛，无反跳痛。

4. 相关实验室、影像学或其他检查

（1）相关实验室检查：见表 3-13-1。

表 3-13-1　相关实验室检查

项目名称	英文缩写	检验结果	高低	单位	参考区间
白细胞	WBC	2.74	↓（低）	10^9/L	3.5～9.5
红细胞	RBC	4.05		10^{12}/L	女：3.8～5.1
血红蛋白	HGB	93	↓（低）	g/L	女：115～150
血细胞比容	HCT	37.7		%	女：35～45
平均红细胞体积	MCV	93.1		fl	82～100
平均红细胞血红蛋白量	MCH	22.9	↓（低）	pg/cell	27～34
平均红细胞血红蛋白浓度	MCHC	246	↓（低）	g/L	316～354
红细胞体积分布宽度（CV）	RDW-CV	16.8	↑（高）	%	0～15.0
红细胞体积分布宽度（SD）	RDE-SD	39.5		fl	39.0～46.0
血小板	PLT	80	↓（低）	10^9/L	125～350
C 反应蛋白	CRP	3.76		mg/L	0～8
动态红细胞沉降率	ESR	38	↑（高）	mm/h	0～20
甲胎蛋白	AFP	2.24		ng/ml	0～20
癌胚抗原	CEA	0.35		ng/ml	0～5
癌抗原 19-9	CA19-9	49	↑（高）	U/ml	0.0～37.0
癌抗原 153	CA153	68	↑（高）	U/ml	0.0～25.0
癌抗原 125	CA125	17.6		U/ml	0.0～35.0

项目名称	英文缩写	检验结果	高低	单位	参考区间
24 小时尿总蛋白		1900	↑（高）	mg/24h 尿	20～141
乙肝表面抗原	HBsAg	0.01		U/ml	阴性＜0.05
乙肝表面抗体	HBsAb	阴性 1.28		mU/ml	阴性＜10
乙肝核心抗体	HBcAb	阴性 0.13		S/CO	阴性＜1
乙肝 e 抗原	HBeAg	阴性 0.28		S/CO	阴性＜1
乙肝 e 抗体	HBeAb	阴性 1.62		S/CO	阴性＞1
甲型肝炎抗体 IgM	HAV-IgM	阴性			阴性
丙型肝炎抗体	HCVAb	阴性 0.05		S/CO	0～1
戊型肝炎抗体	HEVAb	阴性			阴性

（2）影像学或其他检查：结核菌素试验（PPD 试验）阴性；胃镜示胃窦息肉和慢性胃炎伴糜烂；肝胆脾胰 B 超未见异常。

二、诊断

1. 初步诊断　胃炎。

2. 诊断依据

（1）临床症状：患者于 1 个月前出现食欲缺乏、乏力、厌食伴上腹不适，感恶心。

（2）查体：精神欠佳、消瘦、贫血面容。左上腹压痛，无反跳痛。

（3）辅助检查：胃镜示胃窦息肉和慢性胃炎伴糜烂。结肠镜未见异常。

3. 鉴别诊断

（1）消化道肿瘤：可出现消瘦、食欲缺乏、乏力、恶心、厌食伴上腹不适等症状。但患者胃镜示胃窦息肉和慢性胃炎伴糜烂；结肠镜未见异常；肝胆脾胰 B 超未见异常；肿瘤标志物阴性。目前无消化道肿瘤的诊断依据，必要时可行 PET 检查以进一步排除。

（2）肝胆系统疾病：也可出现消瘦、食欲缺乏、乏力、恶心、厌食伴上腹不适等症状。但患者既往无肝炎病史，病毒性肝炎系列阴性，肝胆脾胰 B 超未见异常。目前无肝胆系统的诊断依据，必要时可行腹部增强 CT 以进一步排除。

4. 进一步检查　本例患者按胃炎治疗方案规范化治疗后病情未见好转。为进一步明确诊断，检验医师建议进行 ANA、ENA 谱和抗 dsDNA 抗体检测，检测结果见表 3-13-2。

表 3-13-2　抗体检测结果

项目名称	英文缩写	检验结果	高低	参考区间
抗核抗体	ANA	1∶1000 阳性	↑（高）	阴性
抗双链 DNA 抗体	dsDNA	1∶100 阳性	↑（高）	阴性
抗 nRNP/Sm 抗体	nRNP/Sm	阴性		阴性
抗 Sm 抗体	Sm	阴性		阴性
抗 SS-A 抗体	SS-A	阴性		阴性
抗 Ro-52 抗体	Ro-52	阴性		阴性
抗 SS-B 抗体	SS-B	阴性		阴性

续表

项目名称	英文缩写	检验结果	高低	参考区间
抗 SCL-70 抗体	Scl-70	阴性		阴性
抗 PM-Scl 抗体	PM-Scl	阴性		阴性
抗 Jo-1 抗体	Jo-1	阴性		阴性
抗 CENPB 抗体	CENPB	阴性		阴性
抗 PCNA 抗体	PCNA	阴性		阴性
抗组蛋白抗体	Histone	阴性		阴性
抗核小体抗体	Nucleosome	阳性	↑（高）	阴性
抗核糖体 P 蛋白抗体	Rib P-P	阳性	↑（高）	阴性
抗线粒体 M2 亚型抗体	AMA M2	阴性		阴性

5. 最终诊断 系统性红斑狼疮。

三、治疗

将本例患者转风湿内科给予规范化治疗。避免阳光直射，注意休息，避免受凉感染。硫酸羟氯喹 0.2g 每天 2 次，醋酸泼尼松 1.0mg/kg，顿服，吗替麦考酚酯分散片 0.75g 每天 2 次。

【临床思维分析】

本例患者初步诊断为胃炎后，忌食辛辣油腻食物，忌饮浓茶、咖啡，忌烟酒。口服替普瑞酮 50mg 每天 3 次，法莫替丁 25mg 每天 2 次。但按胃炎治疗方案规范化治疗后病情未见好转。为进一步明确诊断，消化内科邀请相关临床及辅助科室会诊。检验医师考虑到病情的复杂性，建议进行 ANA、ENA 谱和抗 dsDNA 抗体检测以除外自身免疫性疾病。实验室检查结果：ANA 1∶1000 阳性，抗双链 DNA 抗体 1∶100 阳性，抗核小体抗体阳性，抗核糖体 P 蛋白抗体阳性。尿蛋白定量＞0.5g/24h，白细胞及血小板减少。2019 年 SLE 分类标准评分＞10 分，最终诊断为系统性红斑狼疮。转风湿内科规范化治疗。病情好转出院。

【相关检验基础知识】

1. 抗核抗体

（1）定义：最初抗核抗体是一组针对真核细胞的各种细胞核成分的自身抗体的总称。现在，抗核抗体的广义定义中靶抗原已不再局限于细胞核，而是扩展到整个细胞内的所有抗原成分，包括细胞核和细胞质。

（2）常用检测方法

1）间接免疫荧光法（金标准）：抗原谱完整（细胞核、细胞质），包括 100～150 种自身抗原，是检测 ANA 的金标准，具有很高的敏感性和特异性。

2）常见核型：核均质型、核斑点型、核仁型、核膜型、着丝点型、核点型、胞质颗粒型、胞质纤维型等。

（3）所需设备：荧光显微镜。

（4）临床意义：ANA 可见于多种疾病，特别是结缔组织疾病，常作为结缔组织病的诊断、鉴别诊断、病情判断和疗效观察的依据。其在非结缔组织病、正常人（特别是老年人）中也可出现阳性，但滴度低。高滴度 ANA 则高度提示自身免疫性疾病。ANA 检测已成为临床上的一个极重要的自身免疫病的筛查试验。

ANA 检测在不同疾病中的阳性率见表 3-13-3。

表 3-13-3　ANA 检测在不同疾病中的阳性率

疾病	ANA 阳性率（%）
系统性红斑狼疮	
活动期	95～100
非活动期	80～100
药物诱导的红斑狼疮	100
混合性结缔组织病（MCTD，Sharp 综合征）	100
类风湿关节炎	20～40
进行性系统性硬化症	20～50
多发性肌炎及皮肌炎	85～95
干燥综合征	30～50
慢性活动性肝炎	70～80
溃疡性结肠炎	30～40
其他风湿病	26
正常人	5～10

2. 抗 ENA 抗体检测

（1）定义：ENA（extractable nuclear antigens）指生理盐水可提取的核抗原，不是一种独立的自身抗体。

（2）常用检测方法：主要为免疫印迹（IB）法组合。

（3）所需设备：免疫印迹仪。

（4）临床意义：见表 3-13-4

表 3-13-4　临床意义

靶抗原	荧光核型	相关疾病
nRNP/Sm	核斑点型	混合性结缔组织病、SLE
Sm	核斑点型	SLE 标志性抗体
核糖体 P 蛋白	胞质颗粒型	
dsDNA	核均质型	
核小体	核均质型	
PCNA	细胞周期蛋白 1 型	
SS-A	核斑点型	干燥综合征、SLE、新生儿红斑狼疮
Ro-52		多种结缔组织病
SS-B	核斑点型	干燥综合征、SLE
SCL-70	核仁型	进行性系统性硬化症（弥散型）
Jo-1	胞质颗粒型	多肌炎/皮肌炎
PM-Scl	核仁型	多肌炎与硬化症的重叠综合征/多肌炎

续表

靶抗原	荧光核型	相关疾病
组蛋白	核均质型	药物诱导的红斑狼疮、SLE
着丝点	着丝点型	进行性系统性硬化症（局限型）
线粒体 M_2 亚型	胞质颗粒型	高滴度的 M_2 是原发性胆汁性肝硬化标志性抗体

3. 抗 dsDNA 抗体检测

（1）定义：抗 dsDNA 抗体包括抗-天然（nDNA）或抗-dsDNA、抗-变性 DNA 或抗-ssDNA 抗体。

（2）常用检测方法

1）马疫锥虫或绿蝇短膜虫——IIF 法。

2）ELISA。

（3）临床意义：抗 dsDNA 抗体是 SLE 特征性标志抗体，特异性 95%～100%，阳性率为 60%～90%；活动期阳性率为 80%～100%，与疾病活动程度和疗效相关；非活动期阳性率＜30%。其也可见于干燥综合征、药物性狼疮、混合性结缔组织病（MCTD）、自身免疫性肝炎（AIH），但阳性率低。

（岳　燕）

病例 14　确证试验阴性的人类免疫缺陷病毒感染者病例分析

【本例要点】

在本实验室中，我们采用雅培化学发光法进行人类免疫缺陷病毒（HIV）抗原抗体联合检测。本例患者初筛 S/CO 值高达 838.62，但确证试验回复 HIV 抗体阴性，这个结果引起了我们高度怀疑。

我们的工作中也存在一些问题：S/CO 值这么高，一般情况下金标法不可能为阴性，所以尽管做了快速金标法检测为阴性，却不信任自己的结果，仍然报为弱阳性。所以，在今后的工作中，我们一定要认真仔细、准确检测，并对可疑的结果从检验的全过程质量管理认真分析、尽快处理，避免发放一些错误的检验报告单。

【病例概况】

一、病史

眼科门诊患者，男，58 岁，因视网膜病、葡萄膜炎于 2018 年至笔者所在医院眼科门诊就诊。

二、相关实验室检查

1. 术前感染性疾病检测结果　见表 3-14-1。

表 3-14-1　术前感染性疾病检测结果

项目名称	英文缩写	检验结果	单位	参考区间
乙肝表面抗原（发光法）	HBsAg	阴性 0.00	U/ml	阴性＜0.05
梅毒特异性抗体（发光法）	TP	阳性 22.63	S/CO	阴性＜1.00
HIV 抗原抗体联合检测（发光法）	HIV	HIV 抗体待复检	S/CO	阴性＜1.00
丙型肝炎抗体（发光法）	HCV	阴性 0.12	S/CO	阴性＜1.00

2. 因患者梅毒特异性抗体阳性，需进行梅毒过筛试验，鉴定是否为现症感染。检测结果见表 3-14-2。

表 3-14-2　梅毒过筛试验

项目名称	英文缩写	检验结果	单位	参考区间
梅毒螺旋体颗粒凝集试验	TPPA	阳性		阴性
梅毒过筛试验	TRUST	1：32 阳性		阴性

三、诊断

1. 梅毒特异性抗体阳性，梅毒过筛试验 1：32 阳性，提示患者为梅毒现症感染，排除梅毒特异性抗体假阳性的可能。

2. HIV 感染的高危人群。采用雅培第四代 HIV 抗原抗体联合检测试剂（≥1.00 为阳性），患者初次 S/CO 值为 819.37，采用同种试剂复检后 S/CO 值为 838.62；万泰金标快检试纸条显示为弱阳性。按照《全国艾滋病检测技术规范》将患者标本送往北京市东城区疾控中心进行确证试验。10 天后，北京市东城区疾控中心回复确证试验结果为阴性，这么高的 S/CO 值确证试验出现阴性结果，引起我们高度怀疑。

【临床思维分析】

采取措施

（1）第一步：第一时间找出原始标本进行复检，并对检测过程进行分析。

1）将原始标本复检后，S/CO 值与最初结果一致（867.34）；万泰金标快检试纸条显色条带模糊，看不清楚。

2）分析检验前因素——标本：严重溶血、脂血、黄疸等可能影响检测结果。找出原始标本后观察，血清呈清亮黄色，无溶血、脂血、黄疸等。

3）分析检验中因素——仪器：激发液、洗液等？查看检测仪器当天记录，显示当天仪器状态无异常。

4）分析检验中因素——试剂：有效期？室内质控？HIV 抗原抗体联合检测试剂在有效期范围内。查看室内质控：阴性质控 S/CO 值 0.07（0.06±0.01），阳性质控 S/CO 值为 4.69（4.86±0.23），均在室内质控范围之内。

（2）第二步：联系疾控中心，要求复检。

北京市东城区疾控中心对此标本很重视，尽快进行确证试验复检。结果再次显示，采用雅培金标快检试纸条 2 次均为阴性；确证试验（WB）阴性，无条带，或一条很弱的条带，不能判定为阳性或不确定。

（3）第三步：送往其他临床实验室进行检测。

1）其他临床实验室：采用希森美康第四代化学发光法检测试剂 S/CO 值为 138.60（≥1.00 为阳性）。

2）确证实验室：采用 RT-PCR 方法检测 HIV-RNA，结果为 2.1×10^7 cps/ml，阳性。

结合 2017 年底北京协和医院报告的确证试验阴性的获得性免疫缺陷综合征患者病例，考虑本例患者为获得性免疫缺陷综合征终末期，建议通过 CD4+ T 淋巴细胞检测进行验证。

【相关检验基础知识】

目前，临床实验室中通常采用酶联免疫吸附试验（ELISA）、化学发光法（CLIA）等进行 HIV 抗原抗体联合检测。按照《全国艾滋病检测技术规范》，初筛试验阳性时应采用同种或第二种试剂进行复检，两种试剂均有反应或一种试剂有反应时应送往辖区内疾控中心进行 HIV 抗体确证试验。

大量的研究结果表明，ELISA 或化学发光法进行 HIV 抗原抗体联合检测时会产生一些假阳性，尤其是 S/CO 值比较低时，假阳性会对患者造成巨大的心理创伤，并引起一些医疗纠纷。另外，S/CO 值越高，确证试验阳性的可能性越大。

目前，大多数临床实验室还不具备进行 HIV 核酸检测的能力。

（张晓红）

病例 15　结肠癌患者复杂的实验室诊断及鉴别诊断分析

【本例要点】

恶性肿瘤的诊断必须依赖于多学科的综合判断。实验室中肿瘤标志物检测是肿瘤辅助诊断的重要依据，也是监测肿瘤复发和转移的重要手段之一。本病例中患者于 2015 年因结肠癌进行手术治疗，TNM 分期为ⅢB（T2N1M0），复发的风险高。且本例患者术前血癌胚抗原（CEA）水平也比较高（305.0ng/ml），通常治疗前肿瘤标志物水平越高，患者复发和转移的风险也越高。结合患者的病史、现病史及肿瘤标志物、影像学检查等结果，本例患者最终诊断为结肠癌复发，伴肺和多发性淋巴结转移。

【病例概况】

一、病史

1. 主诉　咳嗽 2 月余，偶有胸闷、胸痛、乏力 10 余天。

2. 既往史　2015 年患者因结肠癌进行手术治疗[TNM 分期为ⅢB（T2N1M0）]，术前血 CEA 为 305ng/ml，其他肿瘤标志物正常。术后定期进行包括血 CEA 在内的肿瘤标志物监测，水平逐渐降至正常；高血压 7 年，最高 160/90mmHg，目前口服厄贝沙坦，上午 150mg+下午 75mg，血压控制在 130～140/80mmHg。否认糖尿病、心血管疾病病史；否认肝炎、结核等传染病史。

3. 个人史　曾有 10 年的吸烟史，20 包/年。

4. 相关实验室、影像学检查或其他检查

（1）2020年3月15日实验室检查结果：见表3-15-1。

表3-15-1　2020年3月15日实验室检查结果

项目名称	英文缩写	检验结果	高低	单位	参考区间
癌胚抗原	CEA	6.9	↑（高）	ng/ml	0～5
甲胎蛋白	AFP	8.72		ng/ml	0～15
癌抗原125	CA125	18.2		U/ml	0～35
癌抗原19-9	CA19-9	32.6		U/ml	0～37
癌抗原153	CA153	16		U/ml	0～25
细胞角蛋白片段19	Cyfra21-1	1.9		ng/ml	0～3.3
肌酐	Cr	71		μmol/L	45～84
丙氨酸转氨酶	ALT	15		U/L	0～40（女）
血钾	K	4.1		mmol/L	3.3～5.5
乳酸脱氢酶	LDH	76		U/L	0～250

（2）2020年4月12日实验室检查结果：见表3-15-2。

表3-15-2　2020年4月12日实验室检查结果

项目名称	英文缩写	检验结果	高低	单位	参考区间
癌胚抗原	CEA	305.0	↑（高）	ng/ml	0～5
甲胎蛋白	AFP	10.1		ng/ml	0～15
癌抗原125	CA125	18.9		U/ml	0～35
癌抗原19-9	CA19-9	59.7	↑（高）	U/ml	0～37
癌抗原153	CA153	17.1		U/ml	0～25
细胞角蛋白片段19	Cyfra21-1	2.1		ng/ml	0～3.3
肌酐	Cr	68		μmol/L	45～84
丙氨酸转氨酶	ALT	13		U/L	0～40（女）
血钾	K	4.2		mmol/L	3.3～5.5
乳酸脱氢酶	LDH	70		U/L	0～250

（3）影像学检查：胸部CT显示右肺上叶结节1个。

二、诊断

1. 初步诊断　结肠癌复发？新发（转移）肺癌？

2. 诊断依据及鉴别诊断　恶性肿瘤的诊断必须依赖于多学科的综合判断。

（1）结肠癌复发，依据如下：

1）从实验室角度，本例患者血CEA持续升高，5年前曾因具有高复发风险的结肠癌（TNM分期为ⅢB）进行手术治疗。

2）CEA 具有预后判断价值，术前 CEA 水平很重要，其水平越高，复发的可能性越大。本例患者术前 CEA 为 305.0ng/ml，复发风险高。

3）CEA 及 CA19-9 对肿瘤复发的监测作用，本例患者本次 CEA 结果为 305.0ng/ml，较上一次结果（6.9ng/ml）显著升高，同时 CA19-9 也轻度升高。

（2）转移癌或新发肺癌

1）CEA 是广谱肿瘤标志物（TM），对腺癌敏感。

2）本例患者胸部 CT 显示右肺上叶结节，伴有咳嗽、胸闷，偶有呼吸困难和胸痛，血 CEA 持续升高（305.0ng/ml），提示肺癌的可能性大。需要结合临床其他手段进行综合判断。

【临床思维分析】

首先要明确肿瘤标志物的临床应用价值，有肿瘤疾病史的患者，排除可能的影响因素，肿瘤标志物动态持续明显升高，提示临床肿瘤复发或转移。该患者 CEA 显著升高（305.0ng/ml），CA19-9 轻度升高（59.7U/ml），提示恶性肿瘤来源。结合患者的病史和症状，建议排除肠癌复发或其他转移癌（肺癌）。因为 CEA 和 CA19-9 不具有器官特异性，从实验室角度，我们不能判断其来源，根据影像学检查和临床表现最终判断肿瘤来源。

【相关检验基础知识】

中国结直肠癌诊疗规范中，有关实验室检查内容部分提到，除了检测血、尿、便常规及进行便隐血试验、生化、电解质及肝肾功能检查外，结直肠癌患者在诊断、治疗前、评价疗效、随访时必须检测癌胚抗原（carcinoembryonic antigen，CEA）、癌抗原（carcinoma antigen，CA）19-9；疑有肝转移的患者，建议检测甲胎蛋白；疑有卵巢转移患者，建议检测 CA125。美国临床肿瘤学会（ASCO）指南及中国结直肠癌诊疗规范：CEA 联合 CA19-9 是目前首选的结直肠癌术后监测手段。

（刘中娟）

病例 16　乙型肝炎病毒——潜伏的"杀手"

【本例要点】

1. 乙型肝炎病毒（HBV）与机体的免疫系统互相制约，感染阶段不同，标志物组合不同。

2. 应将 HBV 血清学标志物与复杂的临床情况相结合，如免疫抑制/再激活、外源性输血/母婴、肝癌等综合考虑。

3. 试剂性能不理想时存在假阴性或假阳性可能。

【病例概况】

一、病史

1. 主诉　患者，男，72 岁，发现转氨酶升高 3 天。

2. 现病史　患者 2019 年 9 月诊断为非霍奇金淋巴瘤（弥漫大 B 细胞淋巴瘤），于 2019 年

10月1日接受化疗（顺铂、依托泊苷），之后的 2019 年 10 月 22 日、2019 年 11 月 20 日、2019 年 12 月 20 日及 2020 年 1 月 30 日、2020 年 3 月 14 日接受利妥昔单抗、环磷酰胺、羟基柔红霉素、硫酸长春新碱和泼尼松（R-CHOP）方案化疗。化疗初期肝功能检查未见异常。否认慢性乙型肝炎病史。2020 年 4 月 16 日检查显示天冬氨酸转氨酶和丙氨酸转氨酶升高，为进一步诊治就诊于笔者所在医院肝病门诊。

3. 查体　未见异常。

4. 相关实验室、影像学或其他检查

（1）实验室检查：见表 3-16-1。

表 3-16-1　实验室检查

项目名称	英文缩写	单位	检验结果（2019 年 10 月 22 日）	检验结果（2020 年 4 月 16 日）
天冬氨酸转氨酶	AST	（U/L）	26	147
丙氨酸转氨酶	ALT	（U/L）	30	197
乙肝表面抗原	HBsAg	（U/ml）	0.01	>250（阴性）
乙肝表面抗体	HBsAb	（mU/ml）	107（阳性）	0.24
乙肝 e 抗原	HBeAg	（S/CO）	0.2	1273（阴性）
乙肝 e 抗体	HBeAb	（S/CO）	0.15（阳性）	49.58
乙肝核心抗体	HBcAb	（S/CO）	11.48（阳性）	13.16（阴性）
乙肝病毒脱氧核糖核酸	HBV-DNA	（U/ml）	5.0×10^2	6.83×10^5

（2）影像学或其他检查：无。

二、诊断

1. 初步诊断

（1）慢性乙型肝炎急性发作（HBV 再激活）。

（2）非霍奇金淋巴瘤（弥漫大 B 细胞淋巴瘤）。

2. 诊断依据

（1）老年男性，非霍奇金淋巴瘤患者序贯化疗中。

（2）血清学逆转，患者从以前的 HBsAg 阴性/抗-HBc 阳性转变为 HBsAg 阳性。

（3）患者既往 HBV-DNA 低于检测下限，但现在 HBV-DNA 增高对数增量的 2 倍以上（>100～1000 倍）。

3. 鉴别诊断

（1）急性乙型肝炎：无 HBV 感染史的患者可能发生伴转氨酶升高的急性 HBV。与严重 HBV 发作患者相似，急性 HBV 患者的 IgM 抗-HBc 滴度升高。

（2）慢性乙型肝炎的免疫清除期：HBeAg 血清转化（即 HBeAg 阳性变成 HBeAg 阴性），通常但并不总是伴有血清转氨酶突然升高。人们认为转氨酶水平升高是由受感染肝细胞的免疫介导溶解突然增加导致。类似于由免疫抑制治疗引起 HBV 再激活的患者，这类患者常出现血清 HBV-DNA 升高。因此，基线 HBeAg 阳性患者应在发作时再次检测 HBeAg，以确定转氨酶升高是否与 HBeAg 清除有关。

4. 进一步检查 无。

5. 该患者最终诊断

（1）慢性乙型肝炎急性发作（HBV 再激活）。

（2）非霍奇金淋巴瘤（弥漫大 B 细胞淋巴瘤）。

三、治疗

暂停化疗，给予恩替卡韦 0.5mg/d 抗病毒治疗。

【临床思维分析】

1. HBsAg 检测阴性并不能排除 HBV 感染，如隐匿性 HBV 感染。

（1）HBsAg 阴性，HBcAb 或 HBsAb 单阳性，或除 HBsAg 以外的其他标志物阳性，或全阴性等模式。

（2）能检出肝组织 HBV 抗原或核酸，和（或）检出血清 HBV-DNA（但通常<200U/ml）。

（3）在免疫抑制状态下容易发生 HBV 再激活。

2. 大部分感染者体内 HBV 被控制，处于非活动性携带状态，HBsAg 逐年降低，HBV-DNA 转阴（病毒不再复制，无须抗病毒治疗）。HBsAg 自然清除率为每年 1%～2%，变为"隐匿性 HBV"状态。

3. 如果试剂灵敏度足够高，仍可检出低水平血清 HBsAg。

4. HBsAg 阴性阶段处于隐匿性感染，需要注意监测。

【相关检验基础知识】

1. 乙型肝炎病毒血清学标志物

（1）HBsAg（HBV 感染筛查标志物）和 HBsAb（保护性抗体）：HBsAg 可通过酶免疫方法（enzyme immunoassay，EIA）检测到。急性暴露于 HBV 后 1～10 周，HBsAg 在血清中出现，先于肝炎症状的发作或血清 ALT 升高。在随后恢复的患者中，通常在 4～6 个月后不能检测到 HBsAg，而 HBsAg 持续存在超过 6 个月则意味着慢性感染。HBsAg 消失后会出现抗-HBs。在大多数患者中，抗-HBs 持续终身，从而提供长期的免疫力。然而，有些患者的抗-HBs 可能直到数周至数月的窗口期后才能检测到，在此窗口期中，无论是 HBsAg 还是抗-HBs 均不能被检测到。此时，血清学诊断可能通过检测到抗乙型肝炎病毒核心抗原的 IgM 抗体（抗-HBc IgM）而实现。

（2）HBeAg（病毒活跃复制）和 HBeAb（病毒复制趋于被控制）：HBeAg 是由前核心蛋白处理而得的一种分泌性蛋白，是 HBV 复制和传染性的标志。HBeAg 到抗-HBe 的血清转化在急性感染患者中出现较早，先于 HBsAg 到抗-HBs 的血清转化发生。

（3）HBcAb：非保护性抗体，现症或既往感染。HBcAg 是一种在受感染的肝细胞中表达的细胞内抗原，在血清中检测不到。抗-HBc 在 HBV 感染的整个病程中均可检测到。在急性感染期间，抗-HBc 主要为 IgM 型，抗-HBc IgM 是 HBsAg 消失和抗-HBs 出现之间的窗口期中唯一的 HBV 感染标志物。检测到抗-HBc IgM 通常被认为是 HBV 急性感染的一个指标。

2. 乙型肝炎病毒检测方法灵敏度比较 见图 3-16-1。

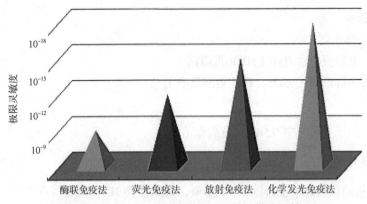

图 3-16-1　乙型肝炎病毒检测方法灵敏度比较

（马立艳）

病例 17　甲状腺功能测定病例分析

【本例要点】

尽管每个患者情况各有不同，但大部分毒性弥漫性甲状腺肿（Graves 病）患者通过临床资料和适当的影像学检查如 CT 显示胸腺增生是可以被诊断的。而且随着对 Graves 病合并胸腺增生认识的提高及对甲状腺功能亢进症的治疗，避免了对胸腺进行不必要检查和手术及其伴发的风险。目前文献报道，临床医师对于 Graves 病合并影像学检查无恶性倾向的前纵隔肿物，倾向先针对甲状腺功能亢进症，待甲状腺功能亢进症良好控制后复查胸腺变化，然后再决定是否行手术治疗，如果胸腺有回缩趋势，则可以定期复查；如果无回缩趋势，甚至继续增大或可疑恶性变，可以行活组织检查，必要时进行手术切除。

【病例概况】

一、病史

1. **主诉**　患者，女，30 岁，眼球突出半年余，发热 2 天。

2. **现病史**　半年前患者无明显诱因出现眼球突出，伴怕热、多汗，心悸、烦躁易怒，大便次数增多，4～5 次/天，体重下降约 5kg。查体：体温 37.4℃，脉搏 104 次/分，呼吸 18 次/分，血压 140/90mmHg。双侧眼球突出，双手细颤（＋），咽部充血，扁桃体无肿大。甲状腺弥漫性 Ⅱ 度肿大，质中等，未触及结节，未闻及血管杂音。双肺呼吸音清，未闻及干湿啰音，心界不大，心率 104 次/分，律齐，各瓣膜听诊区未闻及杂音。腹平坦，可见腹主动脉搏动。

3. **实验室检查**　见表 3-17-1。

表 3-17-1　实验室检查

项目名称	英文缩写	检验结果	高低	单位	参考区间
中性粒细胞绝对值	GRA#	5.7		10^9/L	2.0～7.0
中性粒细胞百分比	NE%	78	↑（高）	%	50～70
尿酸	UA	451	↑（高）	μmol/L	100～420

续表

项目名称	英文缩写	检验结果	高低	单位	参考区间
促甲状腺激素	TSH	0.009	↓（低）	mU/L	0.270～4.200
游离甲状腺素	FT$_4$	＞100.0	↑（高）	pmol/L	12.0～22.0
游离三碘甲状腺原氨酸	FT$_3$	＞50.0	↑（高）	pmol/L	3.1～6.8
抗甲状腺过氧化物酶抗体	Anti-TPO	472.0	↑（高）	U/ml	0～34.0
抗甲状腺球蛋白抗体	Anti-TG	73.2		U/ml	0～115.0
促甲状腺素受体抗体	TRAb	3.1	↑（高）	U/L	0～1.75

4. 影像学检查　胸部CT检查显示胸腺密度略高,似见团片状软组织密度影,大小4.2cm×2.2cm。

二、诊断

1. Graves 病。

2. 急性上呼吸道感染。

3. 胸腺增生。

三、治疗

入院后给予低碘高热量饮食，口服丙硫氧嘧啶，每次 100mg，3 次/天；口服普萘洛尔，每次 10mg，3 次/天；抗感染等治疗。住院 10 天后病情好转，患者要求出院。院外继续给予抗甲状腺治疗，每周监测血常规、甲状腺功能，定期复查胸腺 CT。

【临床思维分析】

胸腺增生或胸腺瘤是常见的前纵隔肿物，好发于 40～60 岁，男性略高于女性，主要表现为胸部不适或胸痛、气促等。胸腺增生常合并自身免疫性疾病，如 Graves 病、重症肌无力等。据报道，对 Graves 病患者的胸腺进行组织学检查发现约 1/3 的患者有胸腺增生。本例患者有典型的高代谢症状，怕热、多汗、心悸、体重下降等，查体发现甲状腺弥漫性肿大，伴手颤、突眼，实验室检查发现甲状腺功能异常及促甲状腺素受体抗体和甲状腺抗体增高，故诊断 Graves 病明确。患者虽无胸闷、胸疼及肌无力症状，但因发热行胸部 CT 检查发现胸腺异常团块影，请胸外科医师会诊，诊断胸腺增生明确。

【相关检验学基础知识】

Graves 病是一种伴甲状腺激素分泌增多的器官特异性自身免疫性疾病。95%的未经治疗的 Graves 病患者 TRAb 阳性，50%～90%的 Graves 病患者可出现 TPOAb、TGAb，女性高发［男女比例为（4～6）:1］，高发年龄为 20～50 岁。TRAb 是 Graves 病患者甲状腺功能亢进症的直接病因，TRAb 是促甲状腺激素（TSH）受体抗体，其功能具有高度异质性。①甲状腺刺激性抗体（TSAb），可与 TSH 受体结合发挥 TSH 样作用；②甲状腺刺激阻断性抗体（TSBAb），是 TSH 受体抑制剂，可拮抗 TSH 作用或破坏 TSH 受体。

（陈天宝）

参 考 文 献

王丽红，刘晓燕，金凤表，等，2013. Graves 病合并胸腺增生一例报道[J]. 中国全科医学，16（5）：582，586.

第四章

临床微生物检验、临床分子生物学检验

病例 1 高毒力肺炎克雷伯菌败血症伴全身多发脓肿一例

【本例要点】

高毒力肺炎克雷伯菌是社区获得性肝脓肿最常见病原体之一，致死率很高。高毒力肺炎克雷伯菌（hypervirulent Klebsiella pneumoniae，hvKP）感染区别于普通肺炎克雷伯菌（classic Klebsiella pneumoniae，cKP）的地方在于具有很强的侵袭性，hvKP 可以从感染的部位转移到非感染部位，能够在免疫系统完好的宿主间传播，因此常引起肝脓肿、肺部感染、泌尿系感染、血流感染等。cKP 常发生于长期卧床或住院的免疫力低下的患者，而 hvKP 可以感染无基础疾病的年轻人。hvKP 在社区获得性肺炎（CAP）比医院获得性肺炎（HAP）常见。糖尿病和社区获得性感染是 hvKP 血流感染的独立危险因素。肝脓肿患者肺炎克雷伯菌培养的阳性率最高。hvKP 是临床上常见的革兰氏阴性菌，由于 hvKP 在平板上生长的菌落有高黏液性，因此又称其为高黏液肺炎克雷伯菌，但事实上，细菌的高黏性虽然和其高毒力有一定相关性，但并非必要条件。高黏性肺炎克雷伯菌不等于 hvKP。可认为菌株的高黏液性与其高毒力密切相关，hvKP 具有很强的侵袭力及生物膜形成能力。

【病例概况】

一、病史

1. **主诉** 患者，男，67 岁，发热、咳嗽、伴左眼视力下降 5 天。

2. **现病史** 5 天前患者受凉后出现发热，体温 38.5℃，伴咳嗽，咳少许白痰，乏力，就诊于当地诊所，2 天内反复臀部肌内注射退热针 4 次，当天晚间患者自觉左眼视力骤降，仅可看见近处物体，1 天后完全失明，患者左眼疼痛、左侧头痛明显，伴左臀部持续疼痛。再次就诊。外院胸部 CT：双肺多发结节，炎症？为进一步诊治收入院。

3. **既往史** 2 型糖尿病 6 年，口服二甲双胍 2 片每天 2 次，阿卡波糖片（卡博平）2 片每天 2 次控制血糖，空腹血糖波动于 11～16mmol/L，餐后未测。吸烟 46 年，20 支/天。

4. **相关实验室、影像学或其他检查**

（1）血气分析：pH 7.05；PCO_2 12.5mmHg；PO_2 104.7mmHg↑；HCO_3^- 3.3mmol/L↓；BE 25.05mmol/L↓。

（2）血糖（Glu）：26.6mmol/L。

（3）尿常规：尿糖（++++），酮体（++++）。

（4）血常规：白细胞计数 $25.15 \times 10^9/L$；中性粒细胞百分比 75.1%。

（5）降钙素原（PCT）：12.73ng/ml。

（6）肝肾功能、电解质：未见异常。

（7）3 次血培养均培养出肺炎克雷伯菌，第一瓶阳性报警时间：3 天+3 小时；药敏试验结果见表 4-1-1。

表 4-1-1 药敏试验结果

抗生素	方法	结果	药敏	折点
替加环素	MIC	≤0.5	敏感	≤2，≥8
阿米卡星	MIC	≤2	敏感	≤16，≥64
左氧氟沙星	MIC	≤0.1	敏感	≤0.5，2
头孢他啶	MIC	≤0.12	敏感	≤4，≥16
环丙沙星	KB	32	敏感	≤21，≥26
头孢哌酮/舒巴坦	MIC	≤8	敏感	≤16，≥64
复方磺胺甲噁唑	MIC	≤20	敏感	≤40，≥80
头孢呋辛酯	MIC	2	敏感	≤4，≥32
头孢西丁	MIC	≤4	敏感	≤8，≥32
头孢吡肟	MIC	≤0.12	敏感	≤2，≥16
米诺环素	KB	19	敏感	≤12，≥16
美罗培南	KB	32	敏感	≤19，≥23
阿莫西林/棒酸	MIC	≤2	敏感	≤8，≥32
哌拉西林/他唑巴坦	MIC	≤4	敏感	≤16，≥128
亚胺培南	MIC	≤0.25	敏感	≤1，≥4
头孢曲松	MIC	≤0.25	敏感	≤1，≥4
头孢呋辛	MIC	2	敏感	≤8，≥32
厄他培南	MIC	≤0.12	敏感	<0.5，≥2

（8）腹部 B 超：肝脓肿。

（9）腹部增强 CT：肝脏病变 2.4cm×3.4cm，提示脓肿。

（10）眼科 B 超：左眼，玻璃体混浊，视网膜脱离。

（11）左臀部 B 超：左臀部积脓不除外。行超声引导下经皮脓肿引流术，引流出暗红色脓液 10ml。

（12）颅脑 CT，弥散加权成像（DWI），左侧半卵圆中心可见原先稍高信号影；左侧半卵圆中心可见点状长 T_1 长 T_2 信号影，液体抑制反转恢复（FLAIR）序列呈高信号，考虑亚急性脑梗死可能。

二、诊断

1. **初步诊断** 肺炎克雷伯菌败血症，血源播散性眼部脓肿，肝脓肿，臀部脓肿。

2. **诊断依据** 血培养多次培养出肺炎克雷伯菌、左臀部引流液培养出肺炎克雷伯菌、肝脓肿引流液培养出肺炎克雷伯菌。

3. 鉴别诊断　无。

4. 该患者最终诊断　肺炎克雷伯菌败血症，肺炎克雷伯菌侵袭性眼部脓肿，肝脓肿，臀部脓肿。

三、治疗

1. 糖尿病补液消酮治疗　给予强化胰岛素治疗。

2. 全身抗感染治疗　哌拉西林钠舒巴坦 5.0g 静脉滴注每 8 小时 1 次 + 万古霉素 0.6g 静脉滴注每 12 小时 1 次；2 天后改为美罗培南 0.5g 静脉滴注每 8 小时 1 次 + 利奈唑胺 0.6g 静脉滴注每 12 小时 1 次。

3. 眼部脓肿　行左眼玻璃体抽液术 + 左眼玻璃体注药术，注入 1 支头孢他啶 + 1 支万古霉素及左氧氟沙星滴眼液。

4. 脑梗死　进行二级预防药物治疗。

【临床思维分析】

1. 糖尿病合并败血症　2 型糖尿病合并血流感染的风险是非糖尿病患者的 4.4 倍，而 20%～22% 的血流感染患者合并 2 型糖尿病。糖尿病合并血流感染的主要病原菌：革兰氏阳性球菌（30%），金黄色葡萄球菌、表皮葡萄球菌、粪肠球菌等；革兰阴性氏杆菌（70%），肺炎克雷伯菌、大肠埃希菌、阴沟肠杆菌等。血流感染患者的预后取决于感染的严重程度、基础疾病、年龄及初始抗菌药物治疗是否恰当；研究显示 2 型糖尿病合并血流感染患者 30 天病死率达 15.5%，其中 10.7% 的患者伴发糖尿病酮症酸中毒，而并发酮症酸中毒者更易出现不良结局；重症感染患者初始经验治疗必须覆盖可能的病原体。

2. 肝脓肿、眼内炎患者　提示感染肺炎克雷伯菌可能，死亡率极高。糖尿病和肝脓肿是内源性眼内炎最常见的致病因素，尤以肺炎克雷伯菌感染多见。文献报道 3 例肺炎克雷伯菌致肝脓肿侵袭综合征中 2 例合并眼内炎，1 例合并腰椎感染，考虑为肺炎克雷伯菌的转移性侵袭。另有研究报道 4 例肺炎克雷伯菌致眼内炎，这些患者与后续肝脓肿和脑膜炎的发展相关，在糖尿病患者中更甚。对于内源性眼内炎的患者，单眼患病中一般是左眼高于右眼。从解剖学角度来说，左侧颈总动脉直接源于主动脉弓，属第一级分支，而右侧颈总动脉需通过无名动脉间接与主动脉弓发生联系，属第二级分支，所以左眼患病的概率相对较高。全身感染一旦经血行播散导致眼内炎，除非早期诊断及早期全身及局部抗感染治疗，必要时行玻璃体切割术联合抗生素治疗，有助于保存患者的部分视力。否则进展迅速，预后差。

3. 高毒力肺炎克雷伯菌败血症　高毒力肺炎克雷伯菌（hypervirulent Klebsiella pneumoniae，hvKP）与普通肺炎克雷伯菌（classic Klebsiella pneumoniae，cKP）的区别：cKP 常发生于长期卧床或住院的免疫力低下的患者，而 hvKP 可以感染无基础疾病的年轻人；HvKP 在 CAP 中较 HAP 更常见；hvKP 菌株对常见抗菌药物较为敏感，但近年来也逐渐有耐碳青霉烯类的 hvKP 报道，提示高毒力耐药菌株的出现。hvKP 首个感染部位并不明确，但就报道来看多以原发性肝脓肿为首要症状，并能全身播撒；hvKP 合并菌血症者病死率高达 55%；hvKP 培养后的菌落多为高黏性。铁载体相关基因（*iroBCDN*）、高黏表型相关基因（*rmpA*）是 hvKP 重要的毒力基因序列，证明了高黏表型和摄铁能力对 hvKP 的高毒力发挥重要的作用。高毒力肺炎克雷伯菌败血症的鉴定：菌株培养拉丝试验阳性及菌株毒力 PCR 鉴定：*iroB*、*iucA*（铁载体基因）、*magA*（荚膜相关基因）、*rmpA* 和 *rmpA2*（高黏表型基因）。

【相关检验基础知识】

1. 血培养的采集

（1）采集时机：尽可能在患者寒战开始时、发热高峰前 30～60 分钟采血。在患者接受抗生素治疗前采血，如患者已经应用抗菌药物进行治疗，应在下一次用药之前采血培养。

（2）采集套数及采血量：连续采集 2～3 套血培养，但不建议在 2～5 天重复采集，感染性心内膜炎除外。采血量成人每瓶 8～10ml，儿童根据体重采集相应血量。为了提高阳性率及判断是否污染，每位患者采集 2～3 套血培养（40～60ml），每套通常为 1 个需氧＋1 个厌氧。如果采血量不足，应优先将血液注入需氧瓶，剩余血液注入厌氧瓶，因为大部分需氧菌、兼性厌氧菌、酵母菌可以在需氧瓶中生长。

（3）保存条件：血培养瓶保留在室温环境，不得冷藏或冷冻。

（4）送检时间：血培养瓶尽快送实验室，2 小时内上机，任何延迟上机将会延迟或阻止检测细菌的生长，可能导致假阴性。

2. hvKP 的鉴定 有关 hvKP 的菌株鉴定尚无统一标准，临床上将肺炎克雷伯菌黏液丝试验阳性，或者肺炎克雷伯菌感染伴全身转移的患者，归因于 hvKP。故现在普遍使用对肺炎克雷伯菌临床分离株进行黏液菌丝试验作为判断是否为 hvKP 的粗略筛选试验。但并非所有 hvKP 菌株都具有高黏性特征，因此，不能仅仅凭高黏性特征或血清型别鉴定 hvKP，而应明确菌株的表型和基因型特性是否符合 hvKP 的特性以鉴定菌株的毒力，其中最常用到 K 血清型和毒力基因的检测。血培养及其他部位引流液培养均可见纯的黏液型菌落，接种环黏液拉丝 5mm 以上，经全自动鉴定药敏仪进行鉴定药敏试验，根据菌落形态、拉丝试验和药敏试验结果，结合患者病情进展情况，初步判断目标病原菌为肺炎克雷伯菌中的黏液型高毒力株。如需确切证据，仍需 K 血清型和毒力基因等方法进一步确认。

3. hvKP 的药敏试验 近年来，基于特异性基因的实验室鉴别手段，国内外均出现了有关多重耐药 hvKP（包括碳青霉烯耐药、替加环素耐药及多黏菌素耐药的 hvKP）的报道。这种基于实验室指标的定义可能会导致对 hvKP 耐药性的高估。如我国学者发表的基于生物标志物需氧菌素阳性定义的 hvKP 的研究发现，其超广谱 β-内酰胺酶检出率高达 7.1%，明显高于亚洲其他国家和地区，也与临床实践有较大差异。有学者等对基于临床定义的 140 例 hvKP 感染病例的分析发现，hvKP 对除氨苄西林外的抗菌药物均保持高度敏感，该研究将无胆道基础疾病的社区获得性化脓性肝脓肿伴其他部位或血流感染患者分离到的肺炎克雷伯菌定义为 hvKP。而也有研究报道在血流感染中，hvkp 中 *kpc* 基因携带率能达到 30% 以上。综上，关于 hvKP 耐药情况需开展进一步研究和调查。

（郑佳佳）

病例 2 一例抗酸染色阳性病例分析

【本例要点】

涂片查抗酸杆菌阳性不一定是结核分枝杆菌感染，需要结合临床和实验室检查明确病原，非结核分枝杆菌（NTM）可引起各类感染，应给予关注，必要时需开展 NTM 菌种鉴定和药敏试验等相关检测。

【病例概况】

一、病史

1. **主诉** 右肾积水行右肾切除，2013 年 11 月 16 日出院后出现间断发热，体温最高 38℃，伴尿频、尿急、尿痛；自服头孢呋辛酯症状缓解不明显。

2. **现病史** 1992 年患者诊断"甲状腺功能亢进"口服丙基硫氧嘧啶片后出现肾衰竭，查尿常规提示尿蛋白阳性、管型尿，同时血肌酐升高，双肾萎缩，给予口服药物保守治疗，2002 年于朝阳医院行左肾移植术，术后口服激素及免疫抑制剂。2003 年行膀胱癌膀胱镜下病灶切除术。2005 年因左肾积水行左肾切除。2013 年 7 月因胆囊恶性肿瘤行胆囊切除术、肝十二指肠韧带淋巴结清扫术。2013 年 11 月因右肾积水行右肾切除，出院后开始出现间断发热，体温最高 38℃，伴尿频、尿急、尿痛，自服头孢呋辛酯症状缓解不明显，来笔者所在医院门诊就诊。

3. **查体** 全身皮肤黏膜无黄染及出血。双眼睑无水肿。双肺呼吸音清，双侧肺底部未闻及干湿啰音。心率 78 次/分，各瓣膜区未闻及病理性杂音。腹部平软，无腹壁静脉曲张及肠型蠕动波，全腹无压痛、反跳痛、肌紧张，全腹未触及包块，肝脾肋下未及，Murphy 征阴性，叩诊呈鼓音，无移动性浊音，肠鸣音 3 次/分。双下肢无凹陷性水肿。

4. 相关实验室、影像学或其他检查

（1）相关实验室检查：见表 4-2-1。

表 4-2-1 相关实验室检查

项目名称	英文缩写	检验结果	高低	单位	参考区间
白细胞	WBC	15.0	↑（高）	10^9/L	3.5～9.5
中性粒细胞百分比	NE%	76.4%	↑（高）		40～75
尿培养		铜绿假单胞菌	↑（高）		无细菌生长
尿培养菌落计数		>10^5cfu/ml	↑（高）	cfu/ml	无细菌生长
C 反应蛋白	CRP	96.3	↑（高）	mg/L	0～5
红细胞沉降率	ESR	76	↑（高）	mm/h	0～15
尿白细胞计数（尿流式）		1604.5/μl	↑（高）	/μl	0～36
尿细菌计数（尿流式）		9983/μl	↑（高）	/μl	0～6000
尿亚硝酸盐	NIT	阴性			阴性
涂片查抗酸杆菌（痰）连续三次检测		3～9 条/100 个视野	↑（高）		0 条/300 视野
结核分枝杆菌γ干扰素释放试验（T-N）		22.9	↑（高）	pg/ml	0～20
PPD 试验		阳性	↑（高）		阴性
结核分枝杆菌特异性抗体检测（免疫印迹法）		阴性			阴性
结核抗体检测（免疫层析法）		阴性			阴性
结核抗体检测（一步免疫层析法）		阴性			阴性

（2）胸部 X 线片：双肺纹理重，右上肺可见少许点片影（图 4-2-1）。

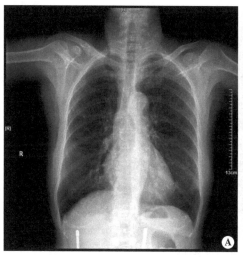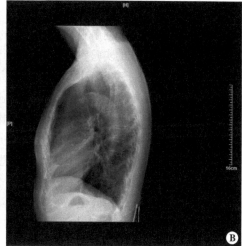

图 4-2-1 胸部 X 线片

二、诊断

1. 初步诊断　肾移植术后，泌尿系感染，肺结核待明确。

2. 诊断依据　间断发热，体温最高 38℃，伴尿频、尿急、尿痛。白细胞计数 15.0×10^9/L、尿常规提示白细胞满视野，细菌（尿流式）9983/μl，尿亚硝酸盐阳性，尿培养铜绿假单胞菌＞105cfu/ml，涂片查抗酸杆菌阳性，胸部 X 线片提示少许点片影。

3. 鉴别诊断　鉴于患者经历肾移植，属结核感染高危人群，对肺结核与肺部其他感染进行鉴别诊断。

4. 进一步检查　结核分枝杆菌 γ 干扰素释放试验（T-N）、PPD 试验、结核分枝杆菌特异性抗体检测（免疫印迹法）、结核抗体检测（免疫层析法）、结核抗体检测（一步免疫层析法）结核。

5. 该患者最终诊断　肾移植术后，泌尿系感染。

三、治疗

静脉注射哌拉西林他唑巴坦钠进行泌尿系感染抗感染治疗。

【临床思维分析】

对于泌尿系感染的诊断和治疗：临床选用哌拉西林他唑巴坦钠进行抗感染治疗，近 1 周后，复查相关指标，尿培养显示无细菌生长，血白细胞计数和中性粒细胞百分比恢复正常，C 反应蛋白和红细胞沉降率下降，尿白细胞每高倍视野 0～2 个，为正常范围。说明泌尿系感染诊断成立，抗感染治疗有效。

对于肺结核的诊断：患者入院后间断发热，胸部 X 线片显示右上肺少许点片影，既往史提示患者免疫力低下，为结核易感人群，3 次涂片查抗酸杆菌检查均报告了阳性结果，PPD 试验阳性，结核分枝杆菌 γ 干扰素释放试验阳性。然而患者既往无结核接触史和相关病史，抗泌尿系感染治疗后体温恢复正常，患者无典型结核症状及阳性体征；C 反应蛋白和红细胞沉降率治疗后均下降，结核三项阴性。临床医师会诊，根据胸部 X 线片无典型结核征象，结合部分实验室检测结果，排除结核。

既然不是结核，那又如何解释支持肺结核的证据呢？涂片查抗酸阳性又说明什么问题呢？首先解释一下支持肺结核的实验室检查，第一个是结核分枝杆菌 γ 干扰素释放试验，患者定量结果为 22.9pg/ml，略高于参考范围。这项检查是用于结核分枝杆菌感染的免疫学检查新方法，检测的是结核分枝杆菌抗原刺激外周血单核细胞产生的 γ 干扰素。临床应用中发现其还存在一定的干扰因素，可能导致假阳性结果。有研究报道它不能区分既往感染和新发感染，甚至既往感染在完成治疗后数十年仍可呈阳性结果。另外也有研究报道它不能区分结核和非结核分枝杆菌的感染，在非结核分枝杆菌肺病中 20.21% 的患者 γ 干扰素释放试验阳性，也就是说非结核分枝杆菌也可能导致 γ 干扰素释放试验阳性。

第二项检查是 PPD 试验，也就是结核菌素试验，PPD 是一种多克隆抗原混合物，包含多种成分，作为皮肤试验试剂存在不可避免的缺点，特别是特异度和敏感度不够。有报道显示，PPD 试验和 γ 干扰素释放试验都不能区分活动性结核和鸟分枝杆菌病，也就是说非结核分枝杆菌也可能导致 PPD 试验阳性。另外 C 反应蛋白和红细胞沉降率升高，可能是由泌尿系感染所致，两项指标都不是结核诊断的特异性指标，而且抗感染治疗后均降低。

最后一项，也是最为重要的一项检查，涂片查抗酸阳性，又如何解释呢？是不是抗酸阳性就一定是结核呢？分枝杆菌中的分枝菌酸与染料结合后很难被酸性脱色剂脱色而呈现粉红色，故名抗酸染色，抗酸阳性的细菌除有引起结核的结核分枝杆菌以外，还有麻风分枝杆菌和非结核分枝杆菌。因此涂片查抗酸杆菌阳性并不能说明结核分枝杆菌感染。在我们这个病例中，患者已排除肺结核，说明我们镜下看到的抗酸阳性的细菌不是结核分枝杆菌，同时患者不符合麻风病的典型临床症状，排除麻风分枝杆菌的可能，那么它只能是非结核分枝杆菌了。回顾病例，患者既往史提示其免疫力低下，是非结核分枝杆菌易感人群。然而患者并无咳嗽咳痰和肺部感染症状，结合痰常规检查，提示患者可能是上呼吸道非结核分枝杆菌定植，而并未发病。

【 相关检验基础知识 】

该病例的关键是非结核分枝杆菌。非结核分枝杆菌（NTM），是指结核分枝杆菌复合群和麻风分枝杆菌以外的其他分枝杆菌，广泛存在于自然环境中，为条件致病菌，目前已发现 150 余种，仅少部分对人体致病。NTM 在体内存在状态分 NTM 感染和 NTM 病，NTM 感染是指感染了 NTM，但未发病，本病例符合该特征，根据 NTM 感染部位不同，NTM 病又分为 NTM 肺病、肺外 NTM 病和播散性 NTM 病。其中 NTM 肺病具有与结核相似的临床表现，容易误诊为肺结核。值得一提的是，近 20 年非结核分枝杆菌的检出率呈快速上升趋势，尤其是 2010 年，检出率已高达 22.9%，如此高的增长趋势也提示我们，NTM 病已成为威胁人类健康的重要公共卫生问题。

从影像学表现来看，非结核分枝杆菌肺病也有类似结核的空洞病变、结节病变和支气管扩张病变，说明依靠影像学检查无法与肺结核相区分。

因此，对非结核分枝杆菌病的鉴别和诊断尤为重要，《非结核分枝杆菌病诊断与治疗专家共识》中指出 NTM 病的诊断应通过临床表现、影像学表现、细菌学及病理检查结果进行综合判断。在实验室检查方面，比较贴近笔者所在医院实际情况的流程是当可疑结核分枝杆菌或非结核分枝杆菌感染时，一方面抽血进行血液学的辅助检查，同时留取痰标本进行涂片查抗酸杆菌的检查，3次阴性，结合血液检查、临床症状和影像学检查可基本排除，阳性结果同样结合三项检查也可明确诊断。

（李艳君）

病例 3 布鲁氏菌病病例讨论

【本例要点】

布鲁氏菌病又称地中海弛张热、马尔他热、波浪热或波状热，是由布鲁氏菌引起的人畜共患性全身传染病，其临床特点为长期发热、多汗、关节痛及肝脾大等。

【病例1概况】

一、病史

1. 主诉　患者，女，52岁，间断右上腹胀，发热3月有余。

2. 现病史　3月余前患者出现右上腹胀，持续发热，体温最高达39.0℃，伴寒战，下腹部坠胀感，饥饿时伴恶心，腹胀可自行缓解，服用感冒药后体温可降至正常。上述症状反复发作。随后反复询问说有羊接触史。

3. 相关实验室检查（表4-3-1）　免疫球蛋白（IgG）32.40g/L↑，白细胞计数（WBC）2.54×10^9g/L↓，体温大于38.5℃时抽血培养送检。

表4-3-1　相关实验室检查

项目	结果	标志	生物参考区间	单位
白细胞计数（WBC）	2.54	↓（低）	3.5~9.5	10^9/L
红细胞计数（RBC）	3.2	↓（低）	3.90~5.20	10^{12}/L
血红蛋白（HGB）	92	↓（低）	116~155	g/L
血细胞比容（HCT）	27	↓（低）	37.0~47.0	%
平均红细胞体积（MCV）	86.7		80~98	fl
平均红细胞血红蛋白含量（MCH）	29.1		27.2~34.3	pg
平均红细胞血红蛋白浓度（MCHC）	336		329~360	g/L
红细胞体积分布宽度（CV）	14.7		<14.9	%
红细胞体积分布宽度（SD）	45.7		39.0~46.0	fl
血小板计数（PLT）	158		100~300	10^9/L
1小时红细胞沉降率	92	↑（高）	女：0~20	mm/h
丙氨酸转氨酶	54	↑（高）	0~40	U/L
天冬氨酸转氨酶	93	↑（高）	0~40	U/L

4. 相关影像学或其他检查 腹部 CT 可见脾大，骨髓穿刺排除多发性骨髓瘤可能。请风湿科、血液科会诊，进一步明确病因。行磁共振胆胰管成像（MRCP）检查，明确胆道有无病变。

二、诊断

1. 初步诊断 布鲁氏菌病。

2. 诊断依据 血培养结果回报：羊种布鲁菌。

3. 鉴别诊断 布鲁氏菌病继发感染可引起白细胞异常减少，患者需要做骨髓穿刺与血液系统疾病进行区分。

4. 进一步检查 血常规、骨髓象、类风湿因子等检查。

5. 该患者最终诊断 羊布鲁氏菌病。

三、治疗

请药理科会诊，建议应用多西环素、利福平进行抗布鲁氏菌治疗。

【病例 2 概况】

一、病史

1. 主诉 患者，男，67 岁，低热 3 个月，腰痛 2 个月。

2. 现病史 3 个月前患者无明显诱因出现低热症状，体温波动于 37.6～38.3℃，未予以重视，约 20 天后因低热持续，2 个月前，午休后起身时出现腰痛症状，就诊于当地医院，考虑风湿类疾病，给予相关治疗后，疼痛加重。

3. 相关实验室检查 C 反应蛋白 18.8mg/L。布鲁氏菌凝集试验阳性。

4. 相关影像学或其他检查 腰椎 MR：椎体附件未见受累，各椎间盘信号可见减低，并可见膨出，同水平硬膜囊前缘可见受压，以腰 4/5 间隙水平明显。

二、诊断

1. 初步诊断 布鲁氏菌性脊柱炎。

2. 诊断依据 布鲁氏菌凝集试验阳性。

3. 鉴别诊断 腰椎结核：青少年高发，表现为低热、盗汗、消瘦等，腰痛常剧烈，抗酸染色常阳性，影像学检查可见椎体信号改变。

4. 进一步检查 类风湿因子、腰椎 MRI、血培养等检查。

5. 该患者最终诊断 羊布鲁氏菌病、布鲁氏菌性脊柱炎。

三、治疗

已给予注射用盐酸多西环素，0.1g，静脉滴注。

【临床思维分析】

2 例患者无明显诱因出现反复低热数月、消化道一系列的症状、腰痛等，辗转多家医院，予以抗炎、抗风湿治疗后，症状未好转，甚至症状加重。病程历时数月，给患者带来无限痛苦。布鲁氏菌病特点是反复波浪热或波状热，长期发热、多汗、关节痛及肝脾大等。临床表现多样，但临床医师预判布鲁氏菌病的临床思维是快速诊断的要点。

【相关检验基础知识】

1. 病原体为布鲁氏菌（布氏杆菌）　1886 年，David Bruce 发现，革兰氏染色阴性微小球杆菌；羊、牛、猪、犬种可感染人类，羊种为主；对常用消毒剂均敏感。

2. 流行病学

（1）传染源：羊为主要传染源，其次是牛、猪；羊水、阴道分泌物具有传染性，皮毛、器官、乳汁、尿液等均可带菌。

（2）传播途径：直接或间接接触传播为主，可通过皮肤、黏膜、结膜（消化道、呼吸道）传播。

（3）易感人群：普遍易感。

3. 发病机制

（1）胞内寄生细菌，首先侵犯网状内皮系统。

（2）急性期大量繁殖侵入血液循环出现菌血症、毒血症。

（3）慢性期迟发超敏反应。

4. 临床表现　见表 4-3-2。

表 4-3-2　临床表现

	诊断前症状持续时间	主要症状	实验室检查	其他
亚临床	–	–	血清学（+）	多见于流行区
急性	<1 年	发热、出汗、食欲缺乏、关节痛、头痛、睾丸痛、肝脾大、淋巴结肿大	血清学（+）；培养（+）	其他并发症（心内膜炎、脑膜炎等）
慢性	>1 年	神经精神症状和低热	血清学（-）或低滴度（+）；培养（-）	
局限	未经治疗病例	骨关节、泌尿生殖系统、肝、脾容易受累	血清学（+）；培养（+）	
复发	2~3 个月	类似急性期	血清学（+）；培养（+）	需与再感染（彻底治疗 3 年后发病）相鉴别

5. 实验室检查

（1）一般项目：血常规显示白细胞计数正常或偏低，红细胞沉降率增快。

（2）培养：骨髓、血液、脑脊液等。

（3）血清凝集试验：双份 4 倍升高提示近期感染；霍乱、兔热病等假阳性；酶联免疫吸附试验（ELISA）。

（4）皮试：慢性期诊断，病程 6 个月内阳性率低。

6. 诊断

（1）流行病学 + 临床表现可临床诊断。

（2）分离到布鲁氏菌即可确诊。

（3）血清学阳性需结合临床。

7. 治疗

（1）抗菌治疗：是急性感染的主要治疗措施。有效药物：四环素、多西环素、链霉素、庆大霉素、利福平、磺胺类、氟喹诺酮类。

（2）菌苗疗法：辅助用于慢性感染。

8. 预后　良好，多 3～6 个月康复，未经过药物治疗病死率 2%～3%。

9. 预防　管理传染源；切断传播途径；保护易感人群。

（樊卫红）

病例 4　结核性肺炎病例分析

【本例要点】

肺部影像学检查是诊断肺结核的必备条件，对确定病变部位、范围、性质，了解其演变及选择治疗具有重要价值。痰结核分枝杆菌检查是确诊肺结核最特异的方法，对于菌阴肺结核需要进行 γ 干扰素释放试验、结核抗体检查、血常规、红细胞沉降率等试验以辅助诊断。

【病例概况】

一、病史

1. 主诉　患者，青年男性，29 岁，间断低热伴咳嗽、咳痰 1 个月。

2. 现病史　患者于 1 个月前无明显诱因出现低热，体温波动在 37～38℃，伴咳嗽、咳白痰，乏力、食欲缺乏，半个月来体重下降 2.5kg。无流涕、咽痛，无喘憋、呼吸困难和痰中带血。自服感冒药、消炎药（不详）效果不佳。3 天前于笔者所在医院就诊，胸部 X 线片提示双肺多发斑片影，拟"肺部感染"收入院。

3. 既往史　无慢性病史，一直在上海务工。

4. 查体　一般情况可，神志清楚。唇甲无发绀，浅表淋巴结不大。双肺可闻及湿啰音。

5. 相关实验室和影像学检查

（1）相关实验室检查：见表 4-4-1。

表 4-4-1　相关实验室检查

项目名称	英文缩写	检验结果	高低	单位	参考区间
白细胞	WBC	10.31	↑（高）	10^9/L	3.5～9.5
红细胞	RBC	4.32	↓（低）	10^{12}/L	4.5～5.8
血红蛋白	HGB	131.0		g/L	130～175
血细胞比容	HCT	39.8	↓（低）	%	40～50
平均红细胞体积	MCV	82.9		fl	82～100
平均红细胞血红蛋白浓度	MCHC	321		g/L	316～354
中性粒细胞	NEU%	90.1	↑（高）	%	40～75
中性粒细胞绝对值	NEU#	11.85	↑（高）	10^9/L	1.8～6.3
血小板	PLT	149		10^9/L	125～350

续表

项目名称	英文缩写	检验结果	高低	单位	参考区间
钾	K	3.82		μg/dl	3.5～5.3
肌酐	Cr	89.3		μmol/L	57～97
葡萄糖	Glu	5.63		mmol/L	3.9～6.1
降钙素原	PCT	0.68	↑（高）	ng/ml	<0.05
C 反应蛋白	CRP	45		mg/L	
红细胞沉降率	ESR	53		mm/h	
其他					
结核分枝杆菌 γ 干扰素试验		阳性			阴性
结核分枝杆菌核酸测定		阳性			阴性

（2）肺 CT：双肺散在分布斑片影、小结节状密度增高影，部分实变；可见空气支气管征，边缘模糊（图 4-4-1）。

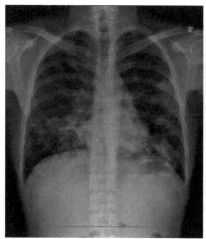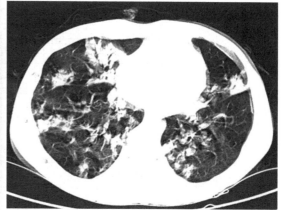

图 4-4-1　胸部影像学检查

二、诊断

1. **初步诊断**　肺部阴影原因待查：社区获得性感染、真菌感染、结核分枝杆菌感染。

2. **诊断依据**

（1）社区获得性感染：年轻男性，慢性病程。临床有呼吸道感染症状，低热、咳嗽咳痰伴乏力 1 个月。血常规化验白细胞和中性粒细胞明显升高，PCT 升高。肺部影像学提示双肺病变，考虑患者院外社区获得性感染，抗生素治疗后复查胸部 X 线片，对比治疗前后影像学改变。

（2）真菌感染：慢性病程，影像学提示双肺多发斑片状阴影。完善呼吸道标本真菌培养和真菌葡聚糖、真菌半乳甘聚糖试验协助诊断。

（3）结核分枝杆菌感染：年轻人，有外地打工史，营养状况和休息较差。临床症状表现为结核中毒症状，如慢性低热、消瘦、乏力和咳嗽咳痰。实验室检查红细胞沉降率快，C 反应蛋白升高。胸部 X 线片虽然没有结核空洞或浸润灶，但是需要尽快完善结核病相关检查。

3. 鉴别诊断

（1）肺部少见病原体感染，如非典型病原体感染（军团菌、肺炎支原体、衣原体），都会导致低热伴有咳嗽咳痰，胸部影像学检查特点可以有双肺病变特点，尽快完善相关抗体或核酸检测。

（2）自身免疫性疾病：慢性低热，红细胞沉降率和C反应蛋白升高，要与非感染性疾病尤其是自身免疫性疾病鉴别。完善自身免疫抗体有助于鉴别诊断。

三、治疗

入院后选择莫西沙星注射液抗感染治疗，可以覆盖常见社区获得性病原菌和非典型病原体，患者体温有所下降，细菌培养和真菌培养没有阳性发现，呼吸道病毒检测阴性。痰抗酸染色（3次）阴性。但是完善结核分枝杆菌 γ 干扰素释放试验阳性，经气管镜取肺泡灌洗液做结核分枝杆菌核酸测定阳性。虽然胸部 CT 不典型，但是试验性抗结核治疗（利福平、异烟肼、乙胺丁醇）1 周后体温恢复正常（图 4-4-2）。建议患者出院去结核病专科医院继续治疗。

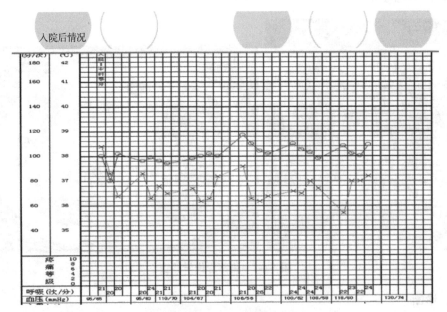

图 4-4-2　入院后体温变化

【临床思维分析】

关键点：鉴别判断发热原因。

1. 即使是疑难患者，非特征性表现的常见病仍较罕见病常见。注意把握一些常见病的非特征表现。例如，心内膜炎——心脏杂音；肝脓肿——肝区肿痛、叩痛；胆道感染——黄疸、Murphy征阳性；粟粒性结核——PPD（结核菌素）试验等。

2. 发热患者无论是感染或非感染性疾病，往往具有其常见的受累部位，即具有一定特征性的"定位"表现，发现"定位"线索，对可疑诊断初步分类。

3. 疾病的发展有其自身的时间规律，有些症状、体征是逐步显现出来的，采集病史、体格检查需要"重复"，实验室检查需要反复送检提高阳性率。

4. 应用新技术、新设备，重视创伤性检查的价值。

5. 实验室检查与其他一些特殊检查可以补充病史与体检的不足，尤其对一些仅以发热为主要表现而缺乏明确的反映器官损害的症状和体征的患者，往往有重要的诊断与鉴别诊断的意义，有时具有决定性诊断意义。例如，该病例影像学检查考虑真菌性肺炎，可是实验室检查不支持。而且围绕结核病相关检测有阳性发现，而且治疗效果好，进一步确诊结核病。

6. 观察疾病自身变化和经验性治疗效果，结合临床分析判断发热原因。

【相关检验基础知识】

1. 思路1 结核分枝杆菌核酸检测在肺结核诊断中的意义及注意事项。PCR 能快速检测结核分枝杆菌，其特异度和敏感度均大于 95%，高于涂片和培养方法，但亦有假阳性的可能，因此仅结核分枝杆菌 DNA 试验阳性不能确诊为结核病，需结合其他项目综合评价。此外，DNA 检测不能区分死菌或活菌，因而该项目不能用于抗结核治疗疗效的评价。

2. 思路2 免疫学检测在肺结核诊断中的意义及注意事项。

结核分枝杆菌进入人体，可诱导细胞免疫和体液免疫。活动期细胞免疫功能低下，抗体效价升高；恢复期或稳定期，细胞免疫功能增强，而抗体效价下降。目前，主要有 PPD 试验、全血干扰素测定、结核分枝杆菌抗原和抗体检测。

（1）PPD 试验：阳性反应表示感染，3 岁以下婴幼儿按活动性结核病论；成人强阳性反应提示活动性结核病可能，应进一步检查；阴性反应特别是较高浓度三期试验仍阴性则可排除结核病。尚有少数患者已证明活动性结核病，不存在免疫抑制疾病或药物、急性病毒感染、营养不良、肿瘤、结节病等影响因素，但结核分枝杆菌反应阴性。

（2）全血干扰素释放试验：单核细胞与纯蛋白衍生物和对照抗原共同孵育后，致敏的淋巴细胞可分泌 γ 干扰素，通过检测 γ 干扰素的含量鉴定菌种。该试验的结果与 PPD 试验相当，但敏感性显著高于 PPD 试验，受卡介苗接种的影响小，同时可避免 PPD 试验在操作和结果判断上存在的主观因素的影响。该试验的阳性预测值并不高，在一定程度上限制了其在结核病患者预测诊断中的应用，但其阴性预测值较高，可用于排除活动性结核病的诊断。该试验对肺内、肺外结核的灵敏度和特异度均大于 90%。目前已有两种较为成熟的方法，即 Quanti FERON-TB GOLD 和 T-SPOTTB 试验，应用结核分枝杆菌早期分泌抗原靶和培养滤液蛋白特异抗原刺激细胞检测。

（3）结核抗体检测：阳性提示曾感染结核分枝杆菌，阴性表明未感染过结核分枝杆菌。抗体检测方法简便、快速，其特异性有赖于所用抗原。脂质阿拉伯聚糖，分子量为 38kDa、30kDa 和 16kDa 的蛋白质为靶抗原，其抗体在活动性肺结核患者中检测敏感度为 82%～89.7%，特异度为 95.7%～97.5%。

3. 思路3 红细胞沉降率和血常规检查在肺结核诊断中的意义及注意事项。

红细胞沉降率：肺结核患者红细胞沉降率大多增快，它对肺结核的鉴别诊断无特殊意义，仅能作为判断病情活动性的指标。

血常规：肺结核患者的血白细胞计数一般正常。在急性进展期血白细胞计数可略高，并有核左移现象。急性粟粒型肺结核白细胞计数可偏低，重症肺结核时可发生类白血病样血常规。

4. 思路4 结核病的实验室诊断方法比较。

（1）传统的抗酸染色（姜尼染色）敏感度低，需要多次反复送检以增加阳性率；传统的结核分枝杆菌固体培养（罗氏培养）所需时间较长，2～3 个月。现在液体培养及药敏试验已经将结核分枝杆菌培养时间缩短至平均 20 天。

（2）血清学的 γ 干扰素释放试验有望代替结核菌素皮肤试验（TST），但不能区分活动性肺结核（TB）与潜伏感染，需要结合临床特点及影像学特点综合判断。

（3）分子生物学诊断：TB-DNA 和 TB-mRNA，敏感度高特异性强，可以早期、快速、准确地诊断结核病。诊断结核分枝杆菌阳性率显著高于痰涂片抗酸染色和改良罗氏培养法。当然深部取材的合格标本非常重要。

（顾海彤）

病例 5　一例格特隐球菌脑膜炎病例分析

【本例要点】

1. 中枢神经系统（CNS）感染一旦发生，临床治疗难度加大、患者住院时间延长并影响预后，早期正确的病原学诊断和及时有效的抗菌治疗成为关键。

2. 隐球菌感染是一种重要的机会性真菌感染，主要病原体包括新型隐球菌（格鲁比变种和新生变种）和格特隐球菌。新型隐球菌感染认为与鸽粪有关，多感染慢性消耗性疾病或全身性免疫缺陷性疾病史者（如癌症、获得性免疫缺陷综合征、应用皮质类固醇治疗）。格特隐球菌可感染免疫正常者，主要分布在热带和亚热带，具有植物定植性和动物毒性特点，曾在加拿大和美国暴发流行。

3. 目前，培养仍是诊断 CNS 感染的金标准，但 Chromagar 显色培养基、全自动微生物鉴定仪 Vitek Compact 鉴定仪等常规鉴定方法不能准确区分新型隐球菌和格特隐球菌；刀豆氨酸-甘氨酸-溴麝香草酚蓝培养基（CGB）鉴定格特隐球菌的特异度和敏感度均较高（93%～100%），可作为分离、鉴定格特隐球菌的筛检培养基。脑脊液荚膜抗原检测敏感度和特异度高，可达 97%，能实现早期快速诊断。质谱技术和分子生物学技术对隐球菌病的菌种鉴定和分型研究意义重大，不失为很好的鉴定格特隐球菌的方法。

4. 任何微生物报告结果的解读都不能脱离临床，实验室鉴定结果需结合患者病史、临床表现、影像学及其他检查结果综合分析，区分真实感染还是定植或携带污染，以获得科学、准确的病原学结果，为临床诊断和改善患者预后提供帮助。

5. 微生物检验人员应主动与临床医师沟通联系，共同讨论解决 CNS 感染性疾病诊疗中的疑难问题。

【病例概况】

一、病史

1. **主诉**　头痛 2 个月，加重 1 个月。

2. **现病史**　2 个月前，患者无明显诱因出现头痛，程度可忍受，持续 1 天后好转，伴右手抓握力减弱。就诊某医院头颅 CT 未见明显异常密度影，MRI 示左侧半卵圆中心腔隙性脑梗死，右侧上颌窦黏膜下囊肿，给予对症治疗。1 个月前患者头痛再次出现，为持续性波动性胀痛，程度不能忍受，下午或晚上加重，查 CT 无明显异常。25 天前出现恶心、呕吐伴尿频，20 天前头痛无缓解，就诊某院考虑脑梗死，给予抗凝、降脂治疗 1 周。15 天前脑电图中度异常，查头颅血管造影（CTA）示右侧椎动脉较对侧纤细，双侧额窦、上颌窦及筛窦炎症，考虑头痛与鼻窦炎有关。13 天前头痛无减轻伴视物双影、视力下降。1 周前就诊笔者所在医院，查眼底双侧视神经盘水肿，查头颅 MRV 及高清 MRI 增强左侧横窦壁强化，于 2016 年 6 月 8 日急诊以"颅内压增高原因待查"收住院。患者自发病以来，精神差、食欲差、睡眠差，21 天未大便，小便频繁，体重下降 2.5kg。发病前无动物接触史、无国外或国内旅游史。

3. 既往史　10 年前头外伤轻微脑震荡。1 年前曾因胸憋气短，CT 见左肺占位疑诊肺癌于北京某医院住院，其间活检特殊染色见真菌而诊断"肺真菌感染"。吸烟 20 年，饮酒史 20 年。

4. 查体　血压 160/95mmHg，神志清楚，言语流利。颈抵抗四横指，双上肢腱反射减弱，双下肢腱反射未引出，双侧病理征阴性。

5. 相关实验室、影像学或其他检查　2 次腰椎穿刺脑脊液常规、生化和微生物检测结果见表 4-5-1、表 4-5-2。脑脊液病毒抗体 10 项检测均为阴性，脑脊液墨汁染色阳性，脑脊液隐球菌荚膜抗原胶体金法检测阳性，脑脊液培养生长酵母样真菌菌落，Vitek Compact 鉴定为新型隐球菌（99%）；质谱分析仪（MALDI-TOF MS）鉴定为格特隐球菌（2.3 分）；自制基因芯片检测新型隐球菌特异性探针阳性；ITS 和 IGS 测序结果均为格特隐球菌。2016 年 6 月 9 日患者头颅 MRV 及高清 MRI 增强示双侧侧横窦壁强化（表 4-5-3）。

表 4-5-1　第 1 次腰椎穿刺查脑脊液常规、生化和微生物结果（2016 年 6 月 9 日）

项目名称	检验结果	高低	单位	参考区间
细胞总数	129	↑（高）	10^6/L	0～10
白细胞	91	↑（高）	10^6/L	0～10
单核%，多核%	84%，16%	↑（高）		
蛋白	73	↑（高）	g/L	15～45
葡萄糖	1.4	↓（低）	mmol/L	2.8～4.5
氯化物	102	↓（低）	mmol/L	120～130
墨汁染色	阴性			阴性

表 4-5-2　第 2 次腰椎穿刺查脑脊液常规、生化和微生物结果（2016 年 6 月 12 日）

项目名称	检验结果	高低	单位	参考区间
细胞总数	181	↑（高）	10^6/L	0～10
白细胞	81	↑（高）	10^6/L	0～10
单核%，多核%	75%，25%	↑（高）		
蛋白	65	↑（高）	g/L	15～45
葡萄糖	1.3	↓（低）	mmol/L	2.8～4.5
氯化物	108	↓（低）	mmol/L	120～130
墨汁染色	阳性	↑（高）		阴性

表 4-5-3　影像学检查及病理检查结果

日期	检查项目	检查结果	检查图
2016 年 6 月 9 日	头颅 MRV 及高清 MRI 增强	双侧侧横窦壁强化	
2016 年 6 月 12 日	脑脊液病理（左，墨汁染色；右，PAS）	镜下见多量淋巴细胞、单核细胞及吞噬细胞，其内可见多量灶状分布的圆形或卵圆形结构，可见荚膜及芽生现象	

二、诊断

1. 初步诊断　颅内压增高原因待查，颅内静脉窦血栓形成？中枢神经系统感染？低钠低氯血症。

2. 诊断依据　患者有头痛、颈项强直、视神经盘水肿等颅内高压表现，腰椎穿刺颅内压＞330mmH$_2$O，脑脊液常规可见白细胞数增多，脑脊液生化提示蛋白升高，糖和氯化物降低，中枢神经系统感染不除外，结合患者 1 年前曾明确诊断"肺部真菌病"，考虑颅内隐球菌感染的可能，复查腰椎穿刺送检脑脊液相关化验。

3. 鉴别诊断

（1）颅内静脉窦血栓形成：患者为中年男性，亚急性起病，出现头痛、视神经盘水肿等颅内高压症状，查体头 MRV 示左侧横窦未见显影，需进一步完善颈静脉超声等相关检查以明确诊断及寻找病因。

（2）癌性脑膜炎：该病为全身其他部位肿瘤发生转移浸润脑膜，表现为顽固性头痛、恶心呕吐，脑神经或脊神经功能障碍，伴有不同程度的脑膜刺激征，脑脊液中找到癌细胞有助于诊断。该患者 1 年前胸部 CT 见左肺占位疑诊肺癌，需进一步鉴别诊断。

三、治疗

入院后积极完善相关辅助检查进一步明确诊断及评估病情，共进行 2 次腰椎穿刺，首次腰椎穿刺未见异常，给予抗病毒、抗凝、改善微循环等对症支持治疗。第二次脑脊液墨汁染色阳性，脑脊液培养 2 天生长真菌菌落，鉴定为格特隐球菌。确定诊断为隐球菌脑膜炎，给予两性霉素 B 联合氟康唑治疗。

【临床思维分析】

中枢感染指各种生物性病原体（包括病毒、细菌、立克次体、螺旋体、寄生虫、朊蛋白等）侵犯中枢神经系统实质、被膜及血管等引起的急性或慢性炎症性（或非炎症性）疾病。新型隐球菌对脑脊液具有趋向性，中枢神经系统隐球菌病可表现为脑炎、脑膜炎或脑占位性病变。脑脊液墨汁涂片是常用的真菌学检测方法，对于隐球菌脑膜炎的诊断和疗效评定具有重要的意义。隐球菌抗原检测敏感性和特异性高，可实现早期快速诊断。脑脊液病理检查可见荚膜及芽生现象，真菌培养有菌落生长，经多种方法鉴定为格特隐球菌。结合患者临床表现、体征、既往史及实验室检查结果，确诊隐球菌性脑膜炎。

【相关检验基础知识】

1. 墨汁染色原理与操作步骤　墨汁染色为背景黑色而菌体本身不着色的染色法，称负染色法，此法用于观察隐球菌的荚膜。脑脊液标本离心后取沉淀物 1 滴于洁净玻片上，加 1 滴按一定比例稀释后的印度墨汁，混匀后覆盖盖玻片镜检。镜下看到透亮的宽厚荚膜，即为墨汁染色阳性（图 4-5-1～图 4-5-4）。

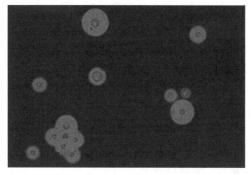
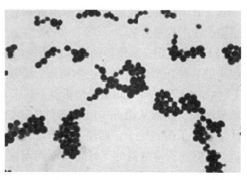

图 4-5-1　CSF 墨汁染色（200 倍），可见透亮圆形菌体，有出芽，荚膜宽、厚（彩图见文后插页）

图 4-5-2　革兰氏染色（1000 倍），圆形或卵圆形真菌孢子及芽生孢子（彩图见文后插页）

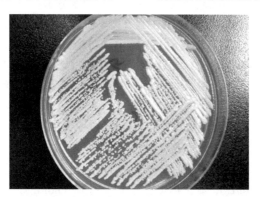

图 4-5-3　SDA 28℃培养 2 天，酵母样菌落，光滑，湿润，乳白色（彩图见文后插页）

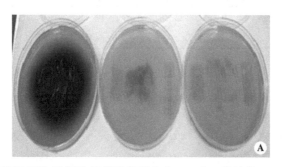
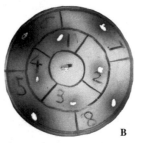

图 4-5-4　刀豆氨酸-甘氨酸-溴麝香草酚蓝（CGB）35℃培养 3～5 天，白念珠菌（ATCC 35201）和新型隐球菌（ATCC）生长使培养基为黄色，格特隐球菌使培养基变为蓝色（彩图见文后插页）

A. 引自 J Clin Microbiol，2009，47（11）：3669-3672；B. 由中国人民解放军总医院提供，1～8 均为格特隐球菌，5 为本病例分离菌株，-为新型隐球菌

2. **隐球菌荚膜多糖抗原检测**　通过抗隐球菌荚膜多糖抗体检测血清或脑脊液标本中的隐球菌荚膜多糖成分，其为一种早期无创的诊断方法，具有很高的诊断价值。方法操作简单，检测时间短，不需要特殊培训和特殊设备，只需将试纸条插入至加入 40μl 稀释液和 40μl 的样本中，10 分钟即可检出结果，出现对照条带和检测条带阳性，仅出现对照条带阴性。其适用于临床有不明原因发热、头痛等症状疑似隐球菌脑膜炎患者或有发热、咳嗽等疑似肺隐球菌病患者的病原诊断与鉴别诊断及治疗疗效评价。

3. **真菌培养与分离鉴定**

（1）真菌培养：就是把临床标本置入培养基中，观察是否有真菌菌落形成，是临床诊断真菌感染的常用检查方法。

（2）分离鉴定：基质辅助激光解析电离飞行时间质谱技术（MALDI-TOF-MS）是近年来发展起来的一种新型的软电离生物质谱，仪器主要由两部分组成，即基质辅助激光解吸电离离子源（MALDI）和飞行时间质量分析器（TOF）。MALDI 的原理是用激光照射样品与基质形成的共结晶薄膜，基质从激光中吸收能量传递给生物分子，而电离过程中将质子转移到生物分子或从生物分子得到质子，而使生物分子电离。TOF 的原理是离子在电场作用下加速飞过飞行管道，根据到达检测器的飞行时间不同而被检测即测定离子的质荷比（M/Z）与离子的飞行时间成正比，检测离子。MALDI-TOF-MS 具有灵敏度高、准确度高及分辨率高等特点，为生命科学等领域提供了一种强有力的分析测试手段，并正扮演着越来越重要的作用。质谱分析仪鉴定（MALDI-TOF MS）本病例菌株为格特隐球菌（2.3 分）。

（3）分子测序鉴定：真菌通用引物 ITS1、ITS4 和 IGS（P1、P2）进行 PCR 扩增。ITS1：5'-TCCGTAGGTGAACCTGCGG-3'；ITS4：5'-TCCTCCGCTTATTGATATGC-3'；P1：ATCAATAAGCGGAGGAAAAG；P2：CTCTGGCTTCACCCTATTC。PCR 扩增阳性产物进行测序，测序结果提交 Genbank 进行 BLAST 程序比对，本病例菌株测序结果与 *Cryptococcus gattii* 相似度≥99%。

4. **脑脊液实验室检测**　脑脊液常规检测包括性状、外观，正常脑脊液为无色、透明样液体，蛋白定性试验（Pandy）阴性。细胞计数及分类：成人（0～10）×10^6/L，儿童（0～8）×10^6/L，淋巴细胞百分比 70%，单核细胞百分比 30%。脑脊液生化包括蛋白定量（正常 0.2～0.45g/L）、葡萄糖（正常 2.8～4.5mmol/L）、氯化物（正常 120～130mmol/L）。

表 4-5-4　不同种类中枢神经系统感染与正常脑脊液检测比较

脑脊液	压力（mmH$_2$O）	外观	白细胞数（×10^4）	Pandy 试验	蛋白（g/L）	糖（mmol/L）	其他改变
正常	<180	清亮	<10	–	0.2～0.4	2.8～4.5	氯化物 110～120 mmol/L
化脓性脑膜炎	高	米汤样	数百至数万，多核细胞为主	++～+++	明显增高	明显减少	涂片、培养可发现致病菌。氯化物可降低
结核性脑膜炎	高或较高	毛玻璃样	数十至数百，淋巴细胞为主	+～+++	明显增高（≥1g/L）	减少	薄膜涂片、培养可发现结核分枝杆菌。氯化物可降低
病毒性脑炎、脑膜炎	正常或较高	清亮或不太清亮	正常至数百，淋巴细胞为主	±～++	正常或稍增高	正常	特异性抗体增高，可分离出病毒
隐球菌性脑膜炎	高	不太清亮	数十至数百，淋巴细胞为主	+～+++	增高（可≥1g/L）	减少	墨汁染色、真菌培养可发现真菌。氯化物可降低

5. 脑脊液中隐球菌诊断流程 腰椎穿刺的第 1、3 管脑脊液（CSF）进行细胞学，生物化学检查；第 2 管 CSF 进行微生物学检验，包括 CSF 微生物快速检测（CSF 墨汁染色和隐球菌荚膜抗原）和 CSF 培养（CSF 真菌培养、CSF 血培养瓶培养）。CSF 微生物快速检测阳性，报告临床诊断隐球菌；CSF 真菌培养生长的菌落进行自动化仪器鉴定或质谱鉴定，进行药敏试验，报告临床；CSF 血培养阳性报警后涂片镜检同时转种沙保弱（SDA）培养基培养，生长菌落进行自动化仪器鉴定或质谱鉴定，进行药敏试验，报告临床。

（曹敬荣　王培昌）

病例 6 一例诺卡菌肺炎病例分析

【本例要点】

1. 实验室实践 重视临床标本的检验操作，提高专业水平。痰涂片镜检可以快速发现诺卡菌菌丝为革兰氏阳性分枝杆菌；诺卡菌生长的特殊性，一般实验室普通痰培养只观察 24 小时便丢弃标本，易造成漏检。基因检测如聚合酶链反应（PCR）检测和第二代测序（NGS），具有快速、敏感性高等特点，有助于提高阳性检出率。

2. 科学思维 对检验过程获得的资料整理加工、分析综合。诺卡菌为条件致病菌，可引起免疫功能低下患者感染，如长期使用糖皮质激素或免疫抑制剂患者，有慢性基础疾病如糖尿病患者等。诺卡菌侵入途径以吸入为主，肺是诺卡菌感染最常见的受累器官，慢性呼吸道疾病患者出现肺部感染需警惕诺卡菌感染的可能。诺卡菌的临床及影像学表现缺乏特异性，确诊主要依据诺卡菌分离和鉴定。因其生长缓慢，实验室痰培养时应适当延长培养时间和培养次数，提高阳性率。

3. 结合临床 主动与临床沟通。本例患者为中老年男性（54 岁），园林工人；有基础疾病，如糖尿病、血管炎，应用免疫抑制剂；亚急性或慢性起病（1 个月）；发热伴咳嗽、咳痰；肺内有干湿啰音；炎性指标（WBC、CRP、PCT）升高；胸部 X 线片、CT 显示双肺多发病灶：斑片状高密度影、厚壁空洞；应用广谱抗菌药物治疗不佳时，需考虑其他少见病原体，如诺卡菌、非结核分枝杆菌、放线菌等，并需注意与结核、放线菌感染、肺真菌病相鉴别。

【病例概况】

一、病史

1. 主诉 发热，咳嗽 1 个月。

2. 现病史 1 个月前患者着凉后出现发热，伴畏寒、咳嗽、咳痰，痰为橙红色胶冻样，伴有脓臭味。自行服用头孢类抗生素，症状逐渐加重，出现喘息。患者于 2018 年 7 月 11 日就诊于笔者所在医院急诊科。

3. 既往史 冠心病 2 年，高血压 2 年，糖尿病 5 年，应用阿卡波糖、格列喹酮、预混胰岛素 30R 42U/d。

4. 查体 体温 39℃，脉搏 110 次/分，呼吸 29 次/分，血压 148/73mmHg，SaO_2 90%。神志清楚，双肺闻及干湿啰音。双下肢有中度水肿。

5. 相关实验室、影像学或其他检查

（1）相关实验室检查：血常规示白细胞计数 11.88×10^9/L、中性粒细胞百分比 80.6%，血红蛋白、血小板正常。生化示肝肾功能正常，钾 2.30mmol/L，钠 123mmol/L，葡萄糖 20mmol/L；尿酮体（+），血气 PaO_2 50.2mmHg，$PaCO_2$ 40.1mmHg，pH 7.554，乳酸 2.6mmol/L，糖化血红蛋白 15.8%，PCT 1.7ng/ml，CRP 224mg/ml，痰查细菌示 2+革兰氏阳性菌（分枝状）、1+革兰氏阴性杆菌，抗酸杆菌阴性，T-sport 阴性，G 试验、GM 试验阴性。

（2）相关影像学或其他检查：2018 年 7 月 11 日的胸部 X 线片及 CT：肺多发团块状高密度灶，多发空洞，部分伴气-液平面。心脏超声示左心扩大，左心室壁阶段性运动异常，肺脉瓣反流（轻度），二尖瓣反流、三尖瓣反流（轻度），左心室舒张功能减低。

二、诊断

1. 初步诊断　　重症肺炎、肺脓肿；2 型糖尿病，糖尿病性酮症；高血压 2 级，极高危。补充诊断：肺诺卡菌病。

2. 诊断依据　　中老年男性（54 岁），园林工人；有基础病：糖尿病，血管炎；免疫功能障碍（糖尿病）、应用免疫抑制剂；亚急性或慢性起病（1 个月）；发热伴咳嗽、咳痰；肺内有干湿啰音；炎性指标（WBC，CRP，PCT）升高；胸部 X 线片、CT 显示双肺多发病灶：斑片状高密度影、厚壁空洞；痰涂片可见分枝状革兰氏阳性杆菌，培养有诺卡菌生长；利奈唑胺 + 阿米卡星 + 复方磺胺甲噁唑控制感染，患者病情明显好转，复查胸部 CT 显示病变较前明显吸收。

3. 鉴别诊断

（1）细菌性肺炎（如金黄色葡萄球菌肺炎）：其与金黄色葡萄球菌肺炎的鉴别为金黄色葡萄球菌感染血常规更高，但广谱抗生素治疗有效，肺部为浸润性改变，多呈双侧广泛分布，多发小脓肿空洞多见，胸水少见。

（2）肺结核：其与肺结核主要区别在于结核分枝杆菌抗酸性强，不易脱色，用弱抗酸染色法可区分诺卡菌属与分枝杆菌属。

（3）肺曲菌病和放线菌病：其与特异性感染性疾病中的放线菌病及曲菌病相鉴别，前者可查到硫黄颗粒，后者为肺部最常见的真菌病，典型病例早期主要表现为结节或肿块，周边可见晕征，空洞形成时，可见新月征。但肺曲霉菌病、肺隐球菌病、肺念珠菌病等真菌病也可以表现为炎性病变，影像学表现缺乏特异性。肺真菌病确诊依赖于组织病理学或病原学检查找到致病菌，而肺诺卡菌病的组织活检表现为脓肿或炎症，确诊依靠病原学培养。

三、治疗

根据患者临床表现、体征及实验室检查等，临床给予头孢哌酮/舒巴坦抗感染，平喘，补液，控制血糖，补钾等支持治疗。2018 年 7 月 16 日患者仍有发热，最高体温 39.8℃。7 月 17 日痰培养回报：豚鼠耳炎诺卡菌，进一步诊断肺诺卡菌病。根据痰培养结果临床调整使用抗生素，停用头孢哌酮/舒巴坦，给予利奈唑胺 + 阿米卡星 + 复方新诺明控制感染，补充热量，持续维持水、电解质平衡。临床追问职业：园林工人。7 月 17 日胸部 CT 示两肺多发大小不等结节状、团块状高密度影，病变内有不规则空洞；7 月 18 日行头颅 MRI 及腹部 CT 均未见明显异常。7 月 20 日后体温下降至 37.5℃，SaO_2 95%以上，血气恢复正常。7 月 25 日复查的胸部 CT，与 7 月 17 日相比，双肺多发大小不等结节状、团块状高密度影，大部分病变较前范围有所减小；病变内不规则空洞范围较前也减小；左侧胸腔少量积液较前减少。7月30日复查 CRP 7.61mg/L，PCT 0.066ng/ml，ALB 29.0mmol/L。7月31日胸部 CT 与7月25日胸部 CT 相比，情况愈发好转。患者于8月2日出院（表4-6-1）。

表4-6-1 患者病程中白细胞和中性粒细胞变化趋势

日期	白细胞（10^9/L）	中性粒细胞百分比（%）
7月11日	11.99	81
7月12日	5.95	88.6
7月15日	6.05	80.2
7月19日	5.82	78.3
7月23日	3.81	69.1
7月24日	4.08	68.7
7月30日	4.01	57.6

【临床思维分析】

1. 病例特点　中老年男性（54岁），园林工人；有基础病：糖尿病，血管炎；免疫功能障碍（糖尿病）、应用免疫抑制剂；亚急性或慢性起病（1个月）；发热伴咳嗽、咳痰；肺内有干湿啰音；炎性指标（WBC，CRP，PCT）升高；胸部 X 线片、CT 显示双肺多发病灶：斑片状高密度影、厚壁空洞；痰涂片可见分枝状革兰氏阳性杆菌，培养有诺卡菌生长；利奈唑胺＋阿米卡星＋复方磺胺甲噁唑控制感染，患者病情明显好转，复查胸部 CT，病变较前明显吸收。

2. 诺卡菌特点　诺卡菌广泛存在于自然界中，带菌的土壤、尘埃或食物可通过呼吸道、破损皮肤、伤口、消化道进入体内，各种原因使机体抵抗力降低时其可引起发病。标本直接革兰氏染色镜检为革兰氏阳性、细长、分支明显或小串珠样杆状体，小串珠不紧密相连。痰标本直接涂片革兰氏染色可见典型的分枝菌丝，菌丝呈90°分枝具有诊断意义（图4-6-1）。

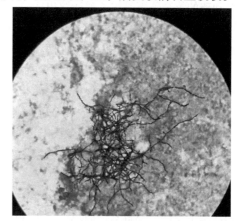

图4-6-1 痰标本革兰氏染色（10×100）：革兰氏阳性杆菌，分枝状（彩图见文后插页）

【相关检验基础知识】

1. 痰标本的送检　清晨漱口后留取痰标本，标本必须新鲜，室温下采集，采集后应立即送检（<2小时）；镜下鳞状上皮细胞<10个/LPF，白细胞>25个/LPF 或鳞状上皮细胞：白细胞<1∶2.5，为合格痰标本（表4-6-2）。

表4-6-2 镜下呼吸道标本中白细胞和鳞状上皮细胞数量与合格标本判断

分类	白细胞	鳞状上皮细胞
6	<25	<25
5	>25	<10

分类	白细胞	鳞状上皮细胞
4	>25	10～25
3	>25	>25
2	10～25	>25
1	<10	>25

1～3类不做培养，要求重新留取标本；4/5类为合格标本；6类为气管穿刺液时，如未见白细胞，而鳞状上皮细胞>10个/LPF，也应重新留取。

痰涂片镜检目的和意义：评价标本质量是否合格，判别标本是否适合做细菌培养，初步判定病原菌，判断病原菌的有无、数量及类别，有助于初步报告、选择培养基和对痰培养结果的综合分析。《全国临床检验操作规程》中痰标本检验流程：痰标本接收—肉眼观察外观—痰涂片显微镜检查—不合格样本拒收；合格样本—革兰氏染色镜检病原菌同时进行接种—首代培养后选择目标菌落—进行药敏试验—报告结果。

2. 革兰氏染色方法　该方法由丹麦病理学家 Christain Gram 于 1884 年创立，是细菌学中很重要的染色方法，也是细菌染色方法中最经典、应用最广泛的方法。革兰氏染色法是贯穿于微生物检验始终的一项基本技能，是保证细菌鉴定结果的首项工作，是检验工作者的必备技能。

（1）革兰氏染色原理：包括 3 种学说，具体如下。

1）细菌细胞壁结构与通透性学说：革兰氏阳性菌细胞壁及细胞膜的通透性较低，因此，染料和碘的复合物不易被乙醇所溶出。

2）等电点学说：革兰氏阳性菌等电点在 pH 2～3，革兰氏阴性菌等电点在 pH 4～5，阳性菌等电点比阴性菌低，因此阳性菌和碱性染料的结合力比阴性菌强。

3）化学学说：革兰氏阳性菌含有核糖核酸镁盐，易和结晶紫-碘复合物结合而不易脱色。所以阳性菌脱色后复染仍保持原来的紫色，而阴性菌染成的紫色可被酒精脱掉后复染成红色。

（2）革兰氏染色意义

1）有助于鉴别细菌是革兰氏阳性菌还是革兰氏阴性菌。

2）有助于为临床选择使用抗生素提供依据，因为革兰氏阳性菌和革兰氏阴性菌对抗生素可表现出不同的敏感性。

3）有助于了解细菌的致病性，革兰氏阳性菌和革兰氏阴性菌两者的致病机制不同，革兰氏阳性菌主要产生外毒素，而革兰氏阴性菌产生内毒素。

（3）痰涂片革兰氏染色步骤：挑取痰液黏稠部分进行涂片，放室温自然干燥后将玻片在酒精灯火焰固定，进行革兰氏染色和镜检。革兰氏染色包括四步，结晶紫初染 1 分钟（快速染液 10 秒），碘液媒染 1 分钟（快速染液 10 秒），95%乙醇脱色 30 秒，复红或沙黄复染 30 秒（快速染液 10 秒）。镜下看到蓝紫色菌为革兰氏阳性菌，红色为革兰氏阴性菌。

（4）革兰氏染色影响因素

1）操作因素：涂片厚薄、固定方法、脱色时间、水洗。

2）细菌因素：培养时间（菌龄 18～24 小时）、培养基成分（缺乏镁盐）。

3）试剂因素：碘液放置时间太长、结晶紫的浓度太高、脱色酒精浓度为 95%。

4）其他因素：菌体细胞构造与通透性、染液 pH、温度、药物作用等。

（曹敬荣）

病例 7　导管相关性血流感染

【本例要点】

导管相关性血流感染（catheter related blood Stream infection，CRBSI）是指带有血管内导管或者拔除导管 48 小时内，患者出现菌血症或真菌血症，并伴发热（＞38℃）、寒战或低血压等感染表现，除血管导管感染外没有其他明确感染源的感染。CRBSI 的临床表现常包括发热、寒战、置管部位红肿或脓液渗出，另外患者还可出现医院获得性心内膜炎、骨髓炎和其他迁徙性感染症状。引起 CRBSI 的常见致病菌包括金黄色葡萄球菌、表皮葡萄球菌、肠球菌、大肠埃希菌、肺炎克雷伯菌、近平滑假丝酵母菌、白念珠菌、铜绿假单胞菌等。长期住院、长时间留置导管、中性粒细胞减少症、肠外营养等均被报道是 CRBSI 发生的危险因素。当临床医师怀疑患者发生 CRBSI 时，可通过同时送检中心静脉血培养和外周静脉血培养，或通过同时送检导管尖端培养和外周静脉血培养辅助诊断。检验科工作人员在遇到血培养阳性时，应及时报告危急值并主动与临床沟通，包括询问患者是否留置导管，是否出现静脉炎、心内膜炎等症状，尝试从实验室角度给予临床送检建议，帮助临床诊疗。

【病例概况】

一、病史

1. 主诉　患者，男性，52 岁，体重 65kg，发热 1 天。

2. 现病史　患者主因"肺鳞癌术后化疗"于 2019 年 11 月 10 日收入院。患者在化疗第 5 天（2019 年 11 月 18 日）夜间无明显诱因出现发热，最高体温 38.7℃；伴有寒战，无明显流涕、咳嗽、咳痰、恶心、呕吐、腹泻、尿频、尿急、尿痛等症状；留置中心静脉导管。

3. 查体

（1）体温 38.7℃，脉搏 100 次/分，呼吸 22 次/分，血压 95/65mmHg。

（2）神志清楚，精神萎靡；心律齐，二尖瓣听诊区未闻及杂音；双肺未闻及干湿啰音；腹平软，无明显压痛。

4. 相关实验室、影像学或其他检查　2019 年 11 月 18 日，患者寒战、发热后检查结果如下。

（1）血常规：白细胞计数（WBC）15.1×10⁹/L↑，中性粒细胞百分比（NE%）92.6%↑。

（2）尿常规：阴性；便常规：阴性。

（3）炎性标志物：C 反应蛋白（CRP）34.6mg/L↑，降钙素原（PCT）2.36ng/ml↑。

（4）外周静脉血-血培养（需氧瓶＋厌氧瓶）：当天检验科回报危急值，血培养需氧瓶单瓶阳性，报警时间 12 小时 12 分钟，涂片可见革兰氏阳性球菌，呈四联状、堆状排列，厌氧瓶暂时阴性。

（5）其他病原学检查：G 试验，阴性；GM 试验，阴性；CMV IgM，阴性；CMV IgG，阴性。

二、诊断

1. **初步诊断** 感染性发热。

2. **诊断依据** 患者为中年男性，急性发热；肿瘤化疗中，留置导管；血常规白细胞计数升高、中性粒细胞百分比升高、C 反应蛋白升高，降钙素原 2.36ng/ml（＞2ng/ml），支持感染性发热；外周静脉血血培养需氧瓶单瓶阳性，不除外血流感染。

3. **鉴别诊断**

（1）发热的鉴别诊断。

（2）血培养阳性标本——污染菌与感染菌的鉴别诊断。

（3）导管相关性血流感染的鉴别诊断。

4. **进一步检查** 2019 年 11 月 19 日，临床根据检验科建议送检中心静脉导管血培养、外周静脉血培养、导管尖端培养。次日，检验科电话回报：中心静脉血，血培养双瓶阳性，报警时间 10 小时 34 分钟，涂片可见革兰氏阳性球菌；外周静脉血，血培养双瓶阳性，报警时间 14 小时 22 分钟，涂片可见革兰氏阳性球菌；中心静脉导管尖端半定量接种培养 24 小时，＞100cfu/5cm，革兰氏阳性球菌，菌落呈金黄色，β 溶血。最终正式报告，鉴定结果均为金黄色葡萄球菌（MRSA），药敏谱相同，对万古霉素敏感。该患者后续送检的中心静脉导管血培养和外周静脉血培养菌株鉴定结果均为金黄色葡萄球菌且药敏谱相同，导管血阳性报警时间比外周血阳性报警时间早≥120 分钟，无其他明确感染源；同时，该患者拔除的中心静脉导管尖端半定量接种培养＞100cfu/5cm（＞15cfu/5cm 为阳性），与外周血培养菌株鉴定结果均为金黄色葡萄球菌且药敏谱相同，支持 CRBSI 诊断。

5. **该患者最终诊断** 导管相关性金黄色葡萄球菌血流感染（CRBSI）。

三、治疗

应用万古霉素 1.0g 每 12 小时 1 次治疗。此后，患者各项生理指标趋于稳定。现患者无发热、畏寒症状。

【临床思维分析】

1. **发热的鉴别诊断** 发热的病因有很多，临床上可分为感染性和非感染性两大类。肿瘤患者常见的发热原因主要包括肿瘤热、感染热和药物热。①肿瘤热：肿瘤患者可出现中度或中度以上的发热，以淋巴瘤、血液病、肾癌、肝癌、转移性低分化腺癌为多见；②感染热：各种病原体引起的感染，不论急性、亚急性或慢性，局部性或全身性，均可出现发热，如肺部感染、导管相关性感染、尿管相关泌尿系感染等；③药物热：患者使用 β-内酰胺类抗生素、脂肪乳、两性霉素、化疗药等药物，临床无感染证据，用药后第 1～2 周发热，常伴有多形性皮疹、嗜酸性粒细胞增多、血小板减少，发热有时间规律，患者一般情况尚好，无中毒症状，应考虑药物热可能。停用可疑药物后，如数天内体温降至正常，则可作出药物热的诊断。该患者血常规白细胞计数升高、中性粒细胞百分比升高、C 反应蛋白升高，降钙素原＞2ng/ml，支持感染性发热并提示血流感染可能。

2. 血培养污染菌与感染菌的鉴别诊断　该患者首次采集的外周血培养危急值回报：单瓶生长革兰氏阳性球菌，呈堆状排列，临床上呈此种形态的病原菌包括金黄色葡萄球菌、表皮葡萄球菌和微球菌属。其中，表皮葡萄球菌和微球菌属均为临床常见的血培养污染菌。因此，实验室需要主动与临床医师或护士沟通检验前环节，即该标本的采集与送运过程是否规范，具体包括标本采集时的患者情况、采血时间、采血量、操作、标本运送等。经与临床沟通，了解到：①护士采血时间及方式，标本为患者出现高热后、抗生素使用前直针采集外周静脉血，因采血量不足，先注射需氧瓶，后注射厌氧瓶，严格无菌操作；②患者仍在发热，体温最高 39.8℃，血常规及其他检查结果支持感染性发热，暂未明确感染源，留置中心静脉导管。上述沟通信息提示：首先，血培养采血时血量不足，先注射需氧瓶，因此厌氧瓶血量不足有延迟报阳性或假阴性可能；其次，该患者仍在发热，留置中心静脉导管，但是仅送检了单套外周静脉血。因为肿瘤患者留置导管很常见，且葡萄球菌属是常见的导管相关性血流感染病原菌，因此，该患者存在导管相关性血流感染可能。

3. 导管相关性血流感染的鉴别诊断　中华人民共和国卫生行业标准 WS/T 503—2017《临床微生物实验室血培养操作规范》推荐如下。

（1）保留导管的患者血培养：同时采集 1 套静脉外周血培养和等量 1 套导管血培养，结果解释见表 4-7-1。

表 4-7-1　保留导管的患者血培养结果解释

培养结果		静脉外周血培养	
		阳　性	阴　性
导管血培养	阳性	①2 套血培养菌株鉴定结果和药敏谱相同；②或 2 套分离的菌种相同，导管血阳性报警时间比外周血阳性报警时间早≥120 分钟，且没有其他明确感染源，提示为 CRBSI	提示导管有细菌定植或污染
	阴性	不能确定为 CRBSI	不考虑 CRBSI
		若血培养阳性菌株为金黄色葡萄球菌或念珠菌属，且没有其他明确感染源，则可能为 CRBSI	

（2）拟拔除导管的患者血培养：至少采集 1 套外周血培养，并无菌操作拔除导管，剪切导管尖端 5cm，采用 Maki 半定量培养。结果解释见表 4-7-2。

表 4-7-2　拟拔除导管的患者血培养结果解释

培养结果		外周血培养	
		阳　性	阴　性
导管尖端培养	阳性 >15cfu/5cm	菌株鉴定和药敏谱相同，提示为 CRBSI	提示定植
	阴性	若血培养阳性菌株为金黄色葡萄球菌或念珠菌属，则可能为 CRBSI	不考虑 CRBSI
		如需要进行确认，要求进一步采集其他外周血培养，获得阳性且为同一菌种，没有其他明确感染源，提示为 CRBSI	

该患者后续同时送检中心静脉导管血培养、外周静脉血培养和中心静脉导管尖端培养，检测结果符合导管相关性金黄色葡萄球菌血流感染诊断。

【相关检验基础知识】

1. 血培养标本的采集与运送

（1）采血指征：可疑感染患者出现以下一种或几种特征时，可以考虑采集血培养。

1）发热（≥38℃）或低温（≤36℃），寒战。

2）白细胞计数增多（计数>10.0×10⁹/L，特别有"核左移"时）或减少（计数<3.0×10⁹/L）。

3）皮肤黏膜出血，昏迷，多器官衰竭，血压降低。

4）C反应蛋白、降钙素原（PCT）、1，3-β-D-葡聚糖（G试验）升高。

5）突然发生的急性呼吸、体温等生命体征改变。

（2）采血时间及套数

1）采血时间：推荐在寒战或高热高峰前后采集，用抗生素之前采集。

2）血培养套数：诊断成人不明原因发热、血流细菌感染时，宜在不同部位抽血2～3套血培养（每套2瓶，需氧、厌氧各一瓶），2～5天无须重复采集血培养。只有在怀疑感染性心内膜炎或其他血管内感染（如导管相关性感染）时，才有必要间隔多次采集血培养。对于新生儿，采集一瓶儿童需氧瓶，建议同时做尿液和脑脊液培养。

（3）采血量：成人每瓶采血量为8～10ml，儿童1～5ml，但不应超过患儿总血量的1%，血液和肉汤之比为1：（5～10），新生儿0.5ml。

（4）需氧瓶和厌氧瓶间的血标本分配

1）注射器采血、采血量充足的患者：厌氧瓶→需氧瓶。

2）注射器采血、采血量不足的患者：需氧瓶→厌氧瓶。

3）蝶形针采血：因蝶形针管路中有空气，应将血液标本先注入需氧瓶→厌氧瓶。

（5）采集操作注意事项：无菌操作；血液接种到培养瓶后，轻轻颠倒混匀以防血液凝固；核对与标记。

（6）标本的运送：血培养瓶应尽快（于2小时内）送至实验室孵育或上机，如不能及时送检，应将血培养瓶置于室温下，切勿冷藏或冷冻。应采用密封的塑料袋和硬质防漏的容器运送标本。

2. 导管相关性血流感染的鉴别诊断。

3. 延伸问题

（1）危急值的定义是什么？

（2）血培养阳性的三级报告制度是什么？

（3）血培养常见污染菌有哪些？

（4）什么是耐甲氧西林金黄色葡萄球菌（MRSA）？其耐药机制是什么？

（5）什么是多重耐药？请举例。

（6）葡萄球菌属药敏试验报告的审核要点是什么？

（朱　宇）

病例 8　霍乱弧菌引起血流感染实验室病原学诊断一例

【本例要点】

1. 临床怀疑血流感染时，血培养是最重要的诊断措施。
2. 对霍乱弧菌引起临床感染有正确的认识。

【病例概况】

一、病史

1. 主诉　患者，70岁，老年男性，罹患2型糖尿病31年，并发糖尿病肾病。
2. 现病史　血糖不稳定入院。入院第3天，突发高热（39.5℃）、寒战。
3. 相关实验室、影像学或其他检查　乙型肝炎、丙型肝炎、HIV检查结果均阴性；无免疫抑制剂服用史。发热后，血常规：白细胞计数 $10.8×10^9$/L，中性粒细胞百分比 81.5%；CRP 112.4mg/L。体温 36.7℃，血压 160/80mmHg，心率 100 次/分，呼吸 21 次/分，血糖 18.0mmol/L。

二、诊断

1. 初步诊断　患者有明显感染症状，怀疑血流感染。
2. 诊断依据　高热（体温39.5℃）、寒战，白细胞计数 $10.8×10^9$/L，中性粒细胞百分比81.5%；CRP 112.4mg/L。后血培养需氧瓶与厌氧瓶均报阳性，转种血平皿培养出单个纯菌落，经鉴定为霍乱弧菌。血清学鉴定为非 O1/O139 霍乱弧菌。

三、治疗

美洛培南经验治疗（500mg，每8小时1次，7天），患者体温恢复正常，症状好转。

【临床思维分析】

1. 患者免疫力低下（糖尿病患者），高热（39.5℃）、寒战，白细胞计数 $10.8×10^9$/L，中性粒细胞百分比 81.5%；CRP 112.4mg/L，怀疑血流感染时，血培养是诊断血流感染的金标准。在使用抗生素之前，第一时间采集血进行培养非常重要。

2. 霍乱弧菌为甲型传染病病原菌，临床鉴定为该菌，应立即进行血清学鉴定，判断是否为O1/O139型，是否有消化道症状。

【相关检验基础知识】

1. 非 O1/O139 霍乱弧菌　分布于海水或河水中；可引起肠道感染，多为轻中度腹泻；多数不产霍乱毒素；可引起血流感染、伤口感染；血流感染的患者，多有肝硬化、免疫功能低下等基础疾病。

大多数非 O1/O139 霍乱弧菌所致的腹泻，无须治疗，使用抗生素一般不能缩短病程；若腹泻失液过多，可经口或静脉补充电解质；若需要抗生素治疗，治疗原则同 O1/O139 霍乱弧菌所致的腹泻。

《热病》（*The Sanford Guide to Antimicrobial Therapy*）推荐用于霍乱弧菌感染的抗生素如下。首选：多西环素、氟喹诺酮类；次选：阿奇霉素、红霉素；其他有效药物：环丙沙星或左氧氟沙星（部分有耐药）。

2. **血培养常见采血指征** 可疑感染患者出现以下任一指征时，可考虑采集血培养。

（1）发热（≥38℃）或低温（≤36℃）。

（2）寒战。

（3）外周血白细胞计数增多（>10.0×10⁹/L，特别有"核左移"，未成熟的或杆状核的白细胞）或减少（<4.0×10⁹/L）。

（4）呼吸频率>20次/分或动脉血二氧化碳分压（$PaCO_2$）<32mmHg。

（5）心率>90次/分。

（6）皮肤黏膜出血。

（7）昏迷。

（8）多器官功能障碍。

（9）炎症反应参数如 CRP、PCT、1，3-β-D-葡聚糖升高等。

（10）血压降低。

（鲁炳怀）

病例 9　一例肺曲霉菌感染患者的病例分析

【本例要点】

近20年来，全球范围内的侵袭性真菌病发病率及死亡率呈持续上升趋势。最常见的病原菌为念珠菌和曲霉菌，占70%~80%，而侵袭性曲霉菌病死亡率可达58%，由于起病隐匿、不易察觉、临床表现不典型，所以常被基础疾病所掩盖，很多患者死亡后经尸检才发现感染了曲霉菌。大多数感染发生于吸入空气中的曲霉孢子，所以深部曲霉菌感染原发部位主要在肺部，当患者免疫力受损时，曲霉菌在肺部大量生长，常导致肺部的侵袭性感染并随血液循环播散到其他器官。

遇到可疑病例标本时，检验科工作人员应重视，并持续关注，如有结果不一致，应多方面考虑问题，分析标本采样前、采样中、运输中及操作过程是否存在问题。更重要的是，检验科应关注临床病例，多与临床医师沟通。

【病例概况】

一、病史

1. **主诉** 患者于2019年9月22日无明显诱因出现发热，体温最高达39.5℃，伴干咳、发冷、乏力，无寒战、流涕、肌肉关节疼痛，无腹痛、腹泻等，9月24日出现咳嗽、咳白痰，痰不易咳出，伴气短；9月26日出现气短加重伴右侧胸痛等不适。患者病情加重。

2. **现病史** 肺炎；脓毒血症；Ⅰ型呼吸衰竭。

3. 查体　体温 36.6℃，脉搏 117 次/分，呼吸 24 次/分，血压 109/72mmHg，卧床。双肺呼吸音粗，未闻及干湿啰音及胸膜摩擦音，心前区无隆起，心尖搏动正常，心浊音界正常，心率 117 次/分，律齐。双下肢无水肿。

4. 相关实验室、影像学或其他检查

（1）血常规：见表 4-9-1。

表 4-9-1　血常规

项目名称	英文缩写	检验结果	高低	单位	参考区间
白细胞	WBC	23.26	↑（高）	10^9/L	3.5～9.5
红细胞	RBC	2.28	↓（低）	10^{12}/L	女：3.8～5.1
血红蛋白	HGB	69	↓（低）	g/L	女：115～150
血细胞比容	HCT	21.2	↓（低）	%	女：35～45
平均红细胞体积	MCV	90.50		fl	82～100
平均红细胞血红蛋白量	MCH	29.5		pg/cell	27～34
平均红细胞血红蛋白浓度	MCHC	338		g/L	316～354
红细胞体积分布宽度（CV）	RDW-CV	11.5		%	0～15.0
红细胞体积分布宽度（SD）	RDE-SD	40.5		fl	39.0～46.0
血小板	PLT	139		10^9/L	125～350
血清铁	Fe	69.5		μg/dl	女：50～170

（2）痰涂片：见表 4-9-2。

表 4-9-2　痰涂片

项目名称	检验结果
涂片查细菌	未找到细菌
涂片查真菌	未找到真菌

（3）痰培养：见表 4-9-3。

表 4-9-3　痰培养

项目名称	检验结果
细菌培养＋鉴定＋药敏	普通培养无细菌生长
真菌培养＋鉴定＋药敏	真菌培养未生长

（4）曲霉菌半乳甘露聚糖抗原检测：见表 4-9-4。

表 4-9-4　曲霉菌半乳甘露聚糖抗原检测

检验项目	检测日期	标本类型	检测值	参考范围
曲霉菌半乳甘露聚糖抗原检测	2019 年 10 月 19 日	静脉血	＜0.25	阳性＞0.85
				可疑 0.65～0.85
				阴性＜0.65

检验项目	检测日期	标本类型	检测值	参考范围
曲霉菌半乳甘露聚糖抗原检测	2019 年 10 月 22 日	肺泡灌洗液（BALF）	1.01	阳性＞1.0
				可疑 0.8～1.0
				阴性＜0.8
曲霉菌半乳甘露聚糖抗原检测	2019 年 10 月 25 日	肺泡灌洗液（BALF）	＞5.0	阳性＞1.0
				可疑 0.8～1.0
				阴性＜0.8

（5）相关影像学或其他检查：肺部 CT 提示右肺大片状密度增高影，部分磨玻璃样改变。

二、诊断

1. 初步诊断　　重症肺炎；Ⅰ型呼吸衰竭。

2. 诊断依据　　肺炎的诊断标准如下。

（1）新近出现的咳嗽咳痰，脓性痰、胸闷、胸痛、喘闷等症状。该患者 2019 年 9 月 24 日出现咳嗽、咳白痰，痰不易咳出，伴气短；9 月 26 日出现气短加重伴右侧胸痛等不适。

（2）出现发热症状，如体温大于 38℃。该患者体温最高达 39.5℃。

（3）体格检查时可以闻及湿啰音或有肺实变的体征。

（4）血常规白细胞计数的异常，可表现为升高或降低。

（5）胸部 X 线检查或 CT 检查，有新近出现的肺部浸润阴影。其中胸部影像学检查是必备条件。该患者肺部 CT 提示右肺大片状密度增高影，部分磨玻璃样改变。

3. 鉴别诊断

（1）肺部感染：包括终末气道、肺泡腔、肺间质等在内的肺实质炎症，病因以感染最为常见，包括细菌、病毒、真菌、寄生虫等，其他尚可见于理化因素、免疫损伤、过敏及药物损伤。细菌性肺炎最常见。主要表现为发热、咳嗽、咳痰、胸痛。血白细胞正常或升高，X线片可见炎性渗出。患者起病急，发热，咳嗽，气短，CT 提示肺部感染，故此诊断可能性较大。

（2）上呼吸道感染：多为病毒引起的上呼吸道感染，主要表现为上呼吸道炎症，如鼻塞、流涕、咽痛等症状，可伴有周身乏力、疼痛等全身症状，继发细菌感染时可出现咳黄痰的症状，有自限性，一般为 7 天。患者无鼻塞、流涕等症状，表现为发热、咳痰，此诊断不成立。

（3）肺结核：为结核分枝杆菌导致的肺部炎症，多伴有全身中毒症状，如乏力、消瘦、低热，可有咳嗽、咳痰，痰中带血，肺部表现形式多样，原发型肺结核可表现为肺部原发病灶、淋巴管炎、肺门淋巴结肿大。血行播散型可为粟粒样改变，浸润型肺结核最常见，形成以渗出与细胞浸润为主，伴有不同程度的干酪样坏死。患者表现为发热，无消瘦、盗汗等症状，暂不考虑此诊断。

（4）肺癌：肺癌的临床表现与肿瘤的位置、大小、类型，发展阶段，有无并发症或转移有密切关系。咳嗽为最常见的早期症状，肺癌接近气管隆嵴时，有刺激性干咳，或有少量白痰，肺泡癌时，可有大量黏液痰。癌组织血管丰富，常引起痰内持续带血或间断带血。一般肺癌不引起发热，肿瘤坏死可引起癌性发热，常不受抗生素治疗影响。肿瘤部分或完全阻塞支气管，发生阻塞性肺炎或肺不张，肺脓肿等细菌感染时可有发热症状。该患者暂不考虑此诊断。

三、治疗

给予患者头孢呋辛和伏立康唑联合抗感染治疗，辅以化痰等处理，抗感染 2 天后患者体温逐渐正常，但患者仍有右侧胸痛，胸痛症状略有缓解，抗感染治疗 10 天后复查胸 CT 提示肺部阴影未见明显吸收。

【临床思维分析】

患者检测结果不一致可能原因如下。

1. 标本采集运输过程可能存在污染　曲霉菌属于无性繁殖的丝状真菌，它们对生长环境的要求不高，能在 6~55℃及相对低湿度的环境中生长，产生大量的孢子，并可通过空气传播进行大范围的扩散，主要感染免疫受损人群。该标本可能在采集后或运输过程中，没有进行严格的无菌处理，从而在体外接触到真菌或其他影响检测结果的微生物。

2. 假阳性　GM 试验的假阳性率为 10%~15%，主要见于以乳制品为主食的婴幼儿、异体骨髓移植患者、菌血症患者、自身抗体阳性及接受白蛋白或者免疫球蛋白治疗的患者，或见于使用半合成青霉素的患者等。

3. GM 试验检测 BALF 的灵敏度更高。

【相关检验基础知识】

竞争法 ELISA，原理是标本中的抗原和酶标板上包被的固相抗原均与试剂中半乳甘露聚糖抗体结合。标本中抗原量含量越多，与试剂中半乳甘露聚糖抗体结合越多，剩余的抗体与包被抗原结合得越少，抗原抗体结合物与酶标抗体结合得越少，最后的显色也越浅。因此，标本和试剂反应后所产生的吸光度值（OD 值）与标本中待测定的血清曲霉特异性抗原（半乳甘露聚糖）（GM）含量成反比关系。通过标准曲线，便可以从反应显色的 OD 值上计算出待测标本中 GM 的含量。

（李兆伦）

病例 10　鲍曼不动杆菌血流感染

【本例要点】

1. 病程分析　患者以胆道感染起病，在抗感染治疗及手术引流情况下出现感染恶化，出现腹腔、中枢神经系统及血流鲍曼不动杆菌感染，合并感染性休克，后期依据药敏试验结果，给予针对性抗感染治疗，患者病情逐渐好转。

2. 实验室检测　患者有血白细胞、中性粒细胞百分比升高。腰椎穿刺示脑脊液压力明显升高，细胞数显著升高，以多个核细胞为主，生化有蛋白升高及糖降低，腹水示白细胞明显升高，以多个核细胞为主，病原学检测则有多套血培养、腹水培养及脑脊液培养鲍曼不动杆菌阳性。

3. 药敏分析　鲍曼不动杆菌药敏试验提示对头孢类、头孢哌酮钠舒巴坦钠（舒普深）、碳青霉烯类均耐药，仅对替加环素敏感。治疗上起初给予美罗培南联合万古霉素抗感染治疗，后依据药敏试验结果加用替加环素，停用万古霉素，辅以强化引流及对症支持治疗。

【病例概况】

一、病史

1. **主诉**　患者，男，63岁，寒战、发热，右上腹腹痛6天，意识障碍1天。

2. **现病史**　入院情况：患者入院6天前夜间无明显诱因出现体温升高，体温最高达38.5℃，同时伴右上腹疼痛，按压右上腹疼痛加重，伴畏寒寒战，不伴恶心呕吐、咳嗽咳痰，口服退热药体温可恢复，但晨起体温再次升高至38℃以上。入院5天前患者于某医院就诊，查血常规显示白细胞计数7.24×10^9/L，血红蛋白130g/L，血小板计数115×10^9/L，中性粒细胞百分比88%，肝功能除白蛋白24g/L以外各项基本正常。外科考虑胆囊炎，给予甲硝唑及头孢噻肟舒巴坦输注，体温不降，峰值41℃，伴明显畏寒寒战、呼吸困难。入院4天前局部麻醉下行经皮胆囊穿刺引流术，送检胆汁培养，当天下午全身麻醉下行剖腹探查术+胆囊切除术+胆肠吻合术，术后继续应用头孢噻肟舒巴坦联合甲硝唑抗感染治疗。入院3天前患者出现反复头痛，伴血压升高，入院2天前凌晨患者精神明显变差，头痛未缓解，同时出现后腰部位疼痛，无发热，无畏寒、寒战，入院1天前当天下午出现躁动、谵妄、幻视并有下肢不自主抖动。入笔者所在医院急诊时意识模糊，低血压，给予气管插管、机械通气，输注美罗培南（美平）2.0g每8小时1次抗感染，神经内科会诊不除外脑血管意外，中枢神经系统感染，代谢性脑病，转入MICU。

3. **查体**　体温35.5℃，血压112/80mmHg（去甲肾上腺素25μg/min），心率155次/分，SpO_2 100%。右上腹压痛，Murphy征阳性。

4. **相关实验室检查**

（1）入院1天前患者胆汁细菌培养回报超广谱β-内酰胺酶（ESBL）阳性大肠埃希菌。

（2）胸部CT：左下肺叶条片影，考虑慢性肺炎，慢性支气管炎，肺气肿，双肺纤维病灶；多囊肝，多囊肾。

（3）腹部影像学检查：腹部B超显示胆总管增宽，胆总管内略强回声，肝内胆管壁回声略增强，胰管增宽，肝囊肿，肝大，多囊肾。MRI显示左肝管肝总管增宽，多囊肝，多囊肾，部分囊内有液液平面，考虑囊内出血。

（4）头颅CT：右侧额颞交界区低密度影——腔隙性脑梗死？

二、诊断

1. **初步诊断**　意识障碍原因待查：中枢神经系统感染、脑血管病、代谢性脑病、感染性休克？胆囊切除术+胆肠吻合术后，高血压3级，极高危组，多囊肝，多囊肾。

2. **诊断依据**

（1）中老年男性，急性病程。

（2）临床表现：以发热、寒战、右上腹痛起病，行剖腹探查+胆囊切除术+胆肠吻合术，给予头孢噻肟舒巴坦联合甲硝唑抗感染治疗，次日出现头痛，逐渐出现意识障碍、低血压。

（3）查体：体温35.5℃，血压112/80mmHg（NE 25μg/min），心率155次/分，SpO_2 100%。右上腹压痛，Murphy征阳性。

（4）实验室检查：中性粒细胞百分比升高、胆汁培养回报ESBL阳性大肠埃希菌。

（5）影像学检查

1）超声：无胆石或泥沙样结石；胆囊壁增厚（＞3mm）；胆囊周围积液；纹状胆囊；超声探头诱导的 Murphy 征阳性；黏膜脱落；胆囊扩张（＞5cm）；明显的胆囊穿孔伴相关脓肿形成。

2）腹部 CT：无胆石或泥沙样结石；胆囊壁增厚（＞3mm）；浆膜下晕轮征（胆囊壁内透亮）；胆囊周围脂肪浸润；胆囊周围积液；黏膜脱落；胆囊壁内积气；胆囊扩张（＞5cm）。

3. 鉴别诊断

（1）意识障碍考虑中枢神经系统感染可能性大，应与脑血管病、代谢性脑病等相鉴别，腰椎穿刺在鉴别中非常重要，同时也可协助鉴别不同病原体感染，包括细菌感染、结核分枝杆菌感染、隐球菌感染、病毒感染等。

（2）脓毒症休克应与低血容量性休克、过敏性休克、心源性休克、神经源性休克、创伤性休克等相鉴别。某些休克是非感染性和感染性因素共同作用的结果，如烧伤性休克早期主要与剧痛及低血容量有关，晚期因继发感染而发生脓毒性休克。

4. 进一步检查

（1）全血细胞分析：白细胞计数 26.38×10^9/L，血红蛋白 112g/L，血细胞比容 33.9%，血小板 107×10^9/L。

（2）肝肾功能：Alb 21g/L，TBIL 156.9μmol/L，DBIL 134.5μmol/L，Na 154mmol/L，Cl 118mmol/L，Ca 1.89mmol/L，Urea 33.14mmol/L，Glu 10.0mmol/L，ALT 212U/L，Cr 145μmol/L，K 4.7mmol/L。

（3）PCT：41.05ng/ml。

（4）腰椎穿刺：脑脊液压力大于 330mmH$_2$O；脑脊液常规，外观淡黄透明，细胞总数 $23\,540 \times 10^6$/L，白细胞总数 $22\,429 \times 10^6$/L，单核细胞 8%，多核细胞 92%。脑脊液生化：脑脊液蛋白（CSF-pro）3.23g/L，脑脊液葡萄糖（CSF-glu）1.1mmol/L。

（5）腹腔穿刺：腹水常规，细胞总数 $142\,775 \times 10^6$/L，白细胞数 $112\,682 \times 10^6$/L，多核细胞 87%。

（6）病原学：2 月 9 日外周血培养 13 小时报警革兰氏阴性杆菌。2 月 10 日患者（2 月 8 日送检 3 瓶需氧菌培养瓶）血培养为鲍曼不动杆菌，对头孢类、头孢哌酮钠舒巴坦钠（舒普深）、碳青霉烯类均耐药，仅对替加环素敏感。2 月 11 日腹水培养回报鲍曼不动杆菌，对替加环素中介，其余耐药。2 月 14 日脑脊液培养报警鲍曼不动杆菌，药敏试验结果同 2 月 10 日血培养。2 月 15 日血培养报警鲍曼不动杆菌，药敏试验结果同前。

（7）2 月 9 日床旁 B 超：手术吻合部位未见明显包裹性积液，右下腹腔极少量腹水。

（8）复查腹部 CT：患者胆肠引流管指向患者左下腹，引流管周围液体很少，左下腹可见局限性积液。

5. 该患者最终诊断　感染性休克，化脓性脑膜炎，菌血症，腹腔感染，急性肾损伤，胆囊切除术＋胆肠吻合术后，吻合口瘘可能性大，高血压 3 级，极高危组，多囊肝，多囊肾，电解质紊乱，高钠血症。

三、治疗

1. 抗生素　美罗培南 2.0g 每 8 小时 1 次联合万古霉素抗感染治疗；2 月 10 日依据药敏试验结果加用替加环素，首剂 100mg，此后 50mg 每 12 小时 1 次治疗，停用万古霉素。

要点：进行血培养采血后，应开始静脉给予广谱抗生素。既往使用过广谱抗生素的患者可选用第三代头孢菌素加甲硝唑，或选用亚胺培南/西司他丁进行治疗。当已知或怀疑耐甲氧西林金黄色葡萄球菌医院感染时，可加用万古霉素。尽快进行病原学检查，依据药敏试验结果指导抗感染治疗。

2. 加强感染灶局部引流　腹腔引流、腰大池引流。

3. 对症支持　抗休克、呼吸支持等。

【临床思维分析】

患者老年男性，急性病程，以腹痛、寒战发热起病，当时查体可见右上腹压痛、Murphy 征阳性，影像学检查提示胆总管增宽，胆汁培养回报阳性，院外行剖腹探查＋胆囊切除术＋胆肠吻合术，给予头孢噻肟舒巴坦联合甲硝唑抗感染治疗，次日出现头痛，逐渐出现意识障碍、低血压。笔者所在医院查血白细胞明显升高、肝功能异常、直接胆红素升高、肌酐升高，腰椎穿刺示脑脊液压力明显升高，细胞数显著升高，以多个核细胞为主，生化有蛋白升高及糖降低，腹水示白细胞明显升高，以多个核细胞为主，病原学检测则有多套血培养、腹水培养及脑脊液培养鲍曼不动杆菌阳性，对头孢类、舒普深、碳青霉烯类均耐药，仅对替加环素敏感。依据患者病史、查体及辅助检查，考虑诊断为感染性休克、化脓性脑膜炎、菌血症、腹腔感染、急性肾损伤、胆囊切除术＋胆肠吻合术后、吻合口瘘可能性大等。

患者起初为胆道感染，开腹手术后因感染引起吻合口瘘可能，导致腹腔、血流及中枢神经系统感染。在治疗上，患者入院前有胆汁细菌培养回报 ESBL 阳性大肠埃希菌，ESBL 阳性菌对青霉素类、头孢菌素类等抗生素耐药，治疗上可选用碳青霉烯类、头霉素类、β-内酰胺酶抗生素＋酶抑制剂等，患者院前应用头孢噻肟舒巴坦，但仍有反复发热，逐步出现血流感染、腹腔及中枢神经系统感染，多套血培养、腹水培养及脑脊液培养鲍曼不动杆菌阳性，对头孢类、舒普深、碳青霉烯类均耐药，仅对替加环素敏感，故而依据药敏试验结果换用敏感抗生素进行抗感染治疗，同时予以充分引流。由此可看出，病原学送检及准确、及时的药敏试验结果对于指导临床抗感染治疗、改善患者预后至关重要。

【相关检验基础知识】

1. 细菌分离培养和鉴定

（1）分离培养和鉴定是诊断细菌感染性疾病的"金标准"。

（2）应用细菌纯培养物行体外药物敏感性试验可以指导抗菌治疗、预测治疗效果。

2. 脑脊液常规及生化相关参数　见表 4-10-1。

表 4-10-1　脑脊液常规及生化相关参数

检查项目	参考值（成人）	备注
压力（侧卧）	80～180mmHg	颅压高时避免穿刺，以防脑疝
颜色和性状	无色	黄色：变性血红蛋白，胆红素或蛋白量异常增高
		乳白色：化脓性脑膜炎
		微绿色：绿脓杆菌引起的脑膜炎
透明度	透明	乳白色浑浊：化脓性脑膜炎
凝固物	静置 24 小时无凝块/薄膜	急性化脓性脑膜炎：静置 1～2 小时可出现凝块或薄膜
蛋白	腰椎穿刺：0.15～0.45g/L	偏高：血脑屏障通透性增加；脑脊液循环障碍；鞘内免疫球蛋白合成增加；损伤性腰椎穿刺
葡萄糖	2.5～4.5mmol/L	偏低：化脓性脑膜炎最明显，结核性脑膜炎其次

检查项目	参考值（成人）	备　　注
氯化物	120～130mmol/L	结核性脑膜炎：明显降低，＜102mmol/L
		化脓性脑膜炎：102～116mmol/L
细胞计数和分类	（0～10）×10⁶/L	偏高提示感染
		化脓性脑膜炎：＞1000，中性粒细胞为主（多个核细胞为主）
		结核性脑膜炎：＞100，中性粒细胞、淋巴细胞、浆细胞（早期多核细胞为主，晚期单核细胞为主）

3. 腹水

（1）炎症病变→腹膜毛细血管通透性增加/渗出增加。

（2）细胞计数：1 小时内获得，培养需要数小时至数天。

（3）中性粒细胞数≥250/mm³：考虑自发性细菌性腹膜炎（SBP），行抗生素治疗。

（4）腹水总蛋白浓度：具有一定价值。不随 SBP 发展而变化，并且总蛋白浓度小于 1g/dl 的患者具有 SBP 高风险。

（孙宏莉　陆旻雅　杨　卓）

病例 11　小涂片，大作用

病 例 一

【本例要点】

儿童下呼吸道感染迁延不愈，且抗生素治疗效果不佳时，应考虑细菌耐药可能性，应积极进行病原学检查，根据药敏试验结果选择合适抗菌药物。

【病例概况】

一、病史

1. 现病史　患者，女，3 岁，反复咳嗽咳痰（黄黏痰）1 月余，诊断"下呼吸道感染"，经验口服第二代头孢和第三代头孢抗菌药物，疗效不佳。

2. 相关实验室、影像学或其他检查

（1）痰涂片革兰氏染色（图 4-11-1）：中性粒细胞内吞噬大量革兰氏阴性短小杆菌。

（2）痰培养（图 4-11-2）：巧克力培养基上形成微小、无色透明、似露滴状菌落，经飞行时间质谱（MALDI-TOF）最终鉴定为流感嗜血杆菌。

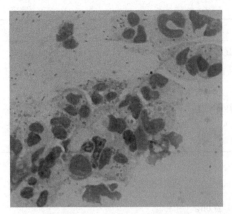

图 4-11-1 痰涂片革兰氏染色（彩图见文后插页）

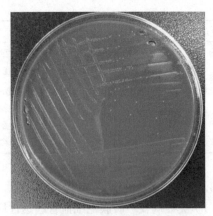

图 4-11-2 痰培养（彩图见文后插页）

（3）药敏试验：见表 4-11-1。

表 4-11-1 药敏试验

抗菌药物	结果（mm）	折点	敏感度
氨苄西林	12	≤18R，≥22S	耐药（R）
哌拉西林/他唑巴坦	25	≤21R	敏感（S）
头孢他啶	24	≤26R	耐药（R）
头孢曲松	24	≤26R	耐药（R）
头孢吡肟	23	≤26R	耐药（R）
氨曲南	23	≤26R	耐药（R）
亚胺培南	23	≤16R	敏感（S）
美罗培南	22	≤20R	敏感（S）
复方磺胺甲噁唑	13	≤10R，≥16S	中介（I）
利福平	17	≤16R，≥20S	中介（I）
阿奇霉素	16	≤12R	敏感（S）
克拉霉素	13	≤10R，≥23S	敏感（S）
β-内酰胺酶			阳性

二、诊断

初步诊断下呼吸道感染。

三、治疗

根据细菌药敏试验结果，更换抗生素为阿奇霉素，病情好转。

【临床思维分析】

社区获得性感染通常可依据指南进行经验治疗，当经验治疗效果不佳时，应积极进行病原学检查和药敏试验。该病例经验治疗无效后，在痰涂片的指导下增加巧克力培养基的使用，培养出流感嗜血杆菌，药敏试验结果提示第二代头孢和第三代头孢药物耐药，根据药敏试验结果改用阿奇霉素后，获得理想疗效。该病例提示微生物检验从业人员应具备临床思维，能够了解不同人群、不同感染部位的病原谱，根据不同病原菌的培养特性，选择合适的培养方法，从而辅助临床实现病原学诊断，并进一步实现目标治疗。

【相关检验基础知识】

流感嗜血杆菌为革兰氏阴性短小杆菌，营养要求较高，生长需要 X、V 两种因子，最适宜的培养基是巧克力琼脂平皿。该菌可寄居于正常人呼吸道（在呼吸道定植者可达人群的50%），当机体免疫力下降时，可引起呼吸道感染。流感嗜血杆菌与肺炎链球菌是引起学龄前儿童下呼吸道细菌感染最常见的病原菌，治疗上首选阿莫西林-克拉维酸和第二代头孢菌素、第三代头孢菌素，次选阿奇霉素。

病　例　二

【本例要点】

对于不易培养且具有特殊菌体形态的细菌，可根据革兰氏染色涂片进行初步诊断，明确病原菌后应调整治疗方案，从而实现治疗目标。

【病例概况】

一、病史

1. 现病史　患者，男，20 岁，1 天前"感冒"，入院前 5 小时意识丧失，持续发热，有显著脑膜刺激征，腰椎穿刺见米汤样浑浊脑脊液，测压 >350mmH_2O。脑脊液常规：WBC 15 000/μl↑；NE 99%；脑脊液生化：Cl^- 111.5mmol/L↓↓，Glu 0.01mmol/L↓↓，Pro 251.79mg/dl↑↑，诊断考虑"细菌性脑膜炎"，经验性使用美罗培南和万古霉素联合治疗。

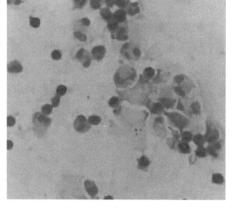

2. 相关实验室、影像学或其他检查

（1）脑脊液涂片革兰氏染色（图 4-11-3）：找到革兰氏染色阴性双球菌，形似脑膜炎奈瑟菌

（2）脑脊液培养：未做。

二、诊断

1. 初步诊断　细菌性脑膜炎。

图 4-11-3　脑脊液涂片革兰氏染色（彩图见文后插页）

2. 诊断依据　根据贺雄和王全意《重点传染病识别与防制》关于流行性脑脊髓膜炎的确诊标准，该病例在流脑流行季节（冬春季）出现典型症状，脑脊液常规和生化结果均提示细菌性脑膜炎，同时脑脊液涂片可在中性粒细胞内见到革兰氏阴性肾形双球菌，可视为确诊病例。确诊标准具体如下。

（1）疑似病例：流行性乙型脑炎流行季节出现发热、头痛、呕吐、脑膜刺激征等症状者，实验室检查显示末梢血常规白细胞总数、中性粒细胞数明显增加；或脑脊液外观呈浑浊米汤样或脓样，白细胞总数明显增高，并以多核细胞增高为主，糖及氯化物明显减少，蛋白质含量升高；颅内压力增高。

（2）临床诊断病例：疑似病例皮肤、黏膜出现瘀点或瘀斑者为临床诊断病例。

（3）确诊病例：在疑似病例或临床病例的基础上，具有下述任一项者。

瘀点或瘀斑组织液、脑脊液涂片可在中性粒细胞内见到革兰氏阴性肾形双球菌；或脑脊液或血液培养脑膜炎奈瑟菌阳性；或检测到脑膜炎奈瑟菌特异性核酸片段。

急性期脑脊液、血液检测到脑膜炎奈瑟菌群特异性多糖抗原；或恢复期血清流行性乙型脑炎特异性抗体，效价较急性期呈 4 倍或 4 倍以上升高。

3. 该患者最终诊断 流行性脑脊髓膜炎。

三、治疗

根据病原学检查结果，治疗上降阶梯换青霉素，1 周后治愈出院。

【临床思维分析】

随着生活条件的改善，由脑膜炎奈瑟菌引起的流行性脑脊髓膜炎在临床上已不多见。本例患者系 1 名外地来京打工的快递员，来院时已昏迷，无家属陪同。幸运的是，通过脑脊液涂片革兰氏染色找到病原菌明确了诊断；遗憾的是，若能同时送检脑脊液培养并培养阳性，则可获得诊断金标准，提示临床医师应加强规范送检意识，在送检脑脊液涂片的同时送检脑脊液培养。该病例也提示微生物检验从业人员应具备较强的阅片能力和责任心，练就"火眼金睛"，不放过任何蛛丝马迹，耐心谨慎地全片寻找可疑病原菌。

【相关检验基础知识】

脑膜炎奈瑟菌是革兰氏阴性双球菌，肾形，常成双排列，凹面相对，特征性显著。该菌存在于脑膜炎患者和携带者的鼻咽部，通过飞沫经空气传播，冬末春初为流行高峰，幼儿和青少年高发。感染后多数患者呈隐性感染，少数出现上呼吸道感染症状，仅极少数进展为菌血症，进而累及脑膜。治疗上首选青霉素和头孢曲松，次选氯霉素和美罗培南。

（杨靖娴）

病例 12 一例金黄色葡萄球菌感染病例分析

【本例要点】

患者中年男性，急性感染症状，临床表现为手部伤口化脓，发热头痛 7 天。该病例的查体、辅助检查、细菌学检查较为典型，值得学习分享。本文将从多个角度分析病例，深刻认识金黄色葡萄球菌。

【病例概况】

一、病史

1. 主诉 患者，男，49 岁，建筑工人，10 天前在建筑工地干活时手部不慎受伤，化脓。

2. 现病史 患者就近在附近诊所进行简单处理，因手部伤口化脓性炎症，发热头痛 7 天收入院。

3. 查体　2 天后伤口化脓，脓汁黏稠，金黄色，伤口周围红肿，与周围正常组织界线较清楚。7 天前患者出现畏寒、发热，最高体温达 39.5℃，发热加重时伴有烦躁、头痛。无咳嗽、咳痰，无腹痛、腹泻，无尿频、尿急，无恶心、呕吐，无抽搐，肢体无水肿。

4. 实验室检查　见表 4-12-1。

表 4-12-1　实验室检查结果

项目名称	英文缩写	检验结果	高低	单位	参考区间
白细胞	WBC	14.1	↑（高）	10^9/L	3.5～9.5
血红蛋白	HGB	109	↓（低）	g/L	130～175
中性粒细胞百分比	NE%	85	↑（高）	%	40～75
淋巴细胞百分比	LY%	16	↓（低）	%	20～50
血小板	PLT	307		10^9/L	125～350

二、诊断

1. 初步诊断　细菌引起的化脓性感染。

2. 诊断依据

（1）实验室检查白细胞及中性粒细胞升高。

（2）临床特征表现

1）高热（39.5℃），心率加快（112 次/分），患者头痛烦躁。

2）神志不清，精神差，高热面容，全身皮肤散在瘀点、瘀斑。

3）脓汁黏稠，金黄色，伤口周围红肿，与周围正常组织界线较清楚。

3. 鉴别诊断及进一步诊断　取伤口脓汁进行微生物检测。

（1）染色镜检：革兰氏染色，可见葡萄球菌，但不能区别是否致病。

（2）分离培养与鉴定：将标本接种于血平板，37℃培养 18 小时。选择典型菌落做血浆凝固酶试验、甘露醇发酵试验。致病性葡萄球菌特点：产生金黄色色素，有溶血性，血浆凝固酶阳性，可发酵甘露醇。

（3）试验检测结果

1）菌落特点：菌落厚，有光泽，圆形凸起，直径 0.5～1.0mm。血平板菌落周围形成透明的溶血环。

2）血浆凝固酶试验和血溶现象：血液凝固阳性，产生溶血环，甘露醇发酵产酸。图 4-12-1 为菌落在培养基生长情况。

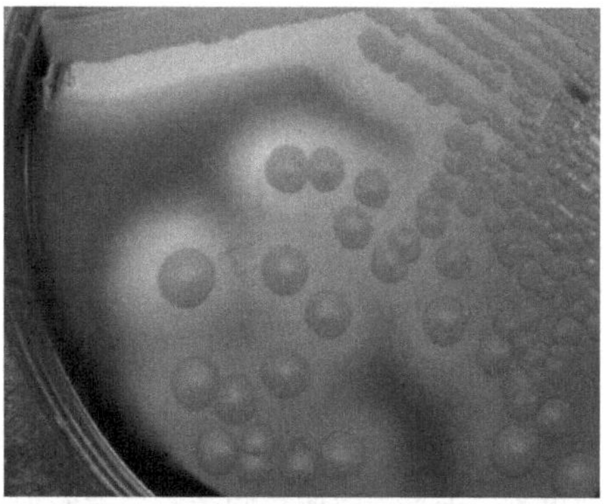

图 4-12-1　菌落在培养基生长情况（彩图见文后插页）

4. 最终诊断　金黄色葡萄球菌引起的化脓性感染。

三、治疗与预防

1. 治疗

（1）金黄色葡萄球菌易产生耐药及变异，所以进行药敏试验十分必要，有助于指导临床抗生素的选择。

（2）采用自身菌苗或类毒素人工自动免疫法有一

定疗效。

2. 预防

（1）注意个人卫生，及时处理皮肤创伤。

（2）医务人员接触感染者时，要做好消毒工作，避免医源性感染。

【临床思维分析】

本例患者因手部不慎受伤出现化脓引发了发热等症状，首先怀疑发生炎症反应。血常规检查后白细胞升高、中性粒细胞升高，确定为细菌性感染。伤口出现化脓性反应，做细菌学检查，确认为金黄色葡萄球菌导致的感染性疾病。

【相关检验基础知识】

1. 金黄色葡萄球菌致病物质与相关疾病致病物质

（1）凝固酶：是能使含有抗凝剂的人或兔血浆发生凝固的酶类物质，分为游离型和结合型两种，与菌体逃避免疫、血栓形成有关。

（2）溶血素：可导致溶血，是重要致病物质，减毒后可做疫苗接种。

（3）杀白细胞素：含 F 和 S 两种蛋白质，能杀死人和兔的多形核粒细胞和巨噬细胞。此毒素有抗原性，不耐热，产生的抗体能阻止葡萄球菌感染复发。

（4）肠毒素：是引起食物中毒的致病物质，是一种蛋白质，耐热，对蛋白酶耐受，可使人呕吐和腹泻，还是一种超抗原。

（5）毒性休克综合毒素：由噬菌体 I 群金黄色葡萄球菌产生，可引起发热，增加人体对内毒素的敏感性，增强毛细血管通透性，引起心血管紊乱而导致休克。

（6）耐热核酸酶：对 PNA 或 RNA 有较强的降解能力，有抗原性。

2. 金黄色葡萄球菌相关疾病（引起的全身感染）

（1）败血症。

（2）脓毒血症。

（3）中毒性休克综合征。

（4）食物中毒。

（5）烫伤样皮肤综合征。

（王 梓）

病例 13 痰涂片中不典型细菌形态的分析

【本例要点】

59 岁支气管扩张、慢性阻塞性肺疾病患者，合格痰标本，革兰氏染色涂片"未见细菌"，却培养出大量铜绿假单胞菌，追踪发现该菌表现为特殊的细菌形态和菌落形态，临床根据药敏试验结果使用有效抗生素，却表现为临床给药疗效差，感染控制不佳。联合使用大环内酯类药物（此类药物无抗铜绿假单胞菌的作用）和抗铜绿假单胞菌药物后，临床好转，感染得到控制。

【病例概况】

一、病史

1. **主诉**　反复咳嗽、咳痰 30 年，间断咯血 20 年，发热 3 天。

2. **现病史**　患者于 30 年来反复于受凉后出现咳嗽、咳痰，常咳黄脓痰，并逐渐出现活动后喘憋不适，20 年来间断咯血，曾反复入住笔者所在医院，明确诊断为支气管扩张症、慢性阻塞性肺疾病，多次痰培养为铜绿假单胞菌生长。3 天前患者受凉后出现发热，体温最高 37.2～37.8℃，无畏寒、寒战，无胸痛伴咳嗽，咳多量黄色脓痰，无咯血，轻度喘憋，活动后明显，无潮热、盗汗，无夜间阵发性呼吸困难及咳粉色红色泡沫样痰，无食欲缺乏及体重进行性下降。于家中口服"左氧氟沙星（可乐必妥）、头孢克肟"等抗生素，疗效欠佳，仍发热，就诊于笔者所在医院门诊，为进一步诊治以"支气管扩张并感染"收住院。患者此次病情加重以来，精神可，进食偏少，夜间睡眠稍差，小便正常，大便稍干结，体重无明显变化。

3. **查体**　血压 130/75mmHg，神志清楚，口唇无明显发绀，颈静脉无怒张，桶状胸，双肺呼吸音粗，双下肺可及湿啰音，左下肺明显，双肺未闻及干啰音，心率 100 次/分，律齐，腹软，无压痛，肝脾未触及，肠鸣音存在，无双下肢水肿。

4. 相关实验室、影像学或其他检查

（1）相关实验室检查：见表 4-13-1。

表 4-13-1　相关实验室检查

项目名称	英文缩写	检验结果	高低	单位	参考区间
白细胞	WBC	10.54	↑（高）	10⁹/L	3.5～9.5
中性粒细胞	NEUT	7.57	↑（高）	10⁹/L	1.8～6.3
淋巴细胞	LYM	2.07		10⁹/L	1.1～3.2
D-二聚体	DD	0.406	↑（高）	mg/L	0～0.3
C 反应蛋白	CRP	39.48	↑（高）	mg/L	0.1～5
α₁-酸性糖蛋白	AAG	1.46	↑（高）	g/L	0.5～1.2
降钙素原	PCT	0.049		ng/ml	～0.05
甲胎蛋白	AFP	1.70		μg/L	～7.0
癌胚抗原	CEA	2.00		ng/ml	～3.4
CA 125	CA125	32.11		U/ml	～35
CA153	CA153	19.08		U/ml	～25
CA19-9	CA19-9	66.02	↑（高）	U/ml	～39
CA72-4	CA72-4	2.09		U/ml	～6.9
Cyfra 21-1	Cyfra 211	1.16		ng/ml	～3.3
神经特异性烯醇化酶	NSE	11.64		ng/ml	～16.3
胃泌素释放肽前体	ProGRP	36.24		ng/L	～68.3
铁蛋白	FERR	175.5	↑（高）	ng/ml	15～150
呼吸道合胞病毒抗体-IgM	RSV	阴性			阴性
腺病毒抗体-IgM	ADV	阴性			阴性
流感病毒 A 抗体-IgM	IFVA	阴性			阴性
流感病毒 B 抗体-IgM	IFVB	阴性			阴性

续表

项目名称	英文缩写	检验结果	高低	单位	参考区间
副流感病毒抗体-IgM	PIV	阴性			阴性
肺炎衣原体抗体-IgM	CP	阴性			阴性
肺炎支原体抗体-IgM	MP	阴性			阴性
柯萨奇病毒 A 抗体-IgM	COVA	阴性			阴性
柯萨奇病毒 B 抗体-IgM	COVB	阴性			阴性
埃可病毒抗体-IgM	ECHO	阴性			阴性
嗜肺军团菌抗体-IgM	LP	阴性			阴性
痰涂片白细胞		>25		/LPF	
痰涂片鳞状上皮		<10		/LPF	
痰涂片（图 4-13-1）		未见细菌			
痰结核分枝杆菌涂片		阴性			阴性
痰培养（图 4-13-2）		铜绿假单胞菌生长			
血培养		5 天培养无细菌生长			
细菌鉴定		铜绿假单胞菌			

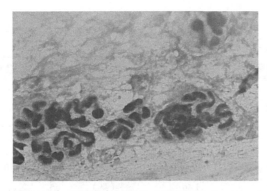 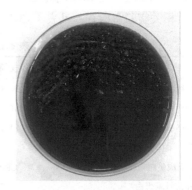

图 4-13-1　痰标本直接涂片（革兰氏染色×1000）　　图 4-13-2　血平皿菌落形态
（彩图见文后插页）　　　　　　　　　（彩图见文后插页）

（2）药敏试验：见表 4-13-2。

表 4-13-2　药敏试验

抗菌药物	检验结果	单位	敏感度判断
头孢他啶	4	mg/L	S
头孢吡肟	4	mg/L	S
替卡西林/克拉维酸	≤8	mg/L	S
哌拉西林/他唑巴坦	≤4	mg/L	S
头孢哌酮/舒巴坦	≤8	mg/L	S
亚胺培南	2	mg/L	S
美罗培南	0.5	mg/L	S
氨曲南	≥64	mg/L	R

续表

抗菌药物	检验结果	单位	敏感度判断
妥布霉素	≤1	mg/L	S
阿米卡星	4	mg/L	S
环丙沙星	2	mg/L	I
左氧氟沙星	2	mg/L	S
黏菌素	2	mg/L	S

注：R.耐药，S.敏感，I.中介

（3）相关影像学检查

1）胸部平扫：两侧胸廓对称，纵隔气管居中，双肺各叶段多发气管囊，柱状扩张，管壁增厚，部分支气管腔内软组织密度影，呈"杵状"，周边多发斑片状实变影，双侧支气管壁多发钙化，左肺上叶舌段见团块影，边缘见毛刺。纵隔内可见多发淋巴结，最大直径 11mm，心脏大小形态未见明显异常。左侧胸腔可见弧形液体密度影。前上纵隔见一枚 1.1cm×1.6cm 软组织密度结节影。肝右叶可见小囊性低密度灶。

胸部平扫结论：双肺多发支气管扩张伴感染，多发支气管腔内痰栓；左肺上叶舌段团块影；纵隔内多发淋巴结，考虑炎症；左侧少量胸水。

2）腹部 B 超：肝、胆囊、胰腺、脾、双肾、腹腔均未见明显异常。

二、诊断

1. 初步诊断　支气管扩张合并感染，慢性阻塞性肺疾病伴急性加重，高血压 2 级。

2. 诊断依据

（1）支气管扩张症并感染：患者为中年女性，患者于 30 年来反复于受凉后出现咳嗽、咳痰，常咳黄脓痰，并逐渐出现活动后喘憋不适，20 年来间断咯血，曾反复入住笔者所在医院，明确诊断为支气管扩张症、慢性阻塞性肺疾病，多次痰培养为铜绿假单胞菌生长。3 天前患者受凉后出现发热，体温最高 37.2～37.8℃，咳嗽，咳多量黄色脓痰，无咯血，查体双肺呼吸音粗，双下肺可及湿啰音，左下肺明显，双肺未闻及干啰音。目前根据病史、体征和影像学检查考虑该诊断成立。

（2）慢性阻塞性肺疾病：根据患者慢性咳嗽、咳痰 30 年及既往肺功能明确慢性阻塞性肺疾病，目前考虑该病诊断明确。

（3）高血压 2 级：患者有高血压 20 年，最高血压 150/100mmHg，目前规律服用苯磺酸左氨氯地平片（施慧达），诊断成立，注意有无靶器官损害。

3. 鉴别诊断

（1）肺结核：患者有肺结核病史，目前出现发热、咳嗽、咳痰，不除外结核复燃可能，但患者无长期午后低热、盗汗、乏力、食欲缺乏、消瘦等结核症状。

（2）肺癌：患者为中年女性，慢性咳嗽、咳痰，反复咯血，不除外肺癌可能，但患者无长期吸烟史，无刺激性咳嗽和消瘦等症状。胸部平扫：左肺上叶舌段见团块影，边缘见毛刺，不除外肺癌可能。

（3）肺栓塞：患者因发热、咳嗽、咳痰入院，目前无胸痛、咯血、呼吸困难三联征，暂不考虑此病。

4. 进一步检查　结核抗体、痰标本结核 Xpert（GeneXpert 实时荧光定量 PCR 快速检测技术）均阴性，排除肺结核；痰液病理显示大量急慢性炎性细胞及组织细胞，未见恶性肿瘤细胞，除外肺癌，必要时行经皮肺活检明确诊断；安排血气分析等检查排除肺栓塞，必要时行 CT 肺动脉造影（CTPA）检查。

5. 该患者最终诊断　支气管扩张合并感染，慢性阻塞性肺疾病伴急性加重，高血压 2 级，黏液型铜绿假单胞菌肺炎。

三、治疗

入院前于家中口服"可乐必妥、头孢克肟"，入院后先后给予哌拉西林/他唑巴坦、头孢他啶、环丙沙星、阿米卡星、阿奇霉素抗感染，氨溴索化痰，支气管镜下吸痰。出院时带阿奇霉素口服巩固。

【临床思维分析】

患者为 59 岁女性患者，明确诊断"支气管扩张症、慢性阻塞性肺疾病"，存在肺结核、高血压病史，此次以"反复咳嗽、咳痰，间断咯血、发热"起病，结合胸部平扫提示肺部炎症，病原学痰培养提示铜绿假单胞菌，经有效的抗感染药物（可乐必妥、头孢克肟、哌拉西林/他唑巴坦等）治疗，疗效不佳。对感染性疾病的病情评价，往往以临床评估为主，如考虑临床无好转，感染方面需要警惕混合感染、特殊病原体（支原体、呼吸道病毒等）或病原体耐药的可能。本例患者有结核病史，考虑可能结核复燃，或因反复住院、多次培养出铜绿假单胞菌使用广谱抗生素等危险因素造成混合院内耐药细菌或真菌（如侵袭性念珠菌）感染可能。于是入院后送检病原学，11 项呼吸道病原体检测阴性，排除支原体和呼吸道病毒感染；结核 Xpert 阴性，除外肺结核复燃；多次血培养阴性，痰液病理显示大量急慢性炎性细胞及组织细胞，未见恶性肿瘤细胞，除外肺癌；胸部平扫提示肺部炎症，痰培养结果为铜绿假单胞菌，考虑肺部细菌感染，体外药敏试验结果除氨曲南和环丙沙星外，全部敏感，患者不管是自服或入院后给予的抗生素在体外药敏试验中也显示敏感，然而疗效依然不佳。

思考一　疗效不佳是否与特殊细菌相关。

此病例中痰涂片革兰氏染色与培养结果不符，排除了涂片制备、染液和染色过程因素后，重新阅片，在涂片中依然找不到典型的革兰氏阴性菌或阳性菌的细菌形态，但是发现有许多呈粉红色的，成堆聚集、肾形或腊肠形的特殊形态，考虑此为细菌形态。培养后发现 35℃温箱培养 18～24 小时血平板上生长着无色、边缘不规则、小露滴样的菌落，不产生色素，易被忽视；48 小时呈大而黏稠、透明或半透明菌落，经梅里埃 VITEK2 Compact 鉴定仪和 VITEK MS 质谱仪鉴定均为铜绿假单胞菌。与以往培养出的铜绿假单胞菌形态（灰绿色，扁平湿润，边缘不规则，产生绿脓素）不同，翻阅相关文献后发现此类不典型的形态正是黏液型铜绿假单胞菌在痰涂片中的特殊形态。

思考二　体外药敏试验结果与临床体内给药疗效不符的原因。

黏液型铜绿假单胞菌具有一定的黏稠性，普通方法挑取菌落制备菌悬液时会出现菌落无法混匀造成实际菌液浓度过低的情况，而且由于该菌生长缓慢这一生长特点，仪器法最终检测药敏卡内的浊度变化时，可能该细菌只是微量生长而并不是药敏卡内的药物抑制造成的微弱生长或不生长，从而造成药敏试验结果的假敏感，而且易出现检测结果部分缺失、药敏信息不全的情况。此病例中药敏试验结果几乎都敏感，可该病例中，药敏试验对临床指导意义相当不理想，也造成该病例抗感染效果不佳。

　　铜绿假单胞菌是机会致病菌，在患者体内或医院环境中定植，感染常发生于免疫功能低下的患者，尤其是原有肺部慢性疾病，如慢性阻塞性肺疾病、支气管扩张、囊性纤维化的患者。慢性阻塞性肺疾病患者由于肺功能的损伤，呼吸道纤毛消除能力也相应降低，可促进吸入细菌定植，同时也可以代偿性增强中性粒细胞吞噬细菌等免疫功能，铜绿假单胞菌为适应肺组织的这种环境易突变成黏液型细菌，可产生大量藻酸盐，本病例是支气管扩张、慢性阻塞性肺疾病患者，多次住院都培养出铜绿假单胞菌，具有形成黏液型菌落的条件。由于黏液型铜绿假单胞菌特殊的生物膜结构，常用抗生素往往难以穿透生物膜作用于菌体，主要是黏液层阻挡药物向膜内的细菌渗透，使细菌膜内的药物浓度降低，而位于生物膜深处的细菌很难获得充分的营养成分和氧气，代谢产物不能及时排出，膜内细菌处于"休眠状态"，而药敏试验只是测定了浮游细菌对抗生素的敏感性，并不能反映生物被膜覆盖下的细菌对抗生素的敏感性，因此对外界抗菌药刺激不敏感导致临床给药疗效差，感染控制不佳，迁延不愈。2014年《铜绿假单胞菌下呼吸道感染诊治专家共识》提出，抑制生物被膜的形成有助于铜绿假单胞菌的慢性感染，大环内酯类抗生素如红霉素、克拉霉素、阿奇霉素等自身没有抗铜绿假单胞菌的作用，但能抑制生物被膜的形成，同时可增强吞噬细胞的吞噬作用，其中以阿奇霉素的作用最强。本病例中通过联合使用阿奇霉素及哌拉西林/他唑巴坦、阿米卡星等抗生素，体温下降，临床好转。

【相关检验基础知识】

　　1. 革兰氏染色（Gram stain）　由丹麦医师 Christain Gram 于 1884 年首创，最初用来鉴别肺炎性球菌与克雷伯菌，后来才将细菌分为革兰氏阳性菌（G⁺菌）和革兰氏阴性菌（G⁻菌）两大类。革兰氏染色原理：细菌的不同显色反应与细胞壁的组成和结构密切相关，主要有以下三种学说：通透性学说、化学学说等电点学说。有时会出现染色结果异常，如革兰氏阳性菌被染成红色，革兰氏阴性菌被染成紫色等。分析可能存在如下因素。

　　（1）制片因素：①取菌不当；②涂菌不均；③灭菌不完全；④固定方法不当。

　　（2）染色因素：①染色时间控制不当；②脱色时间，对脱色时间的掌握是革兰氏染色的关键，脱色时间的长短常因涂片的厚薄、细菌种类不同而异，一般脱色持续到肉眼看不见结晶紫的颜色为止，但具体的时间掌握，还需在实际操作过程中积累经验。

　　（3）染液因素：①结晶紫；②碘液；③酒精。

　　（4）细菌因素：①生长时期，不同细菌的革兰氏染色性与形态可因培养时间不同而有所变化。细菌的典型形态染色性是在对数生长期。②特殊形态，黏液型细菌（非典型的革兰氏阳性菌或革兰氏阴性菌）、结核分枝杆菌（革兰氏染色下呈现"鬼影"现象）。

　　（5）培养基的成分：一般认为革兰氏阳性菌菌体内含有特殊的核糖核酸镁盐与多糖的复合物，它与碘和结晶紫的复合物结合很牢，不易脱色。但是如果培养基中缺乏核糖核酸镁盐就不能合成菌体成分的核蛋白质镁盐，细菌与碘-结晶紫的复合物结合不牢固，容易脱色，可能会使革兰氏阳性菌染成革兰氏阴性。此外，染色液中的电介质含量和 pH、温度等也都能影响细菌的染色，所以我们在染色时要注意当染色结果与预想的结果出现不一致时要考虑这些因素的影响。

　　2. 支气管扩张症　指反复的气道感染与炎症所导致的支气管与细支气管的不可逆扩张，以慢性咳嗽、咳大量脓痰和（或）反复咯血为典型症状，常见于 40 岁以上人群，治疗以减轻咳嗽、咳痰、咯血为目的，减少因呼吸道感染而导致的急性加重次数，预防扩张继续恶化，维持肺功能稳定。可通过物理排痰、雾化吸入、祛痰、抗生素等进行治疗。

3. 慢性阻塞性肺疾病（COPD）　是具有气流阻塞为特征的慢性支气管炎和（或）肺气肿，可进一步发展为肺源性心脏病和呼吸衰竭的常见慢性病，以慢性咳嗽、咳痰、气短为表现，常见于 40 岁以上人群，与粉尘、空气污染和呼吸道感染相关，可通过吸氧、支气管扩张剂等进行治疗。

4. 细菌生物被膜（bacterial biofilms，BF）　指细菌黏附于有生命或无生命物体表面，分泌多糖基质、纤维蛋白、脂质蛋白等，将其自身包绕其中而形成的大量细菌聚集膜样物。小部分患者可通过早期全身性和（或）雾化抗菌药物根除治疗肺部铜绿假单胞菌的定植来预防生物被膜的形成。形成生物被膜后可通过使用大环内酯类药物抑制膜的形成，再结合抗铜绿假单胞菌的药物进行治疗。

通过临床痰标本的涂片能够检出黏液型铜绿假单胞菌，因此临床报告为铜绿假单胞菌时，应为临床标注是否为黏液型，临床治疗选药时除了参考体外药敏试验结果，还应使用可抑制生物膜形成的大环内酯类药物，及时调整给药方案。

临床工作中应加强人员培训，初学者需循序渐进，充分积累感性认识的经验，直接涂片染色可及早发现特殊病原菌，在获得培养结果和药敏试验结果前，可为临床提供病原菌的参考及作为医师选用抗生素的参考。

（凌云映）

病例 14　四例骨科感染病例的分析与思考

病　例　一

【本例要点】

病原学检查对感染性疾病诊断和治疗具有非常重要的意义。为提高病原学检测的阳性率，在病原学标本送检时，应该立即送检，如不能立即送检可室温保存，切勿冷藏。同时建议在标本采集及送检时能通过抽吸或活检的方法获得标本，不要采用拭子的方法进行采集。

【病例概况】

一、病史

1. 主诉　患者，女，45 岁，左膝关节肿痛 1 周。

2. 现病史　2 周前或者感觉左膝关节疼痛，休息后疼痛无缓解，近 1 周来左膝关节明显肿大、疼痛，行走困难。

3. 相关实验室、影像学或其他检查

（1）血常规：白细胞 18.1×10^9/L；中性粒细胞百分比 80%，淋巴细胞百分比 12%。

（2）关节液常规：红细胞 $320×10^6/L$，有核细胞 $5400×10^6/L$，分类以中性粒细胞为主。

（3）相关影像学或其他检查：B 超检查提示关节腔积液。

二、诊断

1. **初步诊断**　化脓性关节炎（左）。

2. **诊断依据**　左膝关节肿胀、疼痛、活动受限（图 4-14-1）；关节液明显增加，实验室检查提示炎性细胞增高。

3. **鉴别诊断**

（1）风湿性关节炎，常为多发、游走、对称性关节脓肿，往往伴有心脏病变，关节液清亮，无细菌。

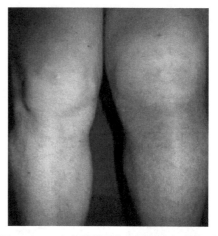

图 4-14-1　患者关节照片〔彩图见文后插页〕

（2）类风湿关节炎，关节肿痛是多发、对称性的，类风湿因子测定阳性率较高。

（3）创伤性关节炎：无发热，关节液清亮或淡血性，白细胞少。

三、治疗

1. 静脉给予头孢呋辛钠 0.75g，每天 3 次治疗。

2. 抽关节液进行细菌学培养和药敏试验，明确病原学诊断。

【临床思维分析】

化脓性关节炎早期需要大量有效抗菌药物进行治疗，在临床经验性抗感染治疗时还需要根据关节液微生物培养及药敏试验结果调整抗菌药物，因此早期进行关节液培养明确病原学诊断对该疾病的治疗具有积极作用。但患者第一次培养结果为阴性，与临床症状不符，经过与临床沟通发现关节液标本当天下午采集后未能立即送检，护理人员放冰箱储存，第二天早晨才送检。分析培养结果阴性与标本送检时间过长，且低温保存有关。于是建议临床再次采集标本，将关节液注入血培养瓶中，并立即送检上机培养；第二次培养结果为阳性，经鉴定为肺炎链球菌，药敏试验表明对青霉素及头孢菌素类药物均敏感。

【相关检验基础知识】

该病例涉及检验关节液常规检查及关节液培养、鉴定及药敏试验等方面知识。

病　例　二

【本例要点】

随着感染性疾病的多样化、人口老龄化及各种有创医学技术的发展，骨关节感染病例增加，尤其是一些少见菌、特殊菌感染。重视厌氧培养，尤其是涂片镜检见到细菌而普通培养细菌未生长的情况。为提高厌氧菌感染检出率，建议在感染部位采集多份标本进行送检，3～5 份最佳，并适当延长培养时间。另外，实验室人员在标本接种时，应仔细观察标本，如穿刺液标本是清亮还是浑浊，有无恶臭味；考虑选择相应培养基是否覆盖所有病原菌，如普通细菌、厌氧菌及真菌。

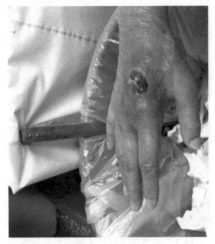

图 4-14-2　治疗前伤口照片（彩图见文后插页）

三、治疗

1. 外科行清创术。
2. 给予盐酸头孢替安＋硫酸依替米星联合抗感染治疗。

【临床思维分析】

发现厌氧菌也是导致骨科感染的一个重要因素，因送检标本有恶臭味，实验室高度怀疑该患者存在厌氧菌感染风险，建议临床增加厌氧培养。培养结果显示该患者伤口存在混合细菌感染，普通细菌培养显示为多杀巴斯德菌，此类细菌多为引起动物感染病原菌，人感染多是通过被猫、犬咬伤或抓伤所致；另外厌氧培养显示为产黑普雷沃菌和梭杆菌，均为革兰氏阴性无芽孢厌氧杆菌。根据药敏试验结果，增加甲硝唑进行抗厌氧菌感染治疗；历时 1 个月，患者病情平稳，皮肤向伤口内陷，无异常脓性分泌物（图 4-14-3）。

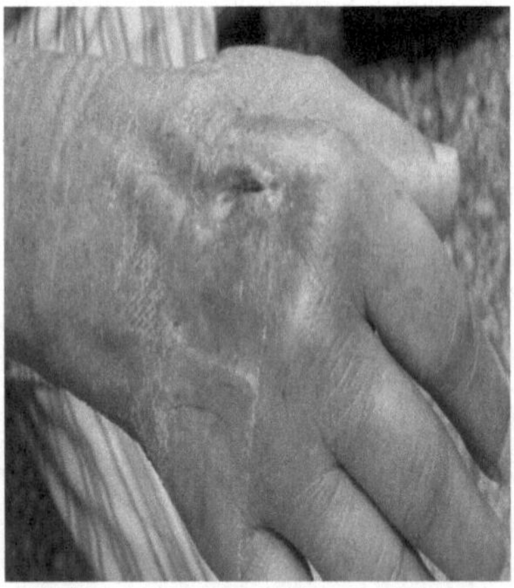

【相关检验基础知识】

厌氧菌培养、鉴定及药敏试验。

【病例概况】

一、病史

1. 主诉　患者，老年女性，78 岁，伤口不愈合。
2. 现病史　被自家犬咬伤手背，当时到某医院门诊行清创并在家中换药，静脉滴注头孢菌素，伤后 5 天，伤口内出现脓性分泌物，伤口不愈合，伤后 21 天，来北京积水潭医院就诊。
3. 相关实验室检查　入院后行清创术，采集伤口周围组织样本送检培养。

二、诊断

1. 初步诊断　伤口感染伴伤口不愈合。
2. 诊断依据　伤口有渗血，周围红肿伴脓性分泌物（图 4-14-2）。

图 4-14-3　出院前伤口照片（彩图见文后插页）

病　例　三

【本例要点】

重视涂片检查技术，开放性创伤伤口标本涂片中发现大量革兰氏阳性的粗大杆菌，有荚膜或芽孢，并且涂片中白细胞少，形态不规则，高度怀疑厌氧梭状芽孢杆菌引起的气性坏疽。尽快报告涂片革兰氏染色结果，危急标本需在 1 小时内报告，利于临床的抢先治疗。此外，伤口标本革兰氏染色检测还有助于提示培养结果为污染菌还是致病菌。如果涂片见到中性粒细胞提示有炎症反应或感染，反之，有上皮细胞存在提示有定植菌污染。含有大量上皮细胞的标本对感染的诊断意义不大，应拒绝此类标本的培养。

【病例概况】

一、病史

1. 主诉　患者，男，45 岁，8 小时前自 3m 高处坠落。

2. 现病史　左肘及左腕部肿痛畸形，左腕部开放流血；外院行左腕伤口清创缝合术；为进一步治疗收入北京积水潭医院。

3. 相关影像学或其他检查　X 线片提示左侧尺骨、桡骨远端骨折。

二、诊断

1. 初步诊断　左侧尺骨、桡骨远端开放性骨折。

2. 诊断依据　高处坠落病史，X 线检查提示左侧尺骨、桡骨远端骨折。

三、治疗

入院第 1 天，患者左手部活动感觉较前减退，查房完全松开石膏绷带，左腕部缝合创口未见红肿及渗出，毛细血管充盈试验正常，入院后给予消肿药物和抗生素预防感染治疗。入院第 2 天和第 3 天，患者体温升高，最高达 39℃，患部肿胀和入院时没有明显变化，继续对症观察治疗。入院第 4 天及以后，发现左手腕部出现水疱，前臂远端及手指皮肤青紫，手部感觉减退，决定手术切开检查（图 4-14-4）。术中穿刺水疱内容物，发现液体黑暗、张力高、有恶臭味，涂片送检并取样进行细菌培养。涂片镜检见到革兰氏阳性的粗大杆菌（图 4-14-5）；厌氧培养鉴定为产气荚膜梭菌。

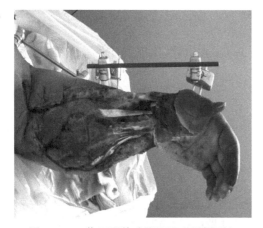

图 4-14-4　伤口照片（彩图见文后插页）

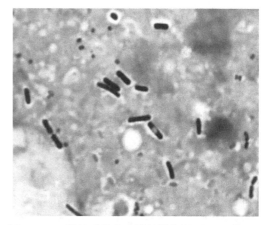

图 4-14-5　革兰氏染色涂片镜检（彩图见文后插页）

【临床思维分析】

气性坏疽常继发于开放性骨折，主要是大面积创伤、局部供血不足，组织缺氧坏死，氧化还原电势下降，芽孢发芽繁殖，产生毒素和侵袭性酶，引起感染导致气性坏疽。产气荚膜梭菌是临床引起气性坏疽病原菌中最多见的一种厌氧梭状芽孢杆菌。考虑患者是高处坠落伤，存在厌氧菌感染风险；且患者术中穿刺物有恶臭，感染组织局部产生大量气体，造成组织肿胀和坏死，皮下有捻发音，符合气性坏疽特征。由于气性坏疽发展急剧，预后差，需要及时明确诊断。由于病原学培养时间较长，分泌物革兰氏染色涂片有助于临床进行快速早期诊断，及时治疗对挽救生命、保存伤肢有重要意义。

【相关检验基础知识】

伤口革兰氏染色涂片镜检。

病 例 四

【本例要点】

药敏试验可以预测抗菌治疗的效果；指导抗菌药物的临床应用；发现或提示细菌耐药机制的存在，能帮助临床医师选择合适的药物，避免产生或加重细菌耐药；并且可以监测细菌耐药性，分析耐药菌的变迁，掌握耐药菌感染的流行病学，以控制和预防耐药菌感染发生和流行。

【病例概况】

一、病史

1. 主诉　患儿，女，3岁，左髋活动受限4天。
2. 现病史　因左髋活动受限，疼痛4天，发热4天入院；体温最高39℃。
3. 既往史　1年前于外院行左腹股沟囊肿切除术。
4. 相关实验室检查　血常规：白细胞 13.64×10^9/L，中性粒细胞百分比 86.8%；C反应蛋白（CRP）32mg/L 和红细胞沉降率（ESR）50mm/h，两个指标均明显升高。

二、诊断

1. 初步诊断　髋关节急性化脓性关节炎（左）。
2. 诊断依据　左髋活动受限，疼痛4天，发热39℃；血常规白细胞及中性粒细胞百分比升高，CRP、ESR明显升高。

三、治疗

1. 行左髋关节穿刺术，抽取穿刺液进行培养。
2. 给予头孢曲松（罗氏芬）抗感染治疗。

【临床思维分析】

临床微生物实验室在分离出病原菌时，必须选择合适抗菌药物进行药敏试验。该患儿穿刺液培养结果为肠炎沙门菌；临床最初经验性给予头孢曲松（罗氏芬）抗感染治疗，但药敏试验结果提示头孢曲松耐药，需要调整抗菌药物；联系临床，根据药敏试验结果更换敏感抗菌药物亚胺培南（泰能），1个月后患儿痊愈出院。

【相关检验基础知识】

抗菌药物敏感试验。

（王　艳）

病例 15 尿路感染实验室诊断

【本例要点】

本例患者为老年女性，无明显诱因出现尿频、尿急、尿痛 1 天，尿常规可见白细胞酯酶、亚硝酸盐阳性，白细胞尿，尿培养见≥10^5cfu/ml ESBL（+）的大肠埃希菌，本例患者下尿路感染诊断明确。经验用药治疗的同时，及时关注药敏试验结果，合理及时地调整抗生素。细菌药敏报告有助于指导抗生素的合理应用。

【病例概况】

一、病史

1. 主诉 患者，女，64 岁，尿痛 1 天。

2. 现病史 1 天前患者无明显诱因出现小便时尿路疼痛，并伴有尿频和尿急，无排尿困难，尿液颜色为无色，稍浑浊，无泡沫。患者无发热，无腹痛腹泻，无恶心呕吐。就诊于保健门诊。查体：体温 36.8℃，脉搏 86 次/分，血压 118/70mmHg，腹部无压痛、反跳痛。肝脾未触及。既往有高血压、糖尿病，口服药物控制可。

3. 相关实验室检查 血常规未见明显异常，尿常规及尿细菌培养见表 4-15-1、表 4-15-2。

表 4-15-1 尿常规＋流式细胞学

项目名	简称	结果	单位	标志	参考区间
颜色	COLOR	浅黄色			浅黄色或黄色
透明度	CLARITY	清澈			清澈透明
比重	SG	1.011			1.010～1.022
酸碱值	pH	6.5			4.8～7.4
蛋白	PRO	阴性（-）	g/L		阴性（-）
葡萄糖	GLU	阴性（-）	mmol/L		阴性（-）
胆红素	BIL	阴性（-）	μmol/L		阴性（-）
酮体	KET	阴性（-）	mmol/L		阴性（-）
隐血	ERY	阴性（-）	mg/L		阴性（-）
亚硝酸盐	NIT	阳性（+）			阴性（-）
尿胆原	UBG	阴性（-）	μmol/L		阴性（-）
白细胞	LEU	250	cells/μl		阴性（-）
红细胞 UF	U-RBC	9.7	/μl		0～30
白细胞 UF	U-WBC	169.3	/μl	↑	0～25
上皮细胞 UF	U-EC	1.6	/μl		0～15
管型 UF	U-CAST	0.27	/μl		0～2
细菌 UF	U-BACT	9791.0	/μl	↑	0～340
病理管型 UF	P.CAST	0	CAST/LP		

项目名	简称	结果	单位	标志	参考区间
小圆上皮细胞	SRC	0.4	/μl		
结晶数量 UF	X_TAL	0.1	/μl		
类酵母细胞数量	YLC	0	/μl		
离心镜检白细胞		22～26	/HP		0～5
离心镜检红细胞		0～1	/HP		0～3
离心镜检上皮细胞		0-偶见	/HP		
离心镜检透明管型		未见	/LP		偶见 0～1
离心镜检颗粒管型		未见	/LP		

表 4-15-2　尿培养结果

尿培养结果：大肠埃希菌 ESBL（＋）；细菌菌落计数：＞105cfu/ml

抗生素名	抗生素英文名	药敏试验方法	检测值	解释标准 S（敏感）	解释标准 R（耐药）	单位	判定结果
阿米卡星（丁胺卡那霉素）	Amikacin	MIC	≤8	≤16	≥64	μg/ml	敏感
阿莫西林/克拉维酸	Amoxicillin/Clavulanate	MIC	8/4	≤8/4	≥32/16	μg/ml	敏感
氨苄西林	Ampicillin	MIC	＞16	≤8	≥32	μg/ml	耐药
氨苄西林/舒巴坦	Ampicillin/Sulbactam	MIC	16/8	≤8/4	≥32/16	μg/ml	中介
氨曲南	Aztreonam	MIC	8	≤4	≥16	μg/ml	中介
复方磺胺甲噁唑	Trimethoprim/Sulfamethcxazole	MIC	≤0.5/9.5	≤2/38	≥4/76	μg/ml	敏感
环丙沙星	Ciprofloxacin	MIC	＞2	≤0.25	≥1	μg/ml	耐药
氯霉素	Chloramphenicol	MIC	8	≤8	≥32	μg/ml	敏感
美洛培南	Meropenem	MIC	≤1	≤1	≥4	μg/ml	敏感
哌拉西林	Piperacillin	MIC	＞64	≤16	≥128	μg/ml	耐药
哌拉西林/他唑巴坦	Piperacillin/Tazobactam	MIC	≤4/4	≤16/4	≥128/4	μg/ml	敏感
庆大霉素	Gentamicin	MIC	4	≤4	≥16	μg/ml	敏感
四环素	Tetracycline	MIC	4	≤4	≥16	μg/ml	敏感
头孢吡肟	Cefepime	MIC	8	≤2	≥16	μg/ml	SDD
头孢噻肟	Cefotaxime	MIC	32	≤1	≥4	μg/ml	耐药
头孢他啶	Ceftazidime	MIC	2	≤4	≥16	μg/ml	敏感
亚胺培南	Imipenem	MIC	≤1	≤1	≥4	μg/ml	敏感
左氧氟沙星	Levofloxacinzuo	MIC	＞8	≤0.5	≥2	μg/ml	耐药
磷霉素	Fosfomycin	KB	23	≥16	≤12	mm	敏感

注：ESBL（＋）即产生超广谱 β -内酰胺酶细菌，对青霉素类、头孢菌素类（头孢他啶、头孢噻肟、头孢吡肟、头孢曲松等）和氨曲南即使体外药敏试验敏感，仍可能临床治疗无效，请结合临床及药敏结果综合判断。SDD：剂量依赖性敏感

二、诊断

1. 初步诊断　尿路感染。

2. 诊断依据 患者为老年女性，表现为典型的尿路刺激症状，尿频、尿急、尿痛，尿常规见大量白细胞和细菌，尿培养见≥10^5cfu/ml ESBL（＋）的大肠埃希菌，因此，该患者下尿路感染可能性大。

3. 鉴别诊断 泌尿系统结核、慢性肾小球肾炎、全身性感染等，以及上尿路感染和下尿路感染的鉴别诊断。

4. 进一步检查 视患者情况需要区分患者是单纯性尿路感染还是复杂性尿路感染，可行影像学检查，如 X 线检查或超声检查，了解患者有无尿路结石、梗阻、畸形等。

5. 该患者最终诊断 下尿路感染。

三、治疗

甲磺酸左氧氟沙星（利复星）300mg 每天 1 次，治疗 3 天症状未见好转。后根据药敏试验结果调整用药为磷霉素，7 天后复查尿常规和尿培养均未见异常，患者临床症状好转。

【临床思维分析】

1. 首先确定患者有无尿路感染 根据发生感染的位置不同分为上尿路感染（肾脓肿、肾盂肾炎、输尿管炎）和下尿路感染（膀胱炎、尿道炎）。根据尿路解剖和功能状况分为单纯性尿路感染和复杂性尿路感染。尿路感染患者的典型临床表现有尿路刺激症状、感染中毒症状和明显腰痛、肾区叩击痛等，结合实验室检测如尿常规和清洁中断尿培养或膀胱穿刺尿培养，基本上可确定患者有无尿路感染。

2. 尿路感染的定位 进一步区分患者是上尿路感染还是下尿路感染，一般上尿路感染如急性肾盂肾炎常伴有发热、腰部不适、肾区叩击痛等症状，而下尿路感染一般全身症状较轻。另外，如尿沉渣镜检可见红细胞或白细胞管型，或者尿 NAG、尿 β-MG 升高等，则提示上尿路感染可能性大。双侧肾盂和输尿管影像学检查可辅助诊断急慢性肾盂肾炎。

3. 病原学检查 尿培养结果可明确尿路感染的病原学。值得注意的是，尿液是无菌的，但由于尿道口可定植正常菌群，因此一定要按照规范化的操作留取清洁中段尿，并尽快送检接种。尿液标本定量接种有助于区分尿路定植和尿路感染。

4. 经验性用药和适时调整用药 对于首次发生的尿路感染患者，一般首选针对革兰氏阴性杆菌的抗菌药物，其次在尿液和肾脏内浓度较高，但毒副作用较小的药物。该患者使用甲磺酸左氧氟沙星片（利复星）治疗 3 天症状未见好转，应考虑细菌对抗菌药物耐药原因，根据药敏试验结果及时更换药物。

【相关检验基础知识】

1. 尿液标本的采集 减少污染是保证尿液标本质量的关键。

（1）晨尿：推荐，睡前少喝水或不喝水，膀胱内至少 4 小时以上，无症状患者连续采集 3 天。

（2）清洁中段尿：最易获得，用肥皂水清洗会阴部，女性应分开大阴唇，男性应上翻包皮，仔细清洗，再用清水冲洗尿道口周围。将前段的尿液丢弃，留取中段尿液约 10ml 直接排入无菌容器中，尽快送检。

2. 尿常规检测在尿路感染中的意义

（1）白细胞酯酶：正常值为阴性，尿路感染时可为阳性。

（2）亚硝酸盐：正常值为阴性。阳性常见于大肠埃希菌等革兰氏阴性杆菌引起的尿路感染，阳性反应程度与尿液中细菌的数量成正比。

（3）尿蛋白：正常定性为阴性，定量<100mg/24h。尿路感染可有蛋白尿。

（4）尿沉渣和尿流式：尿沉渣中白细胞>5个/HPF为白细胞尿。尿红细胞>3个/HPF为镜下血尿，可见于肾结核、肾脏肿瘤、泌尿系统结石、急性肾小球肾炎等。女性尿液标本中如果存在许多扁平上皮细胞，提示标本很可能受到阴道分泌物污染，应重新送检。

3. 尿培养

（1）尿标本定量接种：1μl或10μl尿液标本密涂接种至血琼脂平板，麦康凯或中国蓝琼脂平板则分区画线接种。5% CO_2 培养18～24小时。若无菌生长，应延长培养至48小时。

（2）尿培养结果解释：采用1μl接种量，计数结果为平板菌落数×10^3cfu/ml；采用10μl接种量，计数结果为平板菌落数×10^2cfu/ml。

清洁中段尿定量培养后，单种细菌菌落数>10^5cfu/ml可能为尿路感染；<10^4cfu/ml可能为污染；10^4～10^5cfu/ml需要根据患者的临床表现进行评估。对于复杂性尿道感染可多次送检。连续3次清洁中段晨尿培养>10^5cfu/ml高度怀疑尿路感染。

根据中华人民共和国卫生行业标准 WS/T 486—2016 尿路感染临床微生物实验室诊断，不同感染类型的清洁中段尿定量培养结果相应的解释分别见表4-15-3和表4-15-4。建议临床医师结合患者的临床表现、尿常规结果综合分析尿培养结果的临床意义。

表4-15-3 社区获得性尿路感染

临床表现	白细胞尿	细菌计数（cfu/ml）	病原菌种数	结果解释	是否做药敏试验
有	≥10^4/ml	大肠埃希菌或腐生葡萄球菌≥10^3；其他菌种≥10^5	≤2	（1）尿路感染（急性膀胱炎） （2）对于急性肾盂肾炎的诊断，菌落计数≥10^4cfu/ml考虑比较有意义 （3）对于急性前列腺炎的诊断，菌落计数≥10^3cfu/ml考虑比较有意义	是
有	≥10^4/ml	<10^3	-	（1）有炎症但无菌尿 （2）正在使用抗生素 （3）慢生长或难生长病原菌感染 （4）无病原菌感染	不确定
有	<10^4/ml	≥10^5	≤2	免疫功能正常患者：应重复做尿液细菌学和细胞学检查（可能处于尿路感染的起始阶段） 免疫功能缺陷患者（如化疗或移植患者）	否 是
无	不确定	10^3～10^4	≥1	可能由于标本采集质量不高导致污染	否
无	不确定	>10^5	≥2	定植	否
不确定	<10^4/ml	<10^3	—	无尿路感染或定植	不确定

表4-15-4 医院获得性尿路感染

背景	临床表现	白细胞尿	≤2种病原菌菌尿/（cfu/ml）	结果解释	是否做药敏试验
无导尿管患者	有	≥10^4/ml	≥10^3	尿路感染（急性膀胱炎）	是
			<10^3	（1）有炎症但无菌尿 （2）正在使用抗生素 （3）慢生长或难生长病原菌感染 （4）无病原菌感染	不确定

续表

背景	临床表现	白细胞尿	≤2种病原菌菌尿/(cfu/ml)	结果解释	是否做药敏试验
	无	不确定	≥10³	定植	否
			<10³	无尿路感染或定植	不确定
	有	<10⁴/ml	≥10⁵	免疫功能正常患者：应重复做尿液细菌学和细胞学检查（可能处于尿路感染的起始阶段）	否
				免疫功能缺陷患者（如化疗或移植患者）	是
插导尿管患者	有	有导尿管存在时白细胞尿没有意义	≥10⁵	尿路感染	是
			<10⁵	（1）有炎症但无菌尿 （2）正在使用抗生素 （3）慢生长或难生长病原菌感染 （4）无病原菌感染	否
	无	有导尿管存在时白细胞尿没有意义	≥10³	定植	否
			<10³	无尿路感染或定植	不确定

4. 尿培养结果药敏报告的判读　注意检测的菌株有无特殊耐药表型，如金黄色葡萄球菌的β-内酰胺酶、苯唑西林耐药；肠球菌的高浓度庆大霉素筛选试验；肠杆菌目细菌的 ESBL，耐碳青霉烯酶的肠杆菌目细菌和非发酵细菌等，以及各种细菌的天然耐药情况等。结合患者的临床表现、治疗情况可及时调整抗菌药物。

（张玉娟）

病例 16　频频血尿的原因

【本例要点】

1. 血尿是临床常见表现，最常见病因应熟记于心，并依据患者类型进行有针对性排除和检查。例如，女性患者需要排除生理周期的干扰。

2. 目前临床开展的检验项目很多，选择时要从患者的临床表现入手，先从最基本、最具有系统排除意义的指标入手，将诊断思路大致定位。

3. 泌尿系统感染是临床排名与呼吸系统感染不相上下的常见感染，常见感染的病原菌：革兰氏阴性菌主要有大肠埃希菌、肺炎克雷伯菌、铜绿假单胞菌、奇异变形杆菌等；常见的革兰氏阳性菌主要有金黄色葡萄球菌、粪肠球菌、尿肠球菌等；常见的念珠菌主要有白念珠菌、光滑念珠菌、热带念珠菌等。

4. 不能忽视涂片镜检和培养鉴定的重要作用。避免经验用药，以免造成病原菌耐药，将急性感染转为慢性甚至复发性感染。

【病例概况】

一、病史

1. **主诉** 患者，女，38岁，尿频、尿急、尿痛、尿意不尽、全程肉眼血尿伴小血块12小时，门诊就诊。

2. **现病史** 体温37℃，脉搏72次/分，呼吸20次/分，血压105/75mmHg，一般情况尚可，眼睑无水肿，心肺无异常。肝脾肋下未触及。余无异常。既往体健，无各系统病史。

3. **查体** 未见异常。

4. **相关实验室、影像学或其他检查**

（1）血常规检查：见表4-16-1。

表4-16-1 血常规检查

项目名称	英文缩写	检验结果	高低	单位	参考区间
白细胞	WBC	9.0		10^9/L	3.5～9.5
红细胞	RBC	4.3		10^{12}/L	女：3.8～5.1
血红蛋白	HGB	120		g/L	女：115～150
中性粒细胞百分比		75%	↑（高）		50%～70%
淋巴细胞百分比		25%			20%～40%

（2）尿液检查：肉眼血尿，尿蛋白（＋）；镜检：每高倍镜下红细胞满视野，未见异形红细胞，每高倍镜下白细胞满视野。

（3）相关影像学或其他检查

1）尿液涂片镜检：见到革兰氏阴性杆菌。

2）清洁中段尿培养。

二、诊断

1. **初步诊断**

（1）急性膀胱炎。

（2）泌尿系结石。

2. **诊断依据**

（1）膀胱刺激征。

（2）全程血尿。

（3）血常规中性粒细胞百分比略升高。无发热，全身感染中毒症状不明显。

（4）每高倍镜下尿液镜检白细胞满视野。

（5）尿液涂片镜检：可见革兰氏阴性杆菌。

3. **鉴别诊断**

（1）泌尿系结石：其临床表现为发病突然，剧烈腰痛，疼痛多呈持续性或间歇性，并沿输尿管向髂窝、会阴及阴囊等处放射；出现血尿或脓尿，排尿困难或尿流中断等。一般无膀胱刺激征。

（2）尿道炎：尿道炎有膀胱刺激征，但不如膀胱炎明显，常有尿道脓性分泌物，常见病原菌多为革兰氏阴性杆菌（如大肠埃希菌等），另有淋球菌、衣原体、支原体及单纯疱疹病毒等。本例是以血尿为主。

（3）阴道炎：有膀胱刺激征，但不如膀胱炎明显，常有阴道分泌物排出且恶臭，清洁度差，病原菌多为白念珠菌、滴虫、阴道加德纳菌、淋球菌、衣原体等。

（4）肾盂肾炎：可出现膀胱刺激征。尿液检查可见大量白细胞或脓细胞和红细胞。肾盂肾炎全身感染症状重，常有寒战、高热及全身不适，外周血常规可见白细胞增加、中性粒细胞增加。本例不具有以上特点。

4. 进一步检查

（1）泌尿系统B超检查，排除泌尿系结石的可能。

（2）妇科查体及阴道微生态检测，排除阴道炎所致的膀胱刺激征，或者阴道炎合并急性膀胱炎的可能。

5. 该患者最终诊断 急性膀胱炎。

三、治疗

根据尿培养结果及后续的鉴定和药敏试验结果进行治疗。本例患者的尿培养结果为大肠埃希菌，根据药敏试验结果选用口服头孢类抗生素可获得较好疗效。

【临床思维分析】

遇到尿路刺激征和血尿的患者，首先考虑泌尿系感染和结石，如果是女性患者，还需要排除女性生理周期和阴道炎等妇科疾病。阴道炎常有典型阴道分泌物，比较容易鉴别。

根据结石绞痛的特点和泌尿系统B超结果可以很快排除结石所致的血尿。泌尿系感染依据部位不同所致的患者临床感染症状差异，分泌物表现，以及血尿常规的各炎症指标的升高程度加以大致区分。

病原菌涂片镜检快速、直观，可以大致锁定由感染所致的泌尿系感染的治疗大方向。但是，最终还是需要进行培养、鉴定和药敏试验，根据具体病原菌和相应药敏试验结果，进行有针对性的治疗。

【相关检验基础知识】

泌尿生殖系统感染的常见临床表现、检查项目、临床意义、鉴别诊断相关辅助检查等。

（孙 伟）

病例 17 一例少见乙型肝炎病毒核酸检测的思考

【本例要点】

1. 病毒病原体类核酸检测是诊断的确诊依据。

2. 发送结果时要对患者检验结果进行纵向、横向分析。

3. 对于乙型肝炎五项和核酸检测不一致时要判断是否为"隐匿性乙型肝炎"。

4. 要会识别扩增曲线是否异常。

5. 乙肝表面抗原转阴的概率较小。

6. 乙型肝炎病毒基因组容易整合入人类基因组，所以不容易清除。

【病例概况】

［病史］

1. **现病史**　患者于 2015 年 10 月中旬出现发热，最高体温 39.3℃，当地诊所予以抗病毒、退热等治疗。次日查肝功能：ALT 8042U/L，AST 7055U/L，结合胆红素 109μmol/L，总胆红素 155.0μmol/L，肾功能示血肌酐升高，并出现恶心、呕吐、全身黄染，当地医院建议于上级医院诊治。

患者遂就诊于盘锦市中心医院，查肝肾功能示 ALT 6671U/L，AST 3501U/L，直接胆红素 140.64μmol/L，总胆红素 158.47μmol/L；肌酐水平升高。

患者于 2015 年 10 月 25 日就诊于笔者所在医院门诊，查肝肾功能示 ALT 110.0U/L，直接胆红素 30.3μmol/L，肌酐 309.0μmol/L。

2. **既往史**　乙型肝炎病毒携带者。

3. **相关实验室检查**

（1）2015 年 10 月 25 日急诊科急查免疫四项：见表 4-17-1。

表 4-17-1　2015 年 10 月 25 日免疫四项结果

项目名	结果	参考区间
急查乙型肝炎表面抗原	阴性（－）	阴性（－）
急查丙型肝炎抗体	阴性（－）	阴性（－）
急查梅毒抗体	阴性（－）	阴性（－）
急查人类免疫缺陷病毒抗体	阴性（－）	阴性（－）

（2）入住肾内科后急查乙型肝炎五项（发光法）、HBV-DNA：见表 4-17-2。

表 4-17-2　乙型肝炎五项（发光法）、HBV-DNA 结果

项目名	结果	单位	高低	参考区间
乙肝表面抗原	0.00	U/ml		0.0～0.05
乙肝表面抗体	39.56	mU/ml	↑（高）	0.0～10.0
乙肝 e 抗原	0.39	S/CO		0.0～1.0
乙肝 e 抗体	0.38	S/CO		1.0～999.0
乙肝核心抗体	6.77	S/CO	↑（高）	0.0～1.0

（3）2015 年 10 月 28 日乙型肝炎五项为 2、4、5 阳性，但抗体滴度仅为 39.56，HBV-DNA 两次复查后结果为 31U/ml（表 4-17-3）。

表 4-17-3　乙型肝炎病毒核酸定量

项目名	结果	单位	高低	参考区间
乙型肝炎病毒核酸定量	31	U/ml	↑（高）	<10

【临床思维分析】

1. 问题 1　核酸检测与乙型肝炎五项检测是否矛盾？这种情况可能会出现在什么患者身上？出现这种情况的原因及危害有哪些？

乙型肝炎五项指的是利用抗原抗体反应检测患者体内乙肝表面抗原、乙肝表面抗体、乙肝 e 抗原、乙肝 e 抗体和乙肝核心抗体存在情况；乙型肝炎五项反映的是一种机体感染乙型肝炎病毒后的免疫状态；"大三阳""小三阳"等免疫学指标不能反映机体内病毒复制水平与感染程度。

乙型肝炎核酸检测是指利用分子生物学方法对患者体内 HBV-DNA 基因进行检测，是判断病毒是否存在、病毒是否复制、病毒载量及评价治疗效果的重要手段，目前临床常用的方法是 Taq-man 荧光定量 PCR。

隐匿性慢性乙型肝炎：血清 HBsAg 阴性，但血清和（或）肝组织中 HBV-DNA 阳性，并有慢性乙型肝炎的临床表现。患者可伴有血清抗-HBs、抗-HBe 和（或）抗-HBc 阳性。另约 20% 的隐匿性慢性乙型肝炎患者除 HBV-DNA 阳性外，其余 HBV 血清学标志均为阴性。诊断需排除其他病毒及非病毒因素引起的肝损伤。

隐匿性乙型肝炎产生的原因如下。

（1）HBV 基因变异：尤其是 S 区及前 S 区变异，可影响 HBV 蛋白表达而导致 HBsAg 阴性。

（2）HBV 病毒低水平复制，抗原表达量低：临床常规酶免疫测定试剂灵敏度不能检测出。

（3）HBV 整合到宿主染色体中：急性或慢性 HBV 感染，HBV-DNA 都能整合到肝细胞染色体 DNA 中，HBV-DNA 的整合可导致病毒 DNA 序列重排，进而影响 HBsAg 表达。

（4）宿主免疫应答异常：有力的细胞免疫介导的免疫应答是终止 HBV 持续感染的主要机制，但在机体免疫功能低下或免疫耐受状态下，可能无法清除低水平的病毒而出现隐匿性 HBV 感染。

（5）受其他病毒感染的干扰：乙型肝炎病毒与其他嗜肝性病毒重叠感染时，可相互干扰导致乙型肝炎病毒复制受限制而呈低水平。

隐匿性乙型肝炎的危害如下。

（1）隐匿性乙型肝炎是原发性肝癌的重要原因，隐匿性乙型肝炎患者发生肝癌的危险性比无隐匿性感染的患者高。

（2）隐匿性乙型肝炎患者是乙型肝炎病毒经输血、血液透析及器官移植传播的潜在危险源。

（3）隐匿性乙型肝炎患者发生血液系统恶性肿瘤、人类免疫缺陷病毒感染、骨髓移植、肝移植、肾移植等情况时，使用免疫制剂和化疗药物后，可导致乙型肝炎病毒复制，引起肝功能异常，甚至发生肝衰竭。

（4）单项抗-HBc 阳性的患者，如果存在隐匿性乙型肝炎病毒感染，可能是接种乙型肝炎疫苗无应答的原因之一。

还需要注意"乙型肝炎、丙型肝炎共感染时一种病毒的'藏匿'现象"。

患者年幼时因心脏病手术曾经输血，后来发现乙型肝炎，近几年肝功能持续异常。检查时发现乙型肝炎"大三阳"，HBV-DNA 阳性。除乙型肝炎病毒感染以外，还发现患者丙型肝炎病毒抗体呈阳性，而丙型肝炎病毒的基因 HCV-RNA 结果为阴性。经阿德福韦治疗后患者 HBV-DNA 阴性，e 抗原消失，肝功能恢复正常；不久后患者的肝功能再次出现异常，复查 HBV-DNA 为阴性，排除其他因素后检测 HCV-RNA 阳性。

在乙型肝炎病毒复制活跃时，丙型肝炎病毒的复制受到抑制，HCV-RNA 呈阴性，给医师造成丙型肝炎病毒被清除的假象。当患者经过阿德福韦治疗，乙型肝炎病毒的复制受到抑制后，丙型肝炎病毒的抑制被解除而开始大量复制，HCV-RNA 呈阳性，肝功能出现异常。

2. 问题 2　乙肝表面抗原能自然转阴吗？有哪些影响因素？

乙肝表面抗原自然转阴是指慢性乙型肝炎病毒感染者在没有治疗的情况下发生的乙型肝炎病毒自发性清除，这种情况确实是有可能发生的，但发生率较低。

西方人群 HBsAg 自然清除的简况如下。

（1）在西方患者中，可以通过表面抗原清除，达到疾病治愈的目的。

（2）美国学者通过对 204 名表面抗原阳性患者进行的 17.6 个月随访发现，其中 2.5% 的人发生了表面抗原自动清除，平均年清除率为 1.7%。

（3）在高加索人种中，HBsAg 更易清除，82 名高加索乙型肝炎代偿性肝硬化患者接受了干扰素治疗，另 196 名患者未接受治疗。平均随访 68 个月后，共有 32 名清除了 HBsAg，累积 1 年和 5 年的 HBsAg 清除率在未治疗人群、干扰素治疗人群中分别为 1% 和 4%、4% 和 16%。

亚洲人群 HBsAg 自然清除的简况如下。

（1）亚洲慢性乙型肝炎患者发生 HBsAg 清除的可能性相对较低。

（2）对 99 名日本乙型肝炎患者表面抗原 10 年的研究，21 名患者获得了乙肝表面抗原血清消失，发生率仅为每年 1.4%。

（3）中国台湾的一项研究显示，390 名 HBeAg 自发转换的慢性乙型肝炎患者，在 HBeAg 转换后 1 年开始随访，平均 7.4 年后的分析显示，HBsAg 的年均消失率仅为 0.62%。

（4）即使在抗病毒治疗过程中，亚洲患者的 HBsAg 消失率也很低，接受恩替卡韦治疗的 166 名慢性乙型肝炎患者，2 年后 61% 的患者 HBsAg 无变化。

（5）对 222 名慢性乙型肝炎予以 5 年的长期治疗后，尽管其他指标都有好转，但仅有 1 名患者出现 HBsAg 清除。

我国《慢性乙型肝炎防治指南》中 HBsAg 自然清除的简况如下。

（1）我国的《慢性乙型肝炎防治指南》中指出，HBeAg 血清学转换后每年 0.5%～1.0% 发生 HBsAg 清除。

（2）在没有完全治疗的情况下，经过 20～50 年体内免疫系统自发地将乙型肝炎病毒清除，HBsAg 自然阴转，抗 HBs 出现，达到自愈，被称为表面抗原血清学转换或乙肝表面抗原"自然转阴"，这种自然转阴率每年为 0.5%～1.0%。

乙肝表面抗原自然转阴的影响因素如下。

（1）e 抗原阴性，即乙型肝炎"小三阳"。

（2）表面抗原的数值较低，一般 <200U/ml。

（3）病毒复制水平低，一般 HBV-DNA <2000U/ml。

（4）年龄：一般来说，在慢性乙型肝炎病毒感染者的一生中，HBsAg 自然阴转有两个高峰：第一个高峰发生在 10～20 岁，每年的自然转阴率约为 2.7%；第二个高峰发生在 50 岁以后，每年的自然转阴率可以高达 6.6%。

3. 问题 3　核酸检测结果与其他检测指标有不一致的情况时，该如何判断核酸检测结果正确与否？

（1）首先回顾 PCR 扩增结果是否正常，要正确识别正常扩增曲线和异常扩增曲线及产生异常扩增曲线的原因。

（2）排查两份标本是否为同一个人的标本？

（3）同一标本核酸的复查。

（4）核酸检测标本复测乙型肝炎五项。

4. **问题4**　乙型肝炎五项的标本检测完成后能否用于 HBV-DNA 检测？

考虑到携带污染及核酸检测的灵敏性问题，不建议乙型肝炎五项检测标本用于 HBV-DNA 检测。如果患者标本确实不好获取，检测结果应标注"仅供参考"。

5. **问题5**　为什么乙型肝炎病毒不容易清除？乙型肝炎病毒（HBV）为什么不能被杀灭清除？

（1）任何药物都不能进入肝细胞核：乙型肝炎病毒侵入肝细胞核，而目前世界上所用的各种治疗药物只能被吸收进入血液，或进入肝细胞质中，而不能透过核膜进入肝细胞核，因此，对进入肝细胞核的乙型肝炎病毒没有作用，这就保证了细胞核基因不受干扰和破坏。

（2）HBV-DNA 与肝细胞核的核蛋白发生整合：这是乙型肝炎病毒不能被杀灭和消除的重要原因，机体不可能把 HBV-DNA 从整合的 DNA 中清除，除非肝细胞破坏了。

（3）发生整合后的 HBV-DNA 具有乙型肝炎病毒的生物活性：整合后的 HBV-DNA 可继续复制形成新的乙型肝炎病毒，并可再次进入别的肝细胞发生新的整合，因此，整合的肝细胞逐渐增多。

（4）发生 DNA 整合的肝细胞可发生分裂和再生：这种异常肝细胞数量逐渐增多，由单个细胞逐渐形成异常肝细胞团。机体形成的相关抗体不能进入肝细胞核，即使抗-HBS、抗-HBE、抗-HBC 形成而肝细胞核内的 HBV-DNA 仍然存在，这也是抗体产生而乙型肝炎病毒不被杀灭持续存在的重要原因。

（5）DNA 整合的肝细胞与正常肝细胞的结构和功能相似，不能被吞噬细胞所识别和吞噬。

（6）乙型肝炎病毒发生反复感染，特别是不同的亚型感染。

（7）乙型肝炎病毒发生变异后病毒对治疗用的药物发生耐药性。

【临床思维分析】

本病例以 HBV-DNA 检测与免疫四项及乙型肝炎五项检测结果"不符"为线索，通过分析检验前中后造成这种现象的原因，鉴别检验结果是否合理。首先需要排除 HBV-DNA 检测结果是否为假阳性，采取同一标本复查甚至采用另外一种高敏 HBV-DNA 检测试剂进行复核；其次要判断 HBV-DNA 检测样本为患者本人血样，如有必要需科室工作人员在场请患者重新抽血进行复测，如遇患者不配合可对 HBV-DNA 检测样本进行反定血型检测与患者血常规血型检测判断 HBV-DNA 检测样本是否来自患者本人，还可对 HBV-DNA 检测样本进行 HBsAg 发光法定量检测判断血样是否来自患者本人。在确认血样为患者本人且 HBV-DNA 复测结果一致的情况下通过调阅临床病例或与临床医师沟通确认患者是否有乙型肝炎病毒感染的既往史，本例患者既往史明确为乙型肝炎病毒携带者，那么 HBsAg 阴性的原因是什么？急查免疫四项中行 HBsAg 抗原检测方法为胶体金检测方法，其检测灵敏度相对较低，存在漏检的可能性，该患者入院后进行乙型肝炎五项检测方法为发光法，检测灵敏度较高，漏检的可能性较小。HBsAg 转阴的一种可能是乙型肝炎病毒 S 区发生突变导致其产生的 HBsAg 与常用的 HBsAg 检测试剂盒不匹配而导致 HBsAg 阴性，这种情况下 HBV-DNA 水平通常较高；查阅病例可知该患者乙型肝炎史近30 年，中间存在反复治疗的情况，结合其既往病史及抗体滴度水平不高，均提示该患者更符合 HBsAg 转阴而乙型肝炎病毒并未彻底清除导致的隐匿性乙型肝炎病毒感染。同时在查阅资料的同时笔者关注到乙型肝炎病毒和 HCV 混合感染时病毒之间存在"拮抗"的情况，一种病毒占优势时，另外一种病毒处于相对静息状态，当治疗措施去除这种优势病毒后另外一种病毒便开始复制增加继续导致患者肝功能受损，本例患者急查免疫四项及 HCV 微粒子发光法检测 HCV 抗体均为阴性，故排除混合感染的情况。至于 HBsAg 自然转阴，不同人群自然发生率不同，我国的《慢性乙型肝炎防治指南》及相关研究均指出其自然发生率为 0.5%～1.0%；笔者曾遇到一例自然转阴的病例，采用高敏 HBV-DNA 试剂多次检测 HBV-DNA 均为阴性，本例亦不符合这种情况。综上所述，遇到某一疾病重要检测指标不同类型检测方法结果不符时，首先保证血样是来自患者本人，通过交叉或者平行复查确保各自检测结果的准确性，综合分析患者病例信息及与该疾病或现象相关的知识线索，积极与临床进行有效沟通，从而为临床提供有价值的检测结果。

【相关检验基础知识】

1. 什么是乙型肝炎五项，乙型肝炎五项检测的指标，检测乙型肝炎五项的临床意义是什么？

2. 什么是 HBV-DNA，HBV-DNA 检测的临床意义是什么，典型的 PCR 扩增曲线呈什么形态，异常曲线有哪些及造成的原因有哪些？

3. 什么是隐匿性乙型肝炎，隐匿性乙型肝炎产生的原因及危害是什么？

4. 乙型肝炎、丙型肝炎共感染时一种病毒的"藏匿"现象对病毒核酸检测的影响及临床治疗的挑战。

5. 什么是乙肝表面抗原自然转阴，乙肝表面抗原自然转阴在不同种族中的概率及影响因素。

6. 为什么乙型肝炎病毒不容易清除？

（陈昌国　赵强元）

病例 18　病毒性肝炎核酸检测意义

【本例要点】

轻度慢性肝炎一般预后良好，重度慢性肝炎患者预后较差，约 80% 的患者 5 年内发展为肝硬化，部分可能转变为肝细胞癌。随着病程延长，慢性乙型肝炎将出现肝硬化甚至肝癌等肝内并发症。慢性重型肝炎患者肝功能严重受损，可能发生感染、上消化道出血、肝性脑病和肝肾综合征等严重肝外并发症。

【病例概况】

一、病史

1. **主诉**　患者，男，50 岁，食欲缺乏 1 年，皮肤、巩膜发黄，小便颜色加深 1 周。

2. **现病史**　慢性乙型肝炎伴多年肝功能异常。

3. **查体**　体温 36.5℃，脉搏 75 次/分，呼吸 16 次/分，血压 120/70mmHg。患者精神尚可、全身皮肤及巩膜黄染，前胸及颈部未见蜘蛛痣，未见肝掌及杵状指，双侧胸廓对称无畸形，双侧呼吸动度一致，双肺呼吸音清，未闻及干湿啰音，心前区无隆起及凹陷，心音有力，律齐，各瓣膜听诊区未闻及病理性杂音，腹平软，无压痛及反跳痛，肝脾未及肿大，移动性浊音阴性。

4. 相关实验室、影像学或其他检查

（1）血清学：HBsAg（+），抗 HBs（−），HBe（−），抗 HBc（+）。

（2）HBV-DNA<1000U/ml。

（3）总蛋白 81g/L，白蛋白 41g/L，球蛋白 30g/L，白蛋白/球蛋白 1.52，ALT 200U/L，AST 350U/L，总胆红素 80μmol/L，直接胆红素 60μmol/L，间接胆红素 20μmol/L。

二、诊断

1. 初步诊断　慢性乙型肝炎。

2. 诊断依据　皮肤、巩膜黄染，小便颜色加深，HBsAg（+）、抗-HBc（+）、肝功能损伤。

3. 鉴别诊断

（1）其他病原引起的肝炎：如寄生虫感染或流行性出血热所致的肝炎，实验室检查可以鉴别。

（2）肝损伤：有使用肝损伤药物的病史，停药后肝功能多可恢复正常，乙型肝炎病毒标志物呈阴性。

（3）酒精性肝病：有长期大量饮酒史，乙型肝炎病毒标志物呈阴性。

（4）自身免疫性肝炎：主要有原发性胆汁性肝硬化和自身免疫性肝病，诊断主要依靠自身抗体检测。

（5）脂肪肝或妊娠期急性脂肪肝：脂肪肝大多发生于体型肥胖者，或继发于肝炎后，B 超易诊断。妊娠期脂肪肝多以急性腹痛起病，或可能并发胰腺炎，肝体积缩小，伴严重的低血糖和低蛋白血症。

4. 进一步检查　完善各项辅助检查，包括腹部 B 超检查、自身免疫抗体血清学检测、便常规。

5. 该患者最终诊断　慢性乙型肝炎。

三、治疗

1. 一般治疗　慢性乙型肝炎患者应注意休息，合理饮食，树立正确的疾病观念，树立治愈的信心。症状明显或病情较严重者应卧床休息。患者应戒酒，适当进食高蛋白、高维生素且易消化的食物，但不必过分强调高营养，以免发生脂肪肝。

2. 抗病毒治疗　根据血清 HBV-DNA 水平、血 ALT 和肝脏疾病的严重程度，结合患者年龄、家族史和伴随疾病等因素，综合评估患者的疾病进展风险后，由医师决定是否给予抗病毒治疗及给予何种抗病毒方案。

【临床思维分析】

首先根据各项辅助检查（血常规、尿常规、便常规、肝功能、乙肝两对半、HBV-DNA 和肝脏超声）符合慢性乙型肝炎而进行初步判断。再依据中华医学会病毒性肝炎相关的诊治标准，从患者症状体征、检验和检查等方面综合判断病情轻重程度，从轻度、中度和重度三层进行进一步确诊。

【相关检验基础知识】

1. 乙型肝炎病毒属于嗜肝 DNA 病毒科，是一种不完全 dsDNA 病毒，呈球状或杆状，有包膜，具有明显的嗜肝性，主要感染肝细胞，也可感染食管上皮细胞、肝脏内皮细胞等。

2. 乙型肝炎病毒的基因组 DNA 是十分重要的感染标志，直接反映乙型肝炎病毒的存在，是病毒活动性复制及具有传染性的标志，对于确诊乙型肝炎病毒感染具有重要价值。

（张明新）

病例 19　POMES 综合征病例分析

【本例要点】

无论何种电泳试验，电泳后的条带解读非常重要，不同条带类型预示不同疾病的可能，根据患者的症状体征综合分析，可快速提供有价值的诊断思路。

【病例概况】

一、病史

1. 主诉　头晕伴进行性左下肢麻木 7 年，加重伴左上肢、右下肢、右手麻木半年。

2. 现病史　患者 7 年前情绪波动后出现头晕，伴恶心呕吐，无明显诱因出现左足上 10cm 至足踝处肢体麻木，逐渐发展为左膝以下麻木、持续性疼痛。半年前，无明显诱因出现左肘部上 10cm 至指尖处、右侧手背处肢体麻木，右膝盖以下呈节段性肢体麻木，手足遇冷后出现麻木、疼痛、肿胀。

3. 相关实验室检查　见图 4-19-1、图 4-19-2。

二、诊断

1. 初步诊断　周围神经病，POEMS 综合征。

2. 诊断依据　脑脊液寡克隆区带（OCB）呈对称条带，提示患者外周血中有单克隆条带的合成，经血清免疫固定电泳分析可知患者血清 M 蛋白阳性。

3. 鉴别诊断　多发性硬化、脱髓鞘病。

4. 进一步检查　骨髓穿刺检测骨髓浆细胞的比例，流式细胞鉴定。

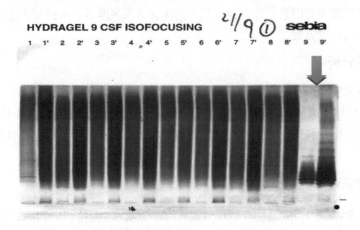

图 4-19-1　9 号位置为患者血清脑脊液寡克隆区带电泳结果（呈对称条带类型）

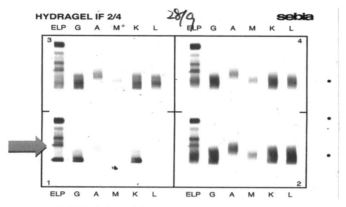

图 4-19-2　1 号位置为患者血清免疫固定电泳结果——M 蛋白阳性 IgGκ 类型

5. 该患者最终诊断　POEMS 综合征。

【临床思维分析】

1. 患者以神经系统不典型症状起病（头晕、麻木），因进行性麻木无缓解，且伴疼痛，故就诊神经内科。患者症状虽不典型，但符合神经系统脱髓鞘性疾病的临床表现，故腰椎穿刺后送检了寡克隆区带，但条带结果强烈提示外周血 M 蛋白合成的可能，并非多发性硬化的特征性条带类型，故最终确诊血液系统疾病。

2. POEMS 综合征是一种与浆细胞病有关的多系统病变，临床上以多发性周围神经病（polyneuropathy）、器官增大（organomegaly）、内分泌障碍（endocrinopathy）、M 蛋白（monoclonal protein）血症和皮肤病变（skin changes）为特征，取各种病变术语英文字首组合命名为 POEMS 综合征。

【相关检验基础知识】

1. 脑脊液寡克隆区带分析后条带的解读。
2. 血清免疫固定电泳后条带的解读。

（王金玲）

病例 20　性反转综合征一例

【本例要点】

本病例是属于标准的染色体病例，第一次核型分析结果异常，患者再次采血，核型结果仍然是 46，XX，结合 Y 染色体基因检测结果，临床诊断基本成立。

【病例概况】

一、病史

1. 主诉　患者，男，25 岁，因性功能障碍来笔者所在医院男科门诊就诊。

2. **现病史** 患者自述男性第二性征正常，性功能障碍，怀疑染色体异常。

3. **查体** 患者体征外观大致正常，未能进一步检查。

4. **相关实验室检查** 染色体核型分析结果为 46，XX。

二、诊断

1. **初步诊断** 性反转综合征。

2. **诊断依据** 染色体核型 46，XX。

3. **鉴别诊断** 无。

4. **进一步检查** Y 染色体微缺失检测结果显示 *SRY* 基因存在，AZFabc 区均缺失。

5. **该患者最终诊断** 性反转综合征。

三、治疗

染色体病目前无治疗措施。

【临床思维分析】

染色体核型分析属于细胞遗传学范畴，是研究人类染色体数目和结构异常的类型、发生率及与疾病的关系。现已认识到 100 余种染色体异常综合征和 10 000 余种罕见的异常核型。正常男性：46，XY；正常女性：46，XX。

本例患者社会身份为男性，但染色体核型初步检测为 46，XX，患者再次抽血复查核型结果仍为 46，XX。同时进行 Y 染色体微缺失基因检测结果显示：*SRY* 基因存在，AZFabc 区均缺失，此时可确定诊断为性反转综合征。

【相关检验基础知识】

1. 需要了解正常男性核型 46，XY 和女性核型 46，XX 特点。

2. 染色体性别与性腺性别不一致的病理现象医学上称为性反转综合征，包括 46，XX 男性和 46，XY 女性两型，其发生率为 1/20 000。

临床表现如下。

（1）46，XX 男性综合征：表型为男性，而染色体核型为正常女性，乳腺发达，须毛缺如，阴茎小，睾丸小，精索静脉正常，不能或只能产生少量精子，因而绝大多数无生育能力。

（2）46，XY 女性综合征：表型为女性，而染色体核型为正常男性，没有乳腺发育，有些喉结沉凹，没有月经，没有卵巢功能，外生殖系统正常，有些内生殖没有卵巢，因而绝大多数无法妊娠。

（3）性反转综合征通常是由于父源生殖细胞在第一次减数分裂时，Y 染色体与 X 染色体发生不平衡交换，使带有 *SRY* 基因的 Y 染色体片段易位到 X 染色体上，产生了包含 *SRY* 基因的 X 型精子，与正常卵母细胞结合，从而产生异常受精卵，最终导致患者表型为男性，而染色体核型却为女性。

（马　亮）

彩 图

本书所有彩图请扫描下方二维码查阅。

彩 图